U0232706

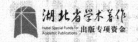
湖北省学术著作
Hubei Special Funds for
Academic Publications 出版专项资金

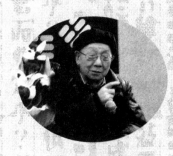

◎李今庸 主编

国/医/大/师 李今庸 全/集 第/二/辑

GUOYI DASHI LIJINYONG QUANJI

中华
自然疗法
新编

ZHONGHUA
ZIRAN LIAOFA
XINBIAN

长江出版传媒
Changjiang Publishing & Media

湖北科学技术出版社
HUBEI SCIENCE & TECHNOLOGY PRESS

图书在版编目（CIP）数据

中华自然疗法新编/李今庸主编.—武汉：湖北科学技术出版社，2018.8
（国医大师李今庸全集.第二辑）
ISBN 978-7-5352-8406-8

Ⅰ.①中… Ⅱ.①李… Ⅲ.①中医疗法 Ⅳ.① R242

中国版本图书馆 CIP 数据核字 (2017) 第 050850 号

策　　　划：黄国香	责任校对：蒋静
责任编辑：黄国香	封面设计：喻杨
出版发行：湖北科学技术出版社	电话：027-87679468
地　　　址：武汉市雄楚大街 268 号	邮编：430070
（湖北出版文化城 B 座 13-14 层）	
网　　　址：http://www.hbstp.com.cn	
印　　　刷：武汉市金港彩印有限公司	邮编：430023
督　　　印：王冬生	

700×1000	1/16	30.5 印张	580 千字
2018 年 8 月第 1 版		2018 年 8 月第 1 次印刷
		定价：298.00 元

目　　录

第一篇 拔罐疗法

第一章 拔罐疗法简介

一、什么是拔罐疗法

拔罐疗法是以各种罐为工具，即用罐口光滑、平整、大小不等的竹罐、陶罐、玻璃火罐等，利用酒精棉球燃烧或者抽气等方法，将罐具内的空气经高温清除掉而产生负压，急速吸附于人体表面经穴或相关部位，使邪气从体表排除，从而达到预防和治疗疾病的一种治疗方法。

二、拔罐疗法的起源和发展

拔罐疗法历史悠久，在古代称之为"角法"或"角吸法"，用兽角吸拔，治疗疾病，故称之。

最早可见于汉代马王堆出土的帛书《五十二病方》，里面记载有角法治疗痔疮的文字。在晋代葛洪的《肘后备急方》中也明确提到了"角法"，并对治疗疮疡脓肿时用其来吸血排脓，做了详细描述。唐代王焘《外台秘要》、元代沙图穆苏的《瑞竹堂经验方》、明代申斗垣的《外科启玄》、陈实功的《外科正宗》。唐代王焘在《外台秘要》中记述："患瘟碟（即肺痨之类）等病必瘦，……若是此病，……即以墨点上记之，取三指大青竹筒，长寸许，一头留节，无节头削令薄似剑，煮此筒子数沸，及热出筒，笼墨点处按之，良久……当黄白赤水，次有脓出，亦有虫出者。数数如此角之，令恶物出尽，乃即除，当目名身轻也。"清代赵学敏在其所著的《本草纲目拾遗》中对拔罐疗法做了更为详细的描述。其曰："火罐，江右及闽中，皆有之，系窑户烧售，小如大人指腹大，两头微狭，使促口以受火气，凡患一切风寒，皆用此罐。以小纸烧见焰，投入罐中，即将罐合于患处，如头痛，则合在太阳、脑户或颠顶；腹痛合在脐上。罐得火气舍于肉，即卒不可脱，需待其自落。病人自觉有一股暖气，从毛孔透入，少顷，火力尽责自落。肉上起红晕，罐中有气水出，尽寒尽出，不必服药。治风寒头痛及眩晕、风痹、腹痛等症。"拔罐法在当时主要用于外科疮疡脓肿的吸血排脓，内科的肺痨、风湿等病。

拔罐疗法很早就传到了外国。大约在 6 世纪，与针灸一起传入朝鲜，同时，吴人知聪携带《名堂孔穴图》《针灸甲乙经》等书东渡，介绍到日本。17 世纪末传到欧洲。在非洲大陆亦有这一古老的方法，至今仍有不少民间医生应用。

新中国成立后，随着针灸事业的发展，拔罐疗法也同时得到了重视，在临床上广泛运用。现在的中医教科书上，有了专门的拔罐疗法描述；大量的中医临床刊物上，也常有关于拔罐疗法治疾病的报道。

可以说，拔罐疗法和针灸等其他疗法一样，将会日益受到广大群众欢迎和广泛使用，成为多种疗法中的又一重要组成部分，发挥它应有的防治疾病作用。

三、拔罐疗法的作用机理

拔罐疗法，依据与人体脏腑经络腧穴理论。外物入侵人体，使经脉气机不利，脏腑功能失调，气血输布紊乱，这些都可导致种种疾病的发生。运用拔罐疗法，通过罐具吸拔人体体表经穴或经穴相关的部位，使局部发

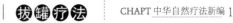

生充血，并通过温热作用和机械性负压刺激，可以使肢体阳气振奋，经脉温通；虚补纠偏，扶正祛邪。从而脏腑和谐，阴阳平衡，人体健康无病。

四、拔罐疗法的常用种类和操作方法

拔罐的种类有很多，使用的方法也不一。其中，常用的有火罐法、水罐法、药罐法、针罐法、灸罐法、抽气罐法、电动罐法、单罐法、多罐法、闪罐法、走罐法等，使用的罐具亦有多种，但通常使用现代工艺制作的玻璃罐。

（一）罐具

罐具一般从小到大共分为 4 个型号，其形如球，下端开口，口小肚大。其优点是罐口光滑，质地透明。

型号：

1 号罐：最小，多用于面部、四肢、骨边等肌肉面积较小部位。

2 号罐：多用于面部、颈部、四肢或小儿。

3 号罐：可用于胸腹部、背部及四肢肌肉较多部位，在临床使用也较多。

4 号罐：最大，多用于背部及臀部，肌肉肥厚较多部位。

特点：吸力强，便于观察充血情况，利于掌握时间，但易破碎，目前较多使用。

（二）种类和操作方法

1. 火罐法

这里专指火力排气，形成负压吸拔的罐法。为临床上最常用的一种方法。

（1）火法：用小纸片或酒精棉球点燃后，迅速投入罐底，立即将罐扣在应拔的部位上，即可吸住。此法多用于侧面横拔部位。

（2）棉法：将蘸有适量酒精的小块棉片，贴于罐内上中段，点燃后速扣在选定的部位上即可。此法较适用于侧面横拔部位。

（3）闪火法：用镊子或血管钳夹住酒精棉球，亦可用粗铁丝一端缠上棉球做成点火棒，点燃酒精棉球后，伸进罐内，在底部或中部旋转一圈迅速退出，再速将罐子扣在应拔部位上。注意操作动作要快，关口与应拔部位不宜太远。本法临床使用较多，适用于任何体位。

（4）滴酒法：先在罐内中部与底部滴上数滴酒精，将罐横转 1 ~ 3 周，速将酒精点燃，快速扣于穴位上。适用于任何体位。

（5）架火法：用一块不易燃烧且传热慢的块状物（如胶木盖、姜片、蒜片、木片、核桃皮、新鲜橘皮等）放在应拔部位上，上置小酒精棉球，点燃后将火罐扣上。此法吸力较强，适用于俯卧、仰卧时大面积部位及四肢肌肉丰厚的平坦部位。

2. 水罐法

水罐法是指拔罐时配合用水的拔罐方法。根据用水途径的不同，分为储水罐、水煮罐、水蒸气罐。玻璃罐和抽气罐适用于储水罐；竹罐和陶罐适用于水煮罐和水蒸气罐。其造成负压的吸引方法及其操作如下。

（1）储水拔罐法。

1）罐内装入 1/3 的温水，再将纸或酒精棉花点燃，乘火焰最旺时投入罐内，迅速将罐按在拔罐穴位。此法适用于侧位；若不需拔在侧面的部位时，可先让病人暂时取侧位，待罐拔上后再恢复正常体位，但转体时要小心，以免罐松动，温水外溢。

2）抽气管内装入 1/3 ~ 1/2 的温水，再将罐底紧压在应拔部位，抽取罐内空气即可，亦可用空罐按在需拔部位上，先注入温水，然后抽尽空气。

（2）水煮拔罐法 。

将竹罐或陶罐放入煮沸的水中 2 ~ 3 分钟，再将罐口朝下取出，甩去水滴后趁热按压在应拔部位上；如关口温度过高，可用折叠的湿毛巾捂一下罐口再拔。

（3）水蒸气拔罐法 。

先让水在壶内煮沸，当水蒸气从壶嘴大量喷出时，将罐口套在壶嘴 5 秒钟左右，迅速取下扣在应拔部位即可。此法适用于口径较小的罐具。

3. 药罐法

本法分煮药和储药罐两种。先将选用的药物装入袋内放入水中煮至适当浓度，再将竹罐投入药汁内煮 10 ~ 15 分钟，再按水罐法操作，此为煮药罐法，亦可在罐内储入约半瓶药液，再按抽气储水拔罐法操作，亦可在罐内储入 1/3 左右的药液，再按火罐法（投火法）操作，此为储药罐。

4. 针罐法

先在穴位上针刺，待施毕补泻手法后，将针留在原处，再以针刺为中心拔上火罐即可，此法也称带针坐罐法。

5. 刺血拔罐法

先在一定部位用三棱针、毫针或皮肤针等点刺出血，再以闪火法把火罐拔上。如果与药罐结合成为药罐刺血法。

6. 抽气罐法

多用注射后的青、链霉素空瓶，其原瓶口铝盖不要弄断，用砂轮磨去瓶底，再将口缘打磨光滑，检查无锐边即可使用。使用时先将备好的抽气罐紧扣穴位，用注射针头穿透橡皮塞，抽出瓶内空气，产生负压便能吸拔。

7. 电动罐法

电动罐是采用现代真空、磁、红外线（热）等技术研制的拔罐器，以电动形成负压，吸拔于人体经穴部位上。使用方法简单易行（但价格较贵）。

（三）应用罐法的方式

临床上拔罐，采用的方式有多种，其常用的介绍如下。

1. 单罐法

用于病变部位范围较小的需拔部位，如压痛点或穴位等，可应用上述各种拔罐方法吸拔。

2. 多罐法

多用于病变范围较广泛或呈线状、带状的疼痛区。使用两个以上至数十个罐具。两个罐口之间距离为 1 ~ 7 厘米不等。本法又称排灌法，分疏排、密排和散排。临床应根据病人症状、病变部位、范围、体质和耐受力等灵活使用。

3. 闪罐法

罐具拔上后立即取下，反复进行，吸拔至皮肤潮红发热为止。多选择闪火法吸拔。

4. 留罐法

罐具吸拔稳妥后，留置 5 ~ 15 分钟，如欲拔瘀血罐，时间可稍延长，但一般不超过半小时。相对来说，罐大（吸拔力大）、夏季或体弱肤薄者，留罐时间宜短。

5. 走罐法

本法又称推罐或行罐。操作前，先在罐口或吸拔部位涂一些润滑剂如液状石蜡、凡士林（也可根据病人病情和部位的大小选用风油精、红花油、止痛消炎软膏、药酒等），便于或稍倾斜时推，作前、后、左、右方向移动，此时，走罐部位皮肤可见潮红、深红或起丹痧点，治疗即告结束。本法以选用口径较大、罐口壁较厚且光滑的玻璃罐最为适宜。多用于胸背、腰骶、腹部、大腿等部位。

五、拔罐疗法应用时注意事项

（1）选择正确的体位和姿势，病者一般为俯卧位，医者之姿势以顺手为佳。

（2）拔罐时，根据所拔经穴部位面积大小，肌肉厚薄不一，采用不同型号的罐具应用。

（3）操作时，手法要稳准、轻盈、熟练，用棉球蘸酒精时切记小心，以免引起意外，造成烧烫伤。

（4）闪罐注意火势大小，走罐注意瓶口光滑与否，留罐注意时间不能过于长久，若皮肤产生水泡，用消毒过的针具将其挑破，流出水液，涂上甲紫药水。

（5）留罐期间当注意病人反映，若有不良反应，轻者取罐，或平卧或饮热水，重者可针刺人中、内关等穴救急。

（6）取罐时，一手在罐旁轻压皮肤，另一手握住罐具，使罐具与皮肤稍分离，放入少许空气，罐具即可随手取下。不可生拉硬拽，使皮肤受伤。

（7）刺血拔罐，小心谨慎。年老体弱、久病体虚、孕妇小儿使用时，不可过分刺血。刺血后注意消毒，以防感染。

六、拔罐疗法的适应证和禁忌证

（一）适应证

随着医疗实践的发展，拔罐的适应证，早已从早期的疮疡发展到用于内科、外科、妇科、儿科等各种病症，已经能治疗一般常见病、多发病达百种之多。

感冒、咳嗽、哮喘、中暑、呕吐、呃逆、泄泻、痢疾、便秘、眩晕、失眠、健忘、惊悸、汗证、肺痛、黄疸、水肿、积聚、胃痛、腹痛、胁痛、淋证、癃闭、消渴、遗精、阳痿、疝气、卒中、面瘫、头痛、胸痹、腰痛、痹证、痿证、坐骨神经痛、三叉神经痛、颈椎病，以及妇科、儿科、外科等都可以属于拔罐疗法适应证的范围之列。

（二）禁忌证

（1）对高热抽搐、心脏病、精神发作者，不宜拔罐。

（2）对毛细血管壁薄、脆、易出血者，不宜拔罐。

（3）对孕妇的腰骶部和腹部，不宜拔罐。

（4）皮肤过敏、大面积溃疡破损处不可拔罐。

（5）对皮下有不明肿物及骨折部位不宜拔罐。

（6）女性在月经期间不宜拔罐。

（7）受术部位有疝史者，不宜拔罐。

（8）对眼、口鼻、耳、乳头、前后二阴部位处不宜拔罐。

七、常用针具

（一）三棱针

三棱针头呈三角形，针尖锐利，多用不锈钢制作而成。

操作方法：在选定的经穴上刺入 0.5 ～ 1 分，点刺或散刺，以浅刺出血为度。

注意事项：针刺出血时，宜轻宜浅，不可用力过猛。出血量应根据病情而定。体弱病虚者、老年、孕妇及有出血倾向的病人，均不宜刺血放血。

（二）梅花针

梅花针又称七星针，适用于皮肤表面叩击的一种治疗针具。其形似莲蓬，镶嵌有针锋平齐的 7 支不锈钢短针，一端连有 5 ～ 6 寸长的针柄。

适应范围：用在皮肤面上浅刺，用于头痛、眩晕、失眠、胃肠病、妇科慢性疾患等。此针具更适用于妇女、儿童及惧怕疼痛病人。

操作方法：手握针柄连腕部弹力按一定路线叩击。

第二章　病　症　治　疗

一、感冒

主穴：风门、府风、大椎、合谷。

配穴：风热加风池、外观；头痛加太阳；咳嗽加天泽；鼻塞加迎香。

方法：先用三棱针点刺或毫针浅刺大椎、风门穴，后用较大口径罐具，与脊柱两旁的风府、风门、大杼及大椎穴，实施闪罐或走罐法，从上至下，反复多次，亦可留罐 15 ~ 20 分钟。余穴可用针刺 10 ~ 15 分钟。

主穴：大椎。

方法：先用三棱针点刺大椎穴放血，后加拔罐，吸拔该穴 15 ~ 20 分钟。每日或隔日 1 次。

二、咳嗽

主穴：肺俞、尺泽、列缺、合谷、中府、膏肓俞。

配穴：外感发热加曲池、外关；中虚不足加脾俞、中脘、足三里；痰多加丰隆、太渊。

方法：选穴 3 个，先针刺中府、膏肓、脾俞，罐具吸拔各穴位，大口径罐用于背部腧穴、中脘，余者可用中、小口径玻璃罐拔，每次 15 ~ 20 分钟或针刺。

主穴：大椎、风门、肺俞。

方法：先用毫针浅刺上穴，后用罐具，闪火拔罐法，分别用于大椎、双侧风门、双侧肺俞，留罐5～10分钟。次用于风寒咳嗽型。

三、哮喘

主穴：肺俞、膏肓、身柱、列缺、合谷、尺泽、天突、定喘、大椎。

配穴：肺虚加太渊、足三里；肾虚加气海、膻中；痰热加鱼际、曲池。

方法：大口径罐具及拔背部各穴位15～20分钟，膻中拔5～10分钟，余者可用小口径罐拔10～15分钟，亦可手指点按天突穴3～5分钟。以上可先针刺，后火罐治，疗效更好。

主穴：大椎、肺俞、天突、列缺、足三里。

方法：先用毫针针刺5～10分钟，后加罐具吸拔15～20分钟，每日1次，5～10次为1个疗程。

四、中暑

主穴：脊背两侧足太阳经穴部位，肘窝及腘窝。

配穴：头痛加太阳；呕吐加内关、中脘；昏迷加人中、百会；抽搐加太冲、合谷。

方法：用大口径罐对着背部脊柱连忙闪罐或走罐，由上至下反复多次，以局部出现红紫为佳。吸拔时拔肘窝、腘窝3～5分钟，太阳、人中、百会可用手指点按，反复多次，余者留罐5分钟。

主穴：大椎、名门、曲泽、委中。

方法：三棱针点刺大椎、曲泽、委中穴放血少许，加罐拔各穴3～5分钟。

五、呕吐

主穴：大椎、膻中、中脘、足三里、内关、公孙。

配穴：痰多加丰隆；脾虚加脾俞、足三里；肝气反胃加太冲。

方法：大口径罐吸拔背部及胸腹部穴位10～15分钟，小口径罐吸拔足三里、内关10～15分钟，用手指点按公孙、太冲穴数次，每次3～5分钟。

主穴：中脘、内关、足三里、脾俞、胃俞。

方法：先针刺各穴10～15分钟，后加罐具吸拔10～15分钟。每日

1 次。

六、呃逆

主穴：大椎、天柱、膻中、梁门、内关、三焦俞。

配穴：中虚不足加中脘、足三里、气海；阳虚肾亏加肾俞、太溪；肝郁痰多加丰隆。

方法：大口径罐吸拔大椎、肾俞、三焦俞及胸腹部穴位，用中、小口径罐吸拔足三里、丰隆，留罐均为 10 ～ 15 分钟，用手指按压太溪、太冲穴数次，每次 3 ～ 5 分钟。

主穴：中脘、膻中。

方法：毫针刺上穴 5 分钟，后加罐吸拔 5 ～ 15 分钟，每日 1 次。

七、泄泻

主穴：大椎、膏肓、天枢、中脘、足三里、上巨虚、阴陵泉、内关。

配穴：脾虚加脾俞、胃俞，肾虚加胃俞。

方法：每次选穴 3 ～ 5 个，上穴分组交替使用，用拔罐法吸拔各穴 10 ～ 15 分钟。每日 1 次，10 次为 1 个疗程。

主穴：脾俞、胃俞、大肠俞、天枢、足三里。

方法：针刺各穴 10 ～ 15 分钟，并加罐具吸拔 10 ～ 15 分钟。每日 1 次。

八、痢疾

主穴：天枢、上巨虚、足三里、合谷、大肠俞、大椎。

配穴：湿热重加曲池、内庭、阴陵泉；寒湿重加中脘、气海、三阴交；脾虚久痢加脾俞、胃俞；里急后重加长强。

方法：每次选穴 3 ～ 5 个，以不同口径罐吸拔不同穴位 10 ～ 15 分钟。隔日拔罐 1 次。

主穴：肚脐周围 1 厘米处。

方法：病人仰卧，于肚脐周围 1 厘米处，用消毒过的三棱针点刺入皮下，使出血，后加拔罐，留罐 10 ～ 15 分钟，每天 1 次实施。此治疗急性菌痢。

九、便秘

主穴：天枢、中脘、大肠俞、上巨虚、支沟、足三里。

配穴：脐带加竹简、中脘；气血虚加气海、脾俞、胃俞。

方法：每次选穴 3～5 个，罐具吸拔各穴位 15～20 分钟。隔日拔 1 次，10 次为 1 个疗程。

主穴：大肠俞、上巨虚、列缺、照海。

方法：三棱针或毫针刺大肠俞后加罐拔 10～15 分钟，其余针刺补法 10～15 分钟，每日 1 次，5～10 次为 1 个疗程。仅用于阳虚便秘。

十、眩晕

主穴：风驰、百会、大椎、太阳、印堂、合谷。

配穴：虚证加足三里、三阴交、肾俞；肝阳上亢加太冲；痰多加丰隆。

方法：先用毫针针刺各穴 5～10 分钟，后加罐局部吸拔针刺之穴，每次 10～15 分钟，后用手指按揉百会、风驰、太阳、印堂、太冲等穴 3～5 分钟，每日可多次按揉之。

主穴：大椎、神堂、风驰、百会、足三里。

配穴：气血不足加脾俞、气海；脾虚加肾俞、太溪；痰湿内盛加丰隆。

方法：分别用大、中口径罐，先吸拔背部穴位，后拔其他穴位，背部穴位 15～20 分钟，其他穴位 10～15 分钟，加手指按揉百会、气海穴 3～5 分钟，多次按揉之。

十一、癫痫

主穴：长强、会阳。

方法：先用三棱针点刺长强、会阳穴，后加拔罐，吸拔至局部无淡黄黏液为止。一般每次治疗上下反复 3～5 次，一周两次施行之。

十二、失眠健忘

主穴：大椎、心俞、肺俞、脾俞。

方法：用推罐法治疗。用大口径罐实施背部腧穴上，从肺俞到脾俞推罐，使皮肤充血，罐具留拔两侧心俞上，15 分钟后取大椎吸拔，留罐 10 ~ 15 分钟。用于心脾两虚之失眠健忘证。

主穴：肝俞、肺俞、大椎。

方法：推罐法。取肺俞到肝俞，自下向上推罐，至皮下瘀血，再罐具吸拔双侧肝俞穴，15 分钟后取下大椎吸拔，使之瘀血，留罐 5 分钟。用于肝俞脐带之失眠健忘证。

主穴：肺俞、肾俞、大椎。

方法：从肺俞到肾俞拔罐，使皮下充血，将罐具吸拔两侧肾俞上，留罐 10 分钟，后取大椎穴吸拔，留罐 15 分钟，使皮下充血。隔日 1 次，10 次为 1 个疗程。用于心肾不交之失眠健忘证。以上治疗时间以下午为宜。

十三、惊悸

主穴：大椎、天枢、天柱、内关、神门、心俞、膻中。

配穴：痰火内扰加丰隆、三阴交；水饮内停加脾俞、膀胱俞、三焦俞。

方法：先用大口径罐吸拔背部大椎，后吸拔胸部膻中穴，其他穴位用中、小口径罐吸拔，用手指重按内关穴，手指按神门穴。拔罐 15 ~ 20 分钟，指按，捏 3 ~ 5 分钟。

主穴：大椎、风门。

方法：用大口径罐吸拔大椎、风门穴位，走罐，上下往返数次，用力强刺激。

十四、汗证

主穴：大椎、肺俞、心俞、神门、合谷。

配穴：外感邪气加风驰、列缺；面赤有热加曲池、外观；心悸少寐加神门、三阴交；劳倦内伤加气海、足三里。

方法：每次选穴 3 ~ 5 个，罐具吸拔 10 ~ 15 分钟，可手指按风驰、列缺、神门、外关、三阴交、合谷等穴 3 ~ 5 分钟，反复多次施行。每日 1 次拔罐，10 次为 1 个疗程。

十五、肺痈

主穴：大椎、大杼、膏肓、神堂、肺俞、膈俞、孔最、足三里。

方法：拔罐各穴 10 ～ 15 分钟。每日或隔日拔 1 次，10 次为 1 个疗程。

附：药食调理

桃仁 15 克，冬瓜子仁 25 克，桔梗、甘草、丹皮各 10 克。将药加水煎煮，去渣取汁，温服。每日 1 剂，分两次服。

十六、吐血

主穴：风池、上星、迎香、神门、大陵、合谷、二间、鱼际、厉兑、上脘。

配穴：肺热加少商；胃热加内庭；阴虚加太溪。

方法：三棱针点刺少量放血，拔罐 10 ～ 15 分钟，余穴即可用针刺 10 ～ 15 分钟，又可以手指点按，每穴各 3 ～ 5 分钟。

附：药食调理

鲜侧柏叶不拘多少。将药炒黑存起，研为细末，贮瓶备用。每用时取药末 3 克，以米汤送服。每日 4 次。

十七、黄疸

主穴：阳陵泉、胆俞、至阳、阳刚、阴陵泉、三阳交、内庭、太冲、足三里。

配穴：呕恶加公孙、内关；便秘加天枢、大肠俞。

方法：每次选穴 3 ～ 5 个或 4 ～ 6 个，以不同口径罐作用不同穴位，每次留罐吸拔 15 ～ 20 分钟或 10 ～ 15 分钟。隔日 1 次或 3 日 1 次。

主穴：大椎、阳刚、阴陵泉、太冲、期门、足三里。

方法：先用三棱针点刺大椎、阳刚穴，后用闪火拔罐法拔点刺血 5 ～ 10 分钟，余穴针刺或手指点压，每日或隔日 1 次。亦治急性黄疸证。

十八、水肿

主穴：肺俞、脾俞、三焦俞、肾俞、水分、气海、足三里、三阴交、合谷。

配穴：面部肿胀加水沟；四肢肿大加偏历、阴陵泉。

方法：水沟、三阳交、合谷、偏历既针刺又可手指点按，针刺留针10～15分钟，手指点按3～5分钟，余穴用拔罐法，每次留罐10～15分钟。

附：药食调理

赤小豆50克，将药研为极细末，贮瓶备用。每用时取药末10克，温开水冲服。1日3次。

十九、积聚

主穴：大椎、大杼、气海至中极，三阴交、中都、太冲、行间、交信。

方法：上穴可分组交替运用，每次选3～5穴拔罐10～15分钟；可针刺行间、太冲、交信等穴。气海至中极可行走罐法。

附：药食调理

五灵脂500克。每日药时取50克，以水煎煮数沸，去渣取汁，饮服1日1次。

二十、淋证

主穴：肺俞、三焦俞、大肠俞、关员俞、膀胱俞、中极、气海、水道、曲泉、阴陵泉、太溪、太冲。

配穴：热淋加三阴交、内庭；石淋加水泉；血淋加血海；气淋加气海；膏淋加脾俞、肾俞。

方法：根据不同淋证选穴拔罐，每次选3～5穴，每次拔罐10～15分钟。每日1次，10次为1个疗程。其中太溪、水泉、太冲、内庭等穴既可针刺亦可手指点按。

附：药食调理

丝瓜络1根，黄酒适当。将丝瓜络烧、存起，并研细末。每服4.5克黄酒送下。

二十一、癃闭

主穴：中极、曲骨、阴陵泉、三阳交、足三里、气海。

配穴：阳虚火衰加肾俞、脾俞；湿热下注加膀胱俞、三焦俞。

方法：针刺加拔罐法。先用毫针针刺所选穴位，留针 10 ~ 15 分钟，取针后加罐具吸拔各穴位，留针 10 ~ 15 分钟。

主穴：天枢、足三里、三阳交、太冲。

方法：先毫针针刺各穴留针 10 ~ 15 分钟，取针加罐吸拔 10 ~ 15 分钟。隔日 1 次，10 次为 1 个疗程。

二十二、消渴

主穴：肺俞、脾俞、肾俞、三阳交、足三里、曲池、胰俞。

配穴：上消加鱼际、复溜；中消加中脘、内庭；下消加太冲。

方法：罐具吸拔，先背部穴位，后其他部位腧穴，每次 10 ~ 15 分钟，鱼际、内庭、太冲等穴位可用手指点按数次，每次 3 ~ 5 分钟。

附：药食调理

山药 25 克，黄连 10 克。将药以水煎服。每日 1 次，分两次服。

二十三、遗精

主穴：膏肓、神堂、肾俞、至室、气海至关元。

配穴：梦遗加心俞、神门、内关；滑精加太溪、三阳交、足三里

方法：拔罐各穴，气海至关元走罐治疗，神门、内关、太溪、三阳交可针刺亦可手指点按治疗。每日或隔日 1 次，10 次为 1 个疗程。

主穴：中极、关元、气海、神门。

方法：拔罐各穴，前三穴留罐 15 分钟左右，神门留罐 5 分钟。每日 1 次。

二十四、阳痿

主穴：中极、关元、气海、三阳交、曲骨、命门。

配穴：肾虚加肾俞、太溪；心脾两虚加心俞、足三里；湿热下注加三阴交、阳陵泉。

方法：每次选穴 3 ~ 5 个，罐具吸拔 10 ~ 15 分钟，用手指点按上穴

3 ~ 5分钟。每日拔或隔日拔，10次为1个疗程。

主穴：关元、气海、曲骨、命门。

方法：拔罐各穴，每穴留罐15分钟。每日1次，10次为1个疗程。

二十五、疝气

主穴：大椎、大杼、膏肓、神堂、关元、三阴交、太冲、大敦。

配穴：寒疝加归来；湿热疝加曲泉、阴陵泉；狐疝加三角灸。

方法：针刺或手指点按太冲、大敦、三阴交穴，余穴用拔罐法吸拔，每次10 ~ 15分钟，每日1次，10次为1个疗程。

附：药食调理

龙眼核100克，黄酒适量。将龙眼核烤干，研细末。每次取10 ~ 15克，黄酒少许送下。每日1 ~ 2次，连服月余。

二十六、卒中

主穴：大椎、大杼、膏肓、神堂、巨骨、天井、曲恒、秉风、肩髃、肩髃。

方法：先用梅花针叩刺3 ~ 5次，以每区出现10余滴血为度，再用大口径罐实施闪火法拔罐，出血量1 ~ 2毫升，隔日1次。

主穴：曲池、尺泽、委中、委阳、阳交、足三里。

配穴：阿是穴。

方法：每次上、下肢各取两个主穴，配以阿是穴，消毒，用三棱针或毫针点刺穴位处较明显的静脉血管出血，后加拔罐5 ~ 10分钟。2周1次实施。此治卒中后遗症。

二十七、面瘫

主穴：病区相应穴位如太阳、阳白、四白、攒竹、下关、颊车、地仓、合谷。

方法：先用三棱针点刺或5分毫针浅刺相关穴位3 ~ 5次，至皮下微出血，亦可面部穴位透刺，后用罐具拔穴10 ~ 15分钟，亦可用闪罐法治疗，反复数次，日实施1 ~ 2次。

主穴：面部穴位如合谷。

方法：面部各穴多针透刺，得气后反复提插 2 ～ 3 次，留针 10 ～ 15 分钟，出针后在患部实施闪罐法。闪罐法可日施用 1 ～ 2 次。实施闪罐法时注意安全。

二十八、头痛

主穴：太阳、头维、曲鬓、牵骨、阿是穴、外关、阳陵泉。

方法：先用三棱针点刺或 5 分毫针浅刺所选穴位 3 ～ 5 个，后加罐具吸拔穴位，拔出瘀血 2 毫升。每日施行 1 次。此治偏头痛。

主穴：太阳、印堂、阳白、大椎、风池。

配穴：风寒者加外关；风热者加曲池；肝气犯上者加太冲。

方法：用三棱针点刺各主穴 3 ～ 5 下，用闪火罐吸拔各点刺之穴位，反复多次。每日施行之。

二十九、胸痹

主穴：心俞、厥阳俞、郄门、内关、神堂、膻中、三阳交、足三里。

配穴：痰浊内壅加丰隆；瘀血阻滞加膈俞。

方法：选 3 ～ 5 穴，罐具吸拔 10 ～ 15 分钟，皮下红紫为佳。每日 1 次，10 次为 1 个疗程。膈俞、心俞、厥阳俞可毫针浅刺出血。

附：**药食调理**

瓜蒌 1 枚、薤白 12 克、白酒适量。将瓜蒌捣碎，合于薤白，加水煎服。每日 1 剂，分 2 次服。

三十、胁痛

主穴：肝俞、胆俞、期门、章门、日月、内关、太冲。

配穴：肝气郁结加行间；对伤闪挫加膈俞。

方法：行间、太冲、内关可针刺或手指点揉按压，余穴拔罐各 10 ～ 15 分钟。每日 1 次，10 次为 1 个疗程。

主穴：肝俞、脾俞、阳陵泉、中脘、足三里。

方法：拔罐法。先针刺各穴 10 ～ 15 分钟，取针加罐吸拔 10 ～ 15 分钟。日行 1 次。

三十一、胃痛

主穴：脾俞、胃俞、中脘、内关、公孙、梁门、梁丘、足三里。

配穴：脾胃虚弱加章门、气户；肝气犯胃加太冲，期门。

方法：根据穴位所在部位不同，选用口径大小不等罐具吸拔，一般留罐 10 ～ 15 分钟。隔日 1 次，5 ～ 10 次为 1 个疗程。此用于胃虚寒凝气滞型胃痛症。

主穴：中脘、内关、足三里、阳陵泉、三阳交、内庭。

方法：先用三棱针点刺内庭穴放血，后针刺其他穴 10 ～ 15 分钟，泻法强刺激，取针后拔罐 15 ～ 20 分钟。此用于湿热中阻型胃痛症。

三十二、腹痛

主穴：胃俞、大肠俞、中脘、天枢、关元、梁丘、足三里。

配穴：脾阳不振加脾俞、气户；食滞内停加内庭、厉兑；少腹痛甚加三阳交。

方法：针刺拔罐法。针刺内庭、三阳交、厉兑穴，亦可用手指点按 3 ～ 5 分钟，余穴用罐具吸拔各 10 ～ 15 分钟。每日 1 次。

附：药食调理

五灵脂、炮姜各 10 克。将药物研为细末，以热酒冲服。

三十三、腰痛

主穴：命门至腰阳关、肾俞至腰眼、委中、委阳、昆仑。

配穴：寒湿盛加阳陵泉、三阳交；劳损腰痛加腰俞、三阳交；慢性腰痛加太溪、志室。

方法：走罐命门至腰阳关、肾俞至腰眼，反复多次，留罐委中、委阳、志室、膈俞 10 ～ 15 分钟，针刺或手指点按太溪、昆仑、阳陵泉、三阳交各 3 ～ 5 分钟，每日或隔日 1 次。

附：药食调理

威灵仙10克。将药以水煎数沸，去渣取汁，温服。用于风湿腰痛。

三十四、痹证

主穴：大椎、天柱至肩井、至膏肓、至神堂、膈俞、肾俞、关元俞。

配穴：风寒湿痹加血海、足三里、阳陵泉；风湿热痹加曲池、外关、合谷；上肢痹痛加肩髃、肩髎、肩贞、曲池、手三里、阳池、大陵；下肢痹痛加环跳、委中、犊鼻、足三里、鲜溪、昆仑；腰脊背部痹痛加脊椎部、身柱、命门、腰阳关。

方法：行走罐及留罐法用于所选相关部位经穴。走罐法，从上至下，反复多次，留罐法，每次15～20分钟，经穴部不易留罐或行罐者，可用于针法或手指点按法治疗。

三十五、痿证

主穴：分上肢主穴和下肢主穴。

上肢：大椎、肩髃、曲池、合谷、阳溪、内关。

下肢：伏兔、梁丘、足三里、承山、昆仑、鲜溪。

配穴：肺热加尺泽、曲池；湿热加脾俞、阳陵泉；肾虚加肾俞、太溪。

方法：每次选3～5穴，罐具吸拔，大口径罐用于肌肉厚实之穴位，中、小口径罐用于肌肉薄瘦之穴位，留罐15～20分钟，反复多次。

主穴：分上肢主穴和下肢主穴。

上肢痿痹：大椎、肩关节、肘关节、腕关节。

下肢痿痹：肾俞、命门、髋关节、膝关节、踝关节。

方法：以上穴位及各关节点位亦可先用针刺法，后加罐具吸拔15～20分钟，至皮下红紫出血为度。每日拔或隔日拔，10次为1个疗程。长期坚持治疗。

三十六、疟疾

主穴：大椎至陶道，风池至肩井、至大杼、至膏肓、至神堂、后溪。

配穴：热盛加一二个井穴；痰湿加丰隆；体虚加足三里。

方法：走罐大椎至陶道、风池至肩井、至大杼、至膏肓、至神堂，反复多次，留罐丰隆、足三里 10 ~ 15 分钟，针刺或手指点按后溪 3 ~ 5 分钟，三棱针点刺井穴放血。病发作前或发作时用。

主穴：陶道、大椎、身柱。

方法：刺血拔罐法。用三棱针点刺各穴或七星针叩刺，后加拔罐，留罐 10 ~ 15 分钟。抑或用闪火罐法，闪火拔罐所刺之经穴。每日 1 次。

三十七、坐骨神经痛

主穴：环跳、秩边、阳陵泉、委中、阿是。

配穴：原发性加承山、悬钟；继发性加夹脊、关元俞、大肠俞。

方法：先针点刺或浅刺各穴，后加拔罐具 15 ~ 20 分钟。每日 1 次，10 次为 1 个疗程。

主穴：环跳、秩边、委中、申脉。

方法：先针点刺或浅刺，旋即加拔罐具 5 ~ 10 分钟，后局部敷以白及粉防止感染。

三十八、三叉神经痛

主穴：大椎、风池、合谷、下关、颊车、四白、和髎、太阳、阳白、颧髎、巨髎。

方法：每次选穴 3 ~ 5 个，均取患侧穴位，先用三棱针点刺或 5 分毫针浅刺，微出血，后用适中口径罐吸拔相应穴位，出血 2 ~ 3 毫升即可取下，每日 1 次。

附：药食调理

白芷 10 克。将药以水煎数沸，去渣取汁，饮服。每日 1 剂，分 2 次服用。

三十九、漏肩风

主穴：肩三针、臂臑、曲池。

配穴：上举困难加商阳；后伸艰难加中渚。

方法：先用毫针浅刺各穴，后用罐具吸拔 10 ～ 15 分钟。每日 1 次，10 次为 1 个疗程。

主穴：肩髃、肩贞、极泉、肩髎、臑会、曲池、少海。

方法：肩臂部用大口径罐，其他部位用适当口径罐吸拔相应穴位，每次 10 ～ 20 分钟，或用闪火罐法，反复吸拔多次，至皮肤潮红为度。每日 1 次，10 次为 1 个疗程。

主穴：压痛点（肩部）。

方法：取肩部压痛点 1 ～ 3 处，用三棱针点刺后，加用拔罐法吸拔 1 ～ 3 毫升血液。

四十、骨痹

主穴：大椎、大杼、风门、风池、肩髃、曲池。

方法：先三棱针点刺大椎各穴，微出血，或用七星针刺大椎穴及周围，微出血，后拔罐各穴 15 ～ 20 分钟。每日 1 次，10 次为 1 个疗程。

主穴：大椎、天柱、天宗、风池、肩井、曲池、昆仑。

方法：先针刺各穴，或用三棱针抑或梅花针点刺大椎。

四十一、月经不调

主穴：膈俞、气海至关元、至中极、血海、三阳交。

配穴：月经先期加太溪、太冲；月经后期加归来、足三里；月经先后不定期加肝俞、脾俞、肾虚、照海。

方法：走罐背部及腹部经穴及足三里、血海，针刺或手指点按太溪、太冲、三阳交、照海，常规法用之。

主穴：八髎、气海、血海。

方法：针刺八髎穴、补气海、血海，加拔罐，每穴 10 ～ 15 分钟。每日 1 次。

四十二、痛经

主穴：中极、关元、三阳交、次髎、气海、血海、归来。

配穴：肝气郁滞加太冲，气血虚弱加足三里、气海；寒凝血瘀加血海。

方法：罐具吸拔所选穴位，留罐 10 ~ 15 分钟。中极、关元用大口径罐，次髎、太冲穴可用手指点揉按压 3 ~ 5 分钟，反复几次按揉。每日或隔日拔，10 次为 1 个疗程。

附：药食调理

炒艾叶 10 克、红糖 10 克。将药以水煎数沸，去渣取汁，入糖温服。

四十三、经闭

主穴：气海至关元、血海、三阳交、次髎、章门、归来、阳陵泉。

配穴：血枯经闭加脾俞、足三里；血滞经闭加肝俞、太冲。

方法：走罐气海至关元归章门，背部经穴脾俞、肝俞，走罐血海至阳陵泉至三阳交，反复多次，亦可针刺或手指点按次髎、太冲。

附：药食调理

凌霄花 24 克。将药炒干，研为细末，贮瓶备用。每用时，取药末 6 克，饭前温酒送服。

四十四、崩漏

主穴：肝俞、膈俞。气海至关元、次髎、三阳交、隐白。

配穴：肾阳虚加肾虚、太溪；脾气虚加脾俞、足三里；肝郁有热加行间、太冲；崩漏甚加百会。

方法：针刺拔罐法。根据不同症型取穴，每次选 3 ~ 5 穴。可针刺百会、次髎、三阳交、太溪、隐白、太冲、行间等穴 10 ~ 15 分钟，用拔罐法吸拔背部及腹部经穴 10 ~ 15 分钟，其中针刺经穴亦可用手指点按法治疗。每日 1 次。

四十五、白带过多

主穴：脾俞、肾俞、八髎、气海、带脉、三阳交、阳陵泉、太溪。

配穴：带下甚加冲门、气冲，大赫、气穴。

方法：每次选 3 ~ 5 穴，用罐具吸拔经穴 10 ~ 15 分钟，可针刺或手指点揉按压八髎、太溪、三阳交等穴 5 ~ 10 分钟或 3 ~ 5 分钟。每日 1 次。

主穴：带脉、肾俞、白环俞、次髎、归来。

方法：针刺拔罐或刺血拔罐。针刺各穴 10 ~ 15 分钟，取针后加罐具吸拔 10 ~ 15 分钟。或以三棱针点刺经穴使出血少许，加罐闪拔，反复几次。每日 1 次，10 次为 1 个疗程。

四十六、妊娠恶阻

主穴：背腹部压痛点、幽门、天突、中脘、内关、足三里、阳陵泉、太冲。

配穴：痰湿盛加丰隆、公孙；头晕眩加百会、印堂、太阳。

方法：每次选穴 3 ~ 5 个，拔罐所选经穴部位 10 ~ 15 分钟，百会、印堂、太阳、内关、太冲、公孙等穴运用时，可针刺 5 ~ 10 分钟，用手指点按各 3 ~ 5 分钟。

附：药食调理

甘蔗汁 1 杯、生姜汁 4 ~ 5 滴。将二味混合调匀。每小时服汁适量。

四十七、胎位不正

主穴：大椎、大杼、膏肓、神堂、至阳。

方法：用大口径罐吸拔大椎、大杼、膏肓、神堂等颈背部经穴 10 ~ 15 分钟；用针刺双脚至阳穴 5 ~ 10 分钟，或用手指点按 3 ~ 5 分钟，1 日多次。

附：药物外用

鲜生姜适量。将药捣成泥状，敷贴双脚至阳穴，外用纱布包裹，每日 1 次。

四十八、滞产

主穴：大椎、大杼、合谷、三阳交。

方法：针刺拔罐法。先用毫针针刺三阳交、合谷穴 10 ~ 15 分钟，取针后加罐具吸拔各穴，大椎、大杼用大口径罐吸拔，三阳交、合谷用中、小口径罐吸拔，10 ~ 15 分钟。每日或隔日施行。

附：**药食调理**

生地黄汁1杯，生姜汁2杯。将二味共煎至1杯，分2次以烧酒调服。

四十九、胞衣不下

主穴：大椎、大杼、气海、合谷、三阳交、足三里。

方法：可针刺三阳交、合谷5~10分钟，加罐吸拔以上各经穴10~15分钟。

附：**药食调理**

鸡蛋3个，陈醋100毫升。将陈醋放锅内煮服，打入蛋黄调匀，1次冲服。

五十、乳痛

主穴：大椎、肩井、风门、膻中、乳根、库房、少泽、曲泽。

配穴：肝郁加太冲、三阳交；胃热加足三里、曲池。

方法：每次选3~5穴，大口径罐吸拔肩背部穴及胸部穴10~15分钟，其他穴可适当口径罐拔，太冲可用手指点揉按压。也可先针刺后加拔罐法。

附：**药食调理**

丝瓜络30克。将药以水煎数沸，去渣取汁，温服。

五十一、乳缺

主穴：大杼、肩井、膻中至天溪、乳根、关元、气穴、耻骨、曲骨、足三里、脾俞。

配穴：乳汁少加尺泽；乳胀加期门、太冲，可用手指点按膻中、乳根、天溪、期门等穴各3~5分钟，也可针刺太冲、耻骨、曲骨5~10分钟。

主穴：膻中、乳根、少泽。

配穴：气血虚者加脾俞、足三里；肝气郁者加肝俞、太冲。

方法：三棱针点刺少泽穴，放血2~3滴，加罐拔各经穴，留罐10分钟左右。每日1次。

五十二、产后恶露不尽

主穴：膏肓、神堂、气海、关元、中极。

配穴：地机、间使、太冲。

方法：针刺拔罐法。用罐具吸拔各主穴 10 ～ 15 分钟，用针可刺配穴各 5 ～ 10 分钟。每日 1 次。

附：药食调理

五灵脂 20 克、蒲黄 15 克。将五灵脂醋炒，加蒲黄共研为细末，以酒冲服，分 2 次服。

五十三、产后腹痛

主穴：大椎、大杼、天宗、气海、关元、八髎、三阳交。

配穴：血虚加膈俞、足三里；气滞加太冲、血海。

方法：选穴 3 ～ 5 个，罐具吸拔各穴 10 ～ 15 分钟，用针刺八髎、三阳交和太冲 5 ～ 10 分钟，亦可用手指点按此三穴各 3 ～ 5 分钟。每日 1 次。

附：药食调理

白鸡冠花 50 克。将药与黄酒 300 克煎服之。

五十四、产后血晕

主穴：天柱、百会、大椎、大杼、神堂、膻中、足三里、三阳交、大敦、中冲、涌泉。

方法：针刺拔罐法。先用毫针或三棱针点刺中冲、涌泉、大敦，后加拔罐用于所选穴位 10 ～ 15 分钟。每日可行 2 次。

附：药食调理

人参 3 克、附子 6 克、炮姜 12 克。将三味药加水煎煮，去渣取汁，温服。

五十五、产后发热

主穴：大椎、大杼、曲池、外关、合谷、三阳交。

配穴：产后血虚加足三里、脾俞、血海。

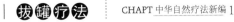

方法：用口径不等罐具吸拔 10 ~ 15 分钟，可用针刺或手指点按风池、列缺、外关、合谷 5 ~ 10 分钟或 3 ~ 5 分钟。行手指点按法，每日 2 ~ 3 次。

附：药食调理

当归 30 克、熟地 60 克。将药以水煎数沸，去渣取汁，加黄酒一小盅饮服之。

五十六、不孕症

主穴：肾俞、子宫、关元、三阳交。

方法：罐具吸拔，每穴 15 ~ 20 分钟。每日 1 次。此用于肾虚型之不孕症。

主穴：中极、关元、三阳交。

方法：拔罐每穴 15 ~ 20 分钟。每日 1 次。此用于肝郁气滞型之不孕症。

主穴：中极、三阳交、阳陵泉。

方法：拔罐每穴 15 ~ 20 分钟。每日 1 次，此用于痰湿阻滞型之不孕症。

五十七、小儿惊风

主穴：大椎、脊柱两旁、双肘窝、双腘窝加合谷、太冲、足三里。

方法：用针刺拔罐法。先用毫针浅刺或三棱针点刺人中、太冲、涌泉，后加罐具吸拔大椎 5 ~ 10 分钟。

附：药食调理

全蝎 2 条、僵蚕 1.5 克、天麻 3 克。将药焙焦，研为细末，以开水冲服。

五十八、小儿泄泻

主穴：脊柱两旁背俞穴、天柱、足三里、神阙、关元。

配穴：呕恶加内关；发热加曲池；腹胀加内庭。

方法：拔罐神阙、关元、背俞等各穴，每次 5 ~ 10 分钟。每日 1 次。

附：药食调理

乌梅 10 个、红糖适量。将乌梅加水 500 毫升煎汤，入红糖，代茶饮之。

五十九、小儿积滞

主穴：脊椎两旁、大椎至长强、脾俞、胃俞、大肠俞、中脘、气海、足三里。

方法：脊柱两旁、大椎至长强可用走罐法，自上而下，反复多次，其他穴位留罐 5 ~ 10 分钟。每日 1 次。

主穴：脾俞、胃俞、大肠俞、天枢、中脘、足三里。

方法：用闪火罐法吸拔背部之脾俞、胃俞和大肠俞穴，各 3 ~ 5 下，再拔罐天枢、中脘、足三里经穴，每穴留罐 5 ~ 10 分钟。每日 1 次，5 次为 1 个疗程。

六十、小儿疳疾

主穴：脊柱两旁、大杼、身柱、中脘、足三里、四缝。

配方：腹胀便溏加天枢；夜卧不宁加间使；虫积加百虫窝。

方法：先用毫针或三棱针点刺四缝经穴，用罐具吸拔各经穴 5 ~ 10 分钟，间使可用手指点揉按压 3 ~ 5 分钟。每日 1 次，10 次为 1 个疗程。

附：药食调理

鲜扁蓄 60 克。将药以水煎数沸，去渣取汁，温服。

六十一、小儿顿咳

主穴：大椎、身柱、肺俞、膏肓、大杼、风门、足三里。

配穴：尺泽、列缺、合谷、少商、商阳。

方法：选 3 ~ 5 穴实施拔罐，每次 5 ~ 10 分钟留罐，毫针或三棱针浅刺或点刺少商、商阳穴放血，后手指按揉 3 ~ 5 分钟。1 日 1 次施治。

主穴：肺俞、身柱、璇玑、库房。

方法：罐具吸拔各穴 5 ~ 10 分钟，每日或隔日 1 次，10 次为 1 个疗程。

主穴：气户、库房、风门、肺俞、身柱。

方法：罐具吸拔各穴，留罐 5 ~ 10 分钟。隔日或每日拔 1 次。

六十二、小儿发热

主穴：大椎、风池、外关、合谷。

配穴：食积加天枢、中脘、足三里；咽喉肿痛加太渊、少商。

方法：用三棱针点刺少商穴，用手指点揉风池、太渊穴 3 ~ 5 分钟，余者用罐具吸拔 5 ~ 10 分钟。每日 1 次。

附：药食调理

竹笋尖 2 个，白茅根 5 根。将药以水煎数沸，去渣取汁，温服。1 日 3 次。

六十三、小儿疝气

主穴：百会、气海、关元、三阳交、大敦、太冲。

方法：拔罐点按法。用手指点揉按压各穴 3 ~ 5 分钟，力量适中，后加罐具吸拔气海、关元穴 5 ~ 10 分钟。每日 1 次。

附：药食调理

刀豆籽适量。将药焙干，研末备用。每用取 5 克，用温开水冲服。每日 2 ~ 3 次。

六十四、小儿夜啼

主穴：大椎、身柱、膏肓、神堂、中脘、足三里、中冲。

方法：每次选 2 ~ 3 个穴拔罐 5 ~ 10 分钟，亦可加手指点揉法，每次 3 ~ 5 分钟，中冲穴手指揉捏手法柔和，量适中。每日 1 次，5 ~ 10 次为 1 个疗程。

附：药食调理

白芍 2 克，甘草 1.5 克。将药以水煎数沸，去渣取汁，温服。1 日 3 服。

六十五、小儿尿床

主穴：肾俞、中极、关元、气海、足三里、三阳交、膀胱俞。

配穴：肺虚汗出者加肺俞、天泽；脾虚加脾俞、阳陵泉。

方法：罐具吸拔所选穴位，留罐 10 ~ 15 分钟，至皮肤发红为佳。每日 1 次或隔日 1 次，10 次为 1 个疗程。

主穴：大椎、脊柱两旁背俞、关元、水道、天枢。

方法：水罐疗法，由青霉素小瓶烧掉底而成，拔上穴 5 ~ 10 分钟。

六十六、小儿疳腮

主穴：翳风、颊车、合谷、少商。

配穴：发热加大椎、曲池；呕恶加内关；咽肿痛甚加少商、列缺；睾丸肿痛加太冲、曲泉、三阳交。

方法：以小口径瓶罐吸拔主穴 10 ~ 15 分钟，其他穴随证应用罐具吸拔，少商、大椎可用 5 分毫针浅刺出血，太冲可用手指点按 2 ~ 3 分钟。

主穴：患区相应部位。

方法：水罐法。用磨掉底部的青霉素空瓶作为拔罐工具，灌入温水或板蓝根等注射药液后置于病人患区体表相应部位，用注射器抽出瓶内空气，使之吸拔，留置 10 ~ 15 分钟。每日 1 次，5 次为 1 个疗程。

六十七、小儿鹅口疮、口疮

主穴：地仓、廉泉、曲池、合谷、通里、劳宫、足三里。

方法：分组选穴 2 ~ 4 个，交替运用。手指点按加罐法。以手指点揉按压经穴 3 ~ 5 分钟，不可用力过大，手法柔和，加罐吸拔曲池、足三里穴 5 ~ 10 分钟。每日 1 次，5 ~ 10 次为 1 个疗程。

附：药食调理

茶叶 5 克。以 200 毫升沸开水冲泡加盖，待温后，含漱口腔。每日数次。

六十八、小儿虫证

主穴：天枢、中脘、足三里、阳陵泉、内关。

配穴：蛔厥加迎香、四白、胆囊、人中；蛔入阑尾加阑尾穴。

方法：手指点按拔罐法。随证用穴，用手指点按所选经穴部分各 3 ~ 5 分钟，手法适中柔和，加罐拔天枢、中脘、足三里 5 ~ 10 分钟。每日 1 次，5 ~ 10 次为 1 个疗程。

附：药食调理

槟榔 30 克、广木香 6 克。将药以水煎数沸，去渣取汁，温服。1 日 3 次。

六十九、丹毒

主穴：大椎、大杼、膏肓、神堂、曲池、合谷、血海、委中、阳陵泉。

方法：走罐背部经穴大椎至神堂，上下反复多次，留罐余者穴位 15 ~ 20 分钟，合谷可针刺亦可手指点按。隔日 1 次，10 次为 1 个疗程。避开患部治疗。

附：药食调理

绿豆 200 克，蜂蜜 60 毫升。净绿豆加水适量煮烂，冲入蜂蜜调匀，待凉后随意服用。每日 1 剂，疗程不限。

七十、疔疮

主穴：大椎、大杼、膏肓、神堂、灵台、曲池、手三里、养老、合谷、足三里、阳陵泉、筑宾及局部。

方法：先行走罐法，从大椎至膏肓、神堂、至灵台，反复多次走罐吸拔，亦可留罐 15 ~ 20 分钟，甚者所选穴位用针刺亦可留罐 10 ~ 15 分钟或 15 ~ 20 分钟均可行，避开患部，隔日 1 次，10 次为 1 个疗程。

附：药食调理

金银花 2 克、蒲公英 5 克、紫花地丁 5 克、野菊花 3 克、天葵子 5 克。将诸药加水煎煮，去渣取汁，温服。每日 3 次。

七十一、风疹

主穴：神阙。

配穴：上肢配曲池；下肢配血海；病情顽固者加大椎、肺俞、脾俞。

方法：每次配 1 ~ 2 穴，用闪火拔罐法，将大号或中号罐具扣在神阙穴上，5 分钟后取下。

主穴：神阙。

方法：将罐具扣在神阙上，留罐 10 ~ 15 分钟，以局部红紫为佳。每日或隔日拔疗。

主穴：肩髃、血海、大杼。

方法：先用三棱针或毫针点刺或浅刺相关穴位，后用闪火罐法将中号罐吸拔，留罐10分钟。

七十二、湿疹

主穴：大椎、大杼、肺俞、脾俞、曲池、合谷、内关、足三里、三阳交。

方法：走罐或留罐背部经穴，走罐从上至下，反复多次，留罐15～20分钟，余者穴位留罐吸拔10～15分钟或15～20分钟。隔日1次，10次为1个疗程。避开患部治疗。

主穴：大椎、肺俞、陶道、委阳、血海、曲池、病患部位。

方法：消毒，三棱针点刺各经穴及病变部位，后加拔罐10～15分钟，以拔出少量血液和渗液为佳。隔日1次。

七十三、牛皮癣

主穴：大椎、大杼、风池、肺俞、肝俞、肾俞、曲池、内关、神门、血海、足三里、三阳交、飞扬。

方法：背部经穴走罐亦可留罐吸拔，走罐反复多次，留罐10～15分钟，余者经穴部位可针刺先行再加拔罐。避开患部治疗。

主穴：大椎、身柱。

配穴：上肢病变加肩髃、肩胛骨。

方法：刺血拔罐，三棱针点刺经穴放血，加罐具拔10～15分钟。每日1次，10次为1个疗程。

注：治疗期间禁辛辣原味、发物之食品。

七十四、带状疱疹

主穴：大椎、大杼、太阳、头维、曲池、外关、合谷、血海、足三里、三阳交、阳陵泉、侠溪、内庭。

方法：每次选穴3～5个，亦可先行针刺再加拔罐经穴15～20分钟，

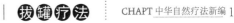

侠溪、内庭针刺 10 ~ 15 分钟，或手指点按 3 ~ 5 分钟。避开患处。每日或隔日 1 次。

主穴：病灶局部。

方法：消毒，三棱针在皮病灶周区散刺，使微出血，加罐吸拔散刺部位 15 ~ 20 分钟。或用火罐在病灶两端吸拔 15 ~ 20 分钟。

七十五、肠痛

主穴：大椎、大杼、膏肓、神堂、天枢、阑尾穴、足三里、上巨虚、曲池。

配穴：发热加合关，外关；腹胀便秘加中脘，支沟。

方法：背部经穴可行走罐法亦可留罐法，走罐反复多次，留罐 10 ~ 15 分钟，余者经穴留罐 10 ~ 15 分钟，也可加针刺治疗。

附：药食调理

皂荚刺 30 克。将药以水或酒煎沸，去渣取汁，温服。

七十六、痔疮

主穴：长强、大肠俞、承山、承扶。

配穴：足三里、三阳交、气海。

方法：双侧取穴，罐具吸拔 15 ~ 20 分钟，用手指点按长强 5 ~ 8 分钟，反复多次。每日或隔日 1 次，10 次为 1 个疗程。

注意：嘱病人平时少食辛辣食物、多食新鲜水果蔬菜。

主穴：大肠俞、腰骶部、长强。

方法：用三棱针点刺各经穴，加闪火罐法，实施闪火吸拔并留罐 15 ~ 20 分钟。每日 1 次。

七十七、扭伤

主穴：腰阳关、后溪、中渚、委中、人中、气海俞、太冲、行间。

方法：每次选 3 ~ 5 个穴位，先用针点刺或浅刺各穴位，后加罐具吸拔 10 ~ 15 分钟。

主穴：气海俞、志室、关元俞、委中、承出、上髎、中髎。

配穴：阿是穴。

方法：先针点刺或浅刺所造穴位，后用罐具吸拔 10 ~ 15 分钟。

主穴：阿是穴、双侧腰痛点、养老、行间、人中。

方法：以针浅刺或点刺阿是穴、人中等相关穴位，用罐具加拔 10 ~ 15 分钟，每日 1 次。

以上均治急性腰扭伤。

七十八、落枕

主穴：大椎、大杼、风池、风府、天宗、颈侧至肩井一带、外关、合谷、液门、悬钟。

方法：按摩拔罐法。可先行推拿按摩加手指点揉按压各经穴部分 3 ~ 5 分钟，后加罐具吸拔颈椎背部经穴 10 ~ 15 分钟，亦可针刺不易施行拔罐的经穴风池、风府、液门、悬钟等。每日 1 ~ 2 次。

主穴：颈部阿是穴、大椎、肩中俞、肩外俞。

方法：先用三棱针点刺各经穴，使微出血，再加拔罐，以走罐方式，沿经穴部位来回走罐，反复几次至皮肤红紫为度。每日 1 次，3 ~ 5 次为 1 个疗程。

七十九、耳鸣耳聋

主穴：耳门、听宫、听会、翳风、少海、中渚、侠溪、解溪。

配穴：肾虚加肾俞、太溪；肝胆风火加液门、浮白；外感风邪加风池。

方法：以手指点按法为主。每次选 3 ~ 5 穴，手指点揉按压各穴 3 ~ 5 分钟，肾俞加罐 5 ~ 10 分钟。每日可多次使用点按法。亦可针刺治疗。

主穴：听宫、耳门、翳风、外关。

配穴：肝胆火盛加行间、太冲、足临泣；外感风热加大椎、合谷；肾虚加肾俞、命门。

方法：先用棱针点刺所选经穴，再加罐具吸拔、留罐 10 ~ 15 分钟。每日 1 次，10 次为 1 个疗程。

八十、聤耳

主穴：听宫、听会、翳风、风池、关之、气海、列缺、少商、三阳交、足三里。

配穴：肝胆湿热加阳陵泉、丘墟；脾肾虚弱加脾俞、肾俞、太溪。

方法：手指点按法加拔罐。每次选 3 ~ 5 穴，手指点揉按压所选经穴 3 ~ 5 分钟，加罐具吸拔脾俞、肾俞、气海、关元、足三里等 10 ~ 15 分钟。点按法可每日多次运用。

附：药物外用

猪胆汁适量，白矾 2 倍量。将猪胆汁烘干，加白矾共研末。用药时，先以过氧化氢清洗耳道，后取药末适量吹至患处。每日 1 ~ 2 次。

八十一、目赤肿痛

主穴：大椎、大杼、风池、太阳、攒竹、睛明、少商、合谷、太冲、侠溪。

方法：三棱针点刺少商出血，用针浅刺抑或手指点按所选经穴 5 ~ 10 分钟或 3 ~ 5 分钟，加罐拔大椎、大杼 10 ~ 15 分钟。

附：药物外用

黄丹、白蜜等份，将二味调和如泥状，取药泥敷贴双侧太阳穴上。

八十二、夜盲

主穴：肝俞、肾俞、睛明、光明、养老。

方法：手指点按加拔罐。补法手指点揉按压各经穴 3 ~ 5 分钟后，加罐具吸拔肝俞、肾俞、光明 10 ~ 15 分钟。每日 1 ~ 2 次，10 次为 1 个疗程。

附：药食调理

黄豆、猪肝各 100 克。先煮黄豆八成熟，再加猪肝、黄豆煮熟透。每日食用 3 次，连续食用月余。

八十三、针眼

主穴：风池、肺俞、太阳、瞳子髎、承泣、曲池、合谷、阳陵泉、行间、内庭。

方法：手指点按各经穴 3 ~ 5 分钟，或可用针浅刺穴位 5 ~ 10 分钟，加罐吸拔肺俞、曲池、阳陵泉穴 10 ~ 15 分钟。

主穴：大椎、大杼、合谷。

方法：刺血拔罐法。先用三棱针点刺大椎、大杼放血 3 ~ 5 滴，再以大、小型罐具拔上穴 10 ~ 15 分钟。每日 1 次。

主穴：曲池、合谷、三阳交。

方法：先针刺，强刺激之，不留针，后加罐具吸拔 10 ~ 15 分钟。每日 1 次。

八十四、眼睑下垂

主穴：攒竹、丝竹空、阳白、鱼腰、太阳、瞳子髎、合谷、足三里、三阳交。

配穴：先天不足或脾肾气虚加肾俞、脾俞、关元、气海。

方法：手指点揉按压头面部经穴各 3 ~ 5 分钟，每日多次点按，加罐吸拔背及腹部经穴，合谷、足三里、三阳交 10 ~ 15 分钟。10 次为 1 个疗程。

附：药物外用

五倍子适量，蜂蜜适量。将五倍子研末过筛，用蜂蜜调匀，涂于患处。每日 1 ~ 2 次。

八十五、近视

主穴：风池、太阳、睛明、攒竹、鱼腰、丝竹空、合谷、足三里、光明。

方法：手指点按法为主，加罐拔。点按头面部各经穴 3 ~ 5 分钟，每日多次行之，拔罐合谷、足三里、光明 10 ~ 15 分钟。长期治疗。

附：药物外用

生地 120 克，天冬、菊花各 60 克，枳壳 90 克。将共研细末，以白蜜调匀，取药适量，敷太阳穴。每日 1 次。

八十六、斜视

主穴：大椎、大杼、风池、足临泣、瞳子髎、丝竹空。

配穴：眼睛向内斜视加球后、合谷；眼睛向外斜视加睛明、攒竹；眼睛向内向外斜视属脾肾亏虚者加脾俞、肾俞、百会。

方法：每次选 4 ~ 6 穴，拔罐背部经穴 10 ~ 15 分钟，手指点按头面部经穴及百会、合谷、足临泣等 3 ~ 5 分钟。每日 2 ~ 3 次，10 日为 1 个疗程。

附：药物用外

松香 1.5 克，乳香、朱砂、铜绿各 0.75 克，蓖麻仁适量。将药共研成膏状，取药膏敷患眼对侧太阳穴。

八十七、鼻渊

主穴：大椎、大杼、风池、肺俞、迎香、印堂、鼻通、列缺、合谷。

配穴：头痛加太阳、头维；眉棱骨痛加鱼腰、攒竹。

方法：手指点按头面部及列缺、合谷 3 ~ 5 分钟，每日多次点按之，拔罐背部经穴 15 ~ 20 分钟。亦可针刺泄热。

附：药食物调理

天冬 18 克、米醋 100 毫升，将二味放锅内煮透，连汤带渣一次性服完。每日 1 次。

八十八、鼻衄

主穴：肺俞、风门。

方法：每穴拔罐 5 ~ 10 分钟。每日 1 次。用于肺虚之鼻衄。

主穴：印堂、肺俞、足三里。

方法：拔罐上穴，每穴 5 ~ 10 分钟。每日 1 次。用于肺脾两虚之鼻衄。

主穴：神阙。

方法：拔罐神阙穴 5 分钟左右，间隔 3 ~ 5 分钟后再拔罐，如此共 3 次，每日或隔日行之，10 次为 1 个疗程。

八十九、咽喉肿痛

主穴：大椎、风池、天容、尺泽、合谷、少商。

配穴：慢性咽喉肿痛加照海、太溪。

方法：三棱针点刺少商放血，拔罐大椎穴 15 ~ 20 分钟，手指点按或针刺余者经穴分别 3 ~ 5 分钟或 10 ~ 15 分钟。

主穴：咽喉外皮部、少商、尺泽。

配穴：阴虚火旺加大椎、肾俞、照海。肺胃热盛加肺俞、胃俞、下巨虚。

方法：先患处皮部消毒，梅花针轻扣刺，使微出血；再取相应经穴，拔罐少商、尺泽 10 ~ 15 分钟。每日 1 次。10 次为 1 个疗程。

九十、喉证

主穴：大椎、肺俞、曲池、支沟。

方法：刺络拔罐。先用三棱针点刺各穴 3 ~ 5 下，后加罐具吸拔，拔罐 5 ~ 10 分钟，每日 1 次。

主穴：大椎、风池、尺泽、外关。

方法：刺络拔罐，先以三棱针点刺各穴出血少许。此用于风热型之喉证。

九十一、牙痛

主穴：大椎、风池、下关、颊车、手三里、合谷。

配穴：肾阴虚加肾俞、太溪。

方法：每次选 3 ~ 5 穴，拔罐大椎、肾俞、手三里 10 ~ 15 分钟，余者经穴手指点按，或以针刺泄之。

主穴：下关、颊车、合谷、阿是。

配穴：风火者加液门；胃火者加内庭，肾虚者加太溪。

方法：针刺拔罐法。先针刺各经穴 10 ~ 15 分钟，取针后加罐具吸拔 5 ~ 10 分钟。用三棱针点刺压痛点（阿是穴），使放血，再拔罐 5 ~ 10 分钟。每日 1 次，5 次为 1 个疗程。

九十二、冻伤

主穴：大椎、膏肓、神堂、曲池、外关、局部阿是穴、足三里、三阴交。

方法：拔罐各经穴部位 15 ~ 20 分钟，后加用按摩法结束之。隔日 1 次。

附：药物外用

白及适量。将药研为细末，以桐油调成糊状，敷于患部。

九十三、毒蛇咬伤

主穴：肾俞、筑宾、大肠俞、血海及局部。

配穴：中毒深而昏迷者加人中、委中、十宣；病情转危为安者加各背俞经穴。

方法：三棱针点刺受伤处及人中、委中、十宣，以放血毒而醒苏昏厥，后加罐具吸拔余者经穴 15 ~ 20 分钟。

主穴：局部阿是穴、大椎、委中、十宣。

方法：先消毒伤口，挤压排毒，用三棱针点刺数下使出血毒，或用梅花针扣刺之，旋即加拔火罐 20 ~ 30 分钟，拔出毒液。再以三棱针刺大椎、委中，加罐拔 10 ~ 20 分钟。每天 1 ~ 2 次。

九十四、面部色斑

主穴：肝俞、脾俞、足三里、三阴交、阴陵泉、太冲。

配穴：肾虚加肾俞、太溪。

方法：手指点按拔罐法。先用手指点按各经络 3 ~ 5 分钟，后加罐具吸拔 10 ~ 15 分钟。亦可针刺治疗。10 次为 1 个疗程。

主穴：大椎、肺俞、至阳、耳背。

方法：消毒棱针点刺耳背经脉，使出滴血，用酒精棉球擦净，并轻按压之。再用毫针浅刺或梅花针扣刺背部经穴，加罐具吸拔 10 ~ 15 分钟。隔日 1 次，10 次为 1 个疗程。

九十五、扁平疣

主穴：风池、曲池、合谷、血海、行间、侠溪。

配穴：面部多发者加太阳、阳白；疣体色红瘙痒加鱼际、风市。

方法：针刺或手指点按拔罐法。先针刺或手指点按各经穴，后加拔罐用于易行之处经穴。每日 1 次，10 次为 1 个疗程。

九十六、痤疮

主穴：大椎、肺俞、膈俞、心俞、肝俞。

方法：先用三棱针点刺或梅花针扣刺大椎穴数下，后立即将罐具吸拔其穴上，罐拔 10 ~ 15 分钟，以出血为度。余穴亦火罐吸拔 10 ~ 15 分钟，10 次为 1 个疗程。

主穴：①大椎、至阴。②身柱、筋缩。③神道、命门，背部督脉相关经穴。

方法：第 1 次取大椎、至阴穴，第 2 次取身柱、筋缩穴，第 3 次取神道、命门，背部督脉相关经穴，先用梅花针弹刺穴位皮表，后加罐吸拔，留罐 15 ~ 20 分钟，并配合痤疮局部扣刺出血或毫针浅刺出血。

九十七、酒糟鼻

主穴：迎香、地仓、合谷、曲池、曲泽、血海、膈俞、肝俞、太冲、少商。

方法：随不同症型取穴，每次 3 ~ 5 个，头部经穴用针刺或手指点按法治疗，加罐拔曲泽、曲池、血海、肝俞、膈俞等 15 ~ 20 分钟。三棱针点刺少商，常放血治之。

附：药食调理

凌霄花、山栀子等份。将药研为极细末，收储备用。用时取药末 6 克，以茶调服。每日 2 次。

九十八、斑秃

主穴：膈俞、心俞、脾俞、风池、足三里。

方法：针刺拔罐法。先针刺各穴 10 ~ 15 分钟，后拔罐，10 ~ 15 分钟。每日 1 次，1 日为 1 个疗程。此用于血虚风燥型证。

主穴：肝俞、肺俞、膈俞、风池、血海。

方法：针刺拔罐。先针刺各穴 10 ~ 15 分钟，后加拔罐 10 ~ 15 分钟。

每日 1 次。此用于气滞血瘀型。

主穴：肝俞、肾俞、膈俞、关元、三阴交。

方法：针刺拔罐。先针刺各穴 10 ~ 15 分钟，后加拔罐 10 ~ 15 分钟。每日 1 次。此用于肝肾气虚型。

以上三组亦可改用梅花针扣刺患部，再各穴拔罐。

九十九、肥胖

主穴：①中脘、天枢、关元、足三里、阴陵泉。②巨阙、大横、气海、丰隆、三阴交。

配穴：臀围较大者加箕门、髀关。

方法：两组穴位可灵活使用。先针刺泻法各穴，后加罐具吸拔 15 ~ 20 分钟。每日针刺拔罐 1 次，10 次为 1 个疗程。

附：药食调理

决明子 15 克、海带 10 克。水煎二味，去渣，吃海带喝药汤。常食之。

第二篇 穴敷疗法

第三章 穴敷疗法简介

一、什么是穴敷疗法

穴敷疗法是将药物涂抹或贴敷在人体相应的经穴部位，以刺激穴位，通过经络的传输、脏腑的相互作用，而达到治疗疾病的目的，是中医的一种独特外治疗法。

二、穴敷疗法的起源和发展

穴敷疗法是一种较为古老的药物外治疗法，并广泛地流行和应用于民间之中。

其最早的文献记载，见于长沙马王堆出土的《五十二病方》，书中有外敷、浴法、熏法等多种外治疗法的记载，文字"蚖……，以蓟印其中颠……"，这里的"蚖"，是指一种毒蛇，意即被毒蛇咬伤；"蓟"，音"芥"，意即芥子泥；中颠，头顶正中部，意指百会穴。文中之意释为：用芥子泥贴敷百会穴，使局部皮肤发红发泡，治疗毒蛇咬伤证。这是典型的穴敷外治疗法的明文叙述。经典著作《黄帝内经》也不乏其关于外治法的记载，其"外者外治"之经典语言，不断指导着后世外治疗法的发展。汉代《伤寒杂病记》、晋代《肘后备急方》、唐代《千金要方》《千金翼方》《外台秘方》、宋代《太平圣惠方》、元代《世医得效方》、明代《本草纲目》《普济方》、清代《医宗金鉴》《张氏医通》等都有相关的文字记载，有大量而丰富的治疗内外诸疾的外治方药。如晋代葛洪《肘后备急方》有"治疟疾寒多热少，或但寒不热，临发时，以醋和附子末涂指上""乌头研末，以鳖血调敷，待正，则即揭去"。清代有一部外治法之集大成著作，那就是吴师机《理瀹骈文》，收载了大量的穴位贴敷治疗方法。

吴师机说："外治之理，即内治之理，外治之药，所异者法也。"意思是说，内治、外治，在理、方、药这三个方面均相同，只是使用的方法不同罢了。对于前人的方剂，吴师机认为都可以照方法用于外治，或只选其一二味药而用之，或于经验中另选单方用之，如果遇到疑难之症时，尚"可以各抒己见，不致失人情而成坐视。"

新中国成立以来，全国各地运用穴敷疗法治疗各种疾病的经验极其丰富，治疗范围日趋广泛。已发展到用于内科、外科、妇产科、儿科、五官科等各科疾病之中，而且越来越显示出它的特有生命力。

我们有理由相信，随着医疗疾病的各种方法不断运用和发展，穴敷疗法也将以它独特的治病优势而越来越受到广大医疗工作者和人民群众的喜爱和欢迎，使之广为流传，大力运用。

三、穴敷疗法的作用机理

穴敷疗法的作用机理，是源于人体的脏腑经络理论。

（1）脏腑经络，内外一体，腧穴隶属脏腑经络，为脏腑经络之气出入汇集之处。人体有病，可以内外反应；同样，药物治疗也可以内外应用。穴敷疗法就是依据这一原理，将药物贴敷在人体体表的某一或某几个相应的经穴上，使这些药物通过对穴位的刺激作用和对经络的调节作用，使人体内外阴阳平衡、升降协调、脏腑和谐、气机通利、人体内在的生理机制正常，正气充实，则邪气无由所生，所居，故疾病去，人体安康。

（2）药物具有不同的性味归经和治疗作用，当某一脏腑或经脉部位发生病变，可以通过所属的外在经穴给予药物敷贴，不同性味的药物之气，一方面通过其渗透作用、深入皮腠肌理，另一方面通过其经络的传导作用，传归经之药物直达所需之脏腑，从而达到以药气调脏气的目的，疾病去则人体安康。

总之，穴敷疗法治病的作用机理，就是以不同性味、不同归经、不同疗效药物作用于不同经穴部位上，使药物和穴位发生共同作用，而达到去疾无病之疗效。

四、穴敷疗法的独特优势

穴敷疗法运用，从古至今，已历经上千年的历史，具有独特的治疗优势。①方法简单，操作易行。用药物外用敷贴，即可治疗疾病。②选药广泛，适应证强。在众多的药物中，可以选择最适宜的用药，用于内可、外科、妇科、儿科和五官科等各类病症。③疗效显著，经济适用。用最简单的药物外贴，即可达到治疗各类疾病的效果，价廉而具实效。④药用安全，少有副作用。有选择性地运用药物外敷，可以减轻药物对人体内的毒副作用、达到安全可靠的治病目的。

五、穴敷疗法的运用原则

穴敷疗法治病，亦同于内治疗法，具体表现如下。

（1）坚持"辨证论治"的原则。临症时，医者通过"四诊"合参，运用"八钢"辨证，对所治之病进行分析综合归纳，给予正确的药物治疗。

（2）遵守"三因治宜"原则。同内治法一样，穴敷疗法也要遵循"因人制宜、因地制宜、因时制宜"原则。不同的病人，不同的地域，不同的时间，都要有不同的治疗原则和治疗药物。

（3）病分先重缓急。治疗疾病，要分先重缓急，病孰重、病孰轻、病孰主、病孰次，本着先重后缓、先主后次的原则，给予用药治疗。

（4）随证立法、处方。根据病情的具体情况，选择正确的药物和适

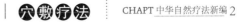

当的剂型给予敷贴穴位。不同的病情采用不同的药物、不同的剂型和不同的使用方法，可以达到"外治要求其本"的治疗原则。

六、穴敷疗法应用的注意事项

穴敷疗法虽具有安全实效等独特优势，但治疗疾病毕竟是用药而行，故临床应用当注意如下几点。

（1）穴敷前，要询问病史，对于有患皮肤过敏、局部急、慢性湿疹，以及其他皮肤病症病人，用药时要小心谨慎或暂不宜施用此治疗法。

（2）敷贴时，要选准穴位或应用的经穴部位，给予 75% 酒精消毒，方可用药。

（3）对于久病体弱孕妇或患有严重疾病之人，用药不可过量过大，以防意外。

（4）小儿用穴敷时，注意防护，用药时间不可过久，以免药入口或伤害娇嫩之皮肤。

（5）尽可能避免选用有毒药物贴敷，而引起局部或全身变故，发生不良反应。

（6）敷贴的药物，一般要在药物上覆盖砂布或塑料布或油纸，胶布固定，勿使药物移动或脱落经穴之外。

第四章 病 症 治 疗

一、感冒

处方：白芥子、薄荷各适量，鸡蛋两个。

穴位：神阙、大椎、涌泉。

方法：将白芥子、薄荷研细，取鸡蛋清调药，敷贴神阙、大椎及涌泉上。此治风寒感冒。

处方：淡豆豉 30 克、连翘 15 克、薄荷 9 克、葱白适量。

穴位：风池、大椎。

方法：将前三味药混合研细过筛，用药 20 克，加入葱白适量，捣融入膏，敷贴风池、大椎穴，再以冷水滴药膏上，覆以纱布。此治风热感冒。

处方：白矾、小麦面粉各适量。

穴位：涌泉。

方法：将白矾研为细末，与小麦面粉混合，再研细，用醋或开水调成膏状，敷贴涌泉穴。

二、咳嗽

处方：瓜蒌大者 1 枚、贝母 50 克、青黛 15 克、蜂蜜 120 克。

穴位：肺俞。

方法：先将贝母、青黛混合碾为细末，再放带皮的瓜蒌捣融，放蜂蜜入锅内加热，炼去浮沫，入以上三味药，调和如膏状，摊贴在肺俞上，盖以纱布用胶布固定。每日或隔日换药 1 次。此用于干咳、久咳、热咳等证。

处方：白芥子 18 克、茱萸 18 克、麻黄 6 克、白凤仙花全草 1 株。

穴位：肺俞、膻中、涌泉。

方法：前三味药研细末，凤仙花捣融，用酒共调和匀，敷贴在肺俞、膻中、涌泉穴处，外用纱布扎紧及胶布固定。此用于寒咳。

处方：胡椒、麻黄各 6 克，白芥子 3 克。

穴位：肺俞、涌泉。

方法：三味药共研细末，用热水调敷肺俞、涌泉穴。

三、哮喘

处方：老姜 9 克、麻黄 4.5 克。

穴位：膏肓。

方法：上二味药煎取浓汁，再用浓汁熬膏，将药膏摊在狗皮膏药上，敷贴脊部膏肓穴上。

处方：白矾 30 克，面粉、醋各适量。

穴位：两足心。

方法：将上三味药和匀做成小饼状，敷贴在病人两足心，布包 1 昼夜。

处方：白芥子 45 克、半夏 9 克、轻粉 6 克。

穴位：天突、肺俞。

方法：三味药共研细末，取少量，用蜂蜜调敷天突、肺俞穴。

穴位：风门、定喘、膻中、上脘。

方法：二药混合粉碎为末，过筛，加醋调如糊状，分别涂敷于风门、定喘、膻中、上脘等穴处。1 日 3 ~ 5 次。

四、中暑

处方：鹅不食草适量。

穴位：鼻孔。

方法：上一味，晒干，研为细末，装入瓷瓶内，用醋封口备用。每用时，取药末约 0.5 克。放入鼻孔中，此治感冒暑湿证。

处方：田螺 3 枚，青盐 1 克。

穴位：脐下。

方法：田螺捣烂，入青盐，摊成膏，敷于脐下 1 寸处。此治暑证二便不痛。

处方：硫黄、硝石各 15 克，明矾、雄黄、滑石各 8 克。

穴位：神阙、天枢、气海、关元。

方法：上五味，共研为细末，以白面 50 克，加水掺药末调如糊状，分别涂敷神阙、天枢、气海、关元等穴。干后另换，1 日不间断用之。

五、呕吐

处方：白矾适量、面粉适量。

穴位：涌泉。

方法：白矾研细末，加面粉适量，用醋或开水调成膏状，敷贴于涌泉穴。此治热性呕吐。

处方：大黄、丁香、甘草各等份。

穴位：神阙、胃俞、中脘。

方法：上药混合粉碎为末，过筛。取药末 30 克，撒布在 3 张黑膏药中间，分别敷贴在所选穴位神阙、胃俞、中脘。1 日换药 1 次。

六、呃逆

处方：皂角末 10 克。

穴位：鼻孔。

方法：上一味，用一纸筒取少许药末，放入鼻孔中，得嚏即止。此治突呃不止证。

处方：姜汁、蜂蜜各等量，丁香 10 克。

穴位：中脘、阳都。

方法：上三味，共捣如膏，取之敷于中脘、阳都穴。1 日 1 次换药。此治久呃不止证。

处方：乌附子、小茴香、光木香、羌活、干姜、母丁香、食盐各等份。

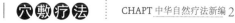

穴位：中脘、胃俞、阳都。

方法：上药共研为细末，过筛。取药末15克，撒在5平方厘米胶布中间，共制作3张药贴，分别敷贴于中脘、胃俞、阳都穴位，上盖净布，用麦麸炒热，布包，轮换熨敷三穴。

七、泄泻

处方：吴茱萸10克、白胡椒5克、苍术10克。

穴位：神阙。

方法：上三味药共研为细末，用醋调和成糊状，涂敷于脐部神阙穴，8小时后洗掉，1日1次。

处方：丁香2克、肉桂1克。

穴位：神阙。

方法：上二味共研为细末，以水调和，做成黄豆大药丸，放在肚脐神阙穴上，外贴普通膏药固定。

处方：五倍子炒黄、干姜各10克，吴茱萸、公丁香各5克。

穴位：神阙。

方法：上药共研细末，每次取10克，用温白酒调成软绵团状，做成直径5厘米药饼，放在脐部神阙上，以纱布固定。晚敷晨揭，每日换药1次，连续用1～8次。

八、痢疾

处方：吴茱萸6克、胡椒适量。

穴位：神阙、涌泉。

方法：上药研为细末，醋调成膏状，敷神阙及双足涌泉穴。

处方：雄黄、巴豆仁、蓖麻子仁、朱砂、麝香或冰片各等份。

穴位：印堂。

方法：先把雄黄、朱砂、麝香或冰片研为细末，再把巴豆仁、蓖麻子仁共捣，制成药饼，取蚕豆大一块敷贴印堂穴，局部出现红晕时去掉。1日2～3次。

处方：巴豆去壳 3 粒、绿豆 7 粒、胡椒 10 粒、红枣去核 1 枚。

穴位：神阙、脾俞。

方法：将上四味捣融成膏。取药膏 1/2，分别敷贴于神阙、脾俞穴，以胶布固定。1 日 1 次换药，2 ～ 3 次可见效。

九、便秘

处方：大黄末 10 克、芒硝 40 克。

穴位：脐部。

方法：上二味，用适量黄酒调和，涂敷于脐部，外用纱布覆盖，胶布固定，再用热水袋热熨 10 分钟左右。

处方：白矾末 20 克。

穴位：脐部周围。

方法：上一味，先作一纸捻，围在脐周，将白矾末放于其中，用冷水慢慢淋湿白矾末。

处方：连须葱白 10 克、生姜 10 克、淡豆豉 10 克、食盐 5 克。

穴位：脐部。

方法：上四味，共捣烂如泥，制成饼状，烤热，趁热敷于脐部，外用纱布固定。

十、眩晕

处方：嫩茶叶 60 克。

穴位：鼻孔中。

方法：上一味，研为极细末。每用时，以一纸筒取少许药末，放入鼻孔中。1 日数次。

处方：吴茱萸 100 克、龙胆草 50 克、土硫黄 20 克、朱砂 15 克、明矾 30 克、小蓟根汁适量。

穴位：神阙、涌泉。

方法：先将前五味药研为细末，过筛，加入小蓟根汁，调和成糊，敷于神阙、涌泉穴位。每穴用 10 ～ 15 克药糊，以纱布固定。2 日 1 次换药，

1 日为 1 个疗程。

十一、癫痫

处方：醋芫花 10 克，胆南星、雄黄各 3 克，白胡椒挥发油 0.05 毫升。

穴位：脐孔。

方法：前三味，共研为细末，加入白胡椒挥发油拌而研匀。取药 0.15 克填入脐孔中，胶布固定之。

处方：吴茱萸 60 克。

穴位：脐窝。

方法：上药研细末，填脐窝。3 日换药 1 次，5 次为 1 个疗程。

十二、失眠健忘

处方：吴茱萸 9 克、米醋适量。

穴位：涌泉。

方法：吴茱萸捣烂，用米醋调成糊状，敷贴于双足涌泉穴，24 小时后取下。

处方：酸枣仁适量。

穴位：耳神门、皮质下、心、肾、脑点（又名缘中）。

方法：用开水将酸枣仁浸泡去外皮，分成两半，以酸枣平面贴在直径约 10 毫米的圆形胶布中心备用。选上耳穴，每次 1 ~ 2 个，将药贴于穴上，并按揉 1 ~ 2 分钟，每日数次按揉。3 ~ 5 日换药贴 1 次，4 次为 1 个疗程。

十三、惊悸怔忡

处方：蜜蜡适量。

穴位：两手心。

方法：将蜜蜡融化，趁热缠脚心，着袜裹之，冷即易，仍贴两手心处。此治风度惊忡证。

处方：菟丝藤 15 克，草鞋灰半只。

穴位：心窝。

方法：上二味，共研细末，用鸡蛋清调敷心窝处。此治心慌身倦证。

处方：吴茱萸、川芎各半。

穴位：神阙。

方法：上二味，各半研细末，用醋调敷神阙穴。

十四、汗证

处方：何首乌适量。

穴位：神阙。

方法：上药研为细末，用水调成膏状，敷神阙穴，用纱布固定。此用于自汗证。

处方：五倍子、郁金各等份，蜂蜜适量。

穴位：灵墟。

方法：上二味药混合粉碎为末，过筛，加入蜂蜜调成膏状，敷于灵墟穴，盖上纱布，用胶布固定。1日1次换药。此治自汗证。

处方：五倍子蜜、枯矾各等份，人乳适量。

穴位：肾俞。

方法：上二味药混合研细末，过筛，加入人乳调和成膏，取 10～15 克药膏，敷于肾俞穴，盖以纱布，胶布固定。1日1次换药。此用于盗汗证。

十五、肺痈

处方：杏仁 30 克，玄参 15 克，蛇蜕、蜂房、乱发各 7.5 克，大黄 9 克，皂角刺 9 克，麻油 200 克，黄丹 95 克。

穴位：脐部。

方法：上九味，除麻油、黄丹外，其余各药共装于一布袋中，封口、放入麻油中煎熬，待油煎至滴水成珠时，捞出药袋，下黄丹收膏，摊成膏药。每用时取膏药 1 张，贴于脐部。

处方：金银花 120 克，玄参、麦冬、瓜蒌仁、桔梗各 15 克，百部 10 克，贝母、天花粉、当归各 9 克，蒲公英 50 克，苍术、生甘草各 15 克，皂角刺 9 克。

穴位：胸部、肺俞、阿是穴。

方法：上药共研细末，用鲜马齿苋汁调和成膏状。每用时，取膏药适量，贴敷于胸部、双侧肺俞、阿是穴之压痛点上，外以纱布覆盖，胶布固定。每日换药 1 次。

十六、吐衄

处方：陈醋 1 杯、黄土 60 克。

穴位：阴囊上。

方法：上二味，先将黄土研为细末，再用陈醋调成糊状，敷阴囊上，干后即换掉。此治吐血证。

处方：大蒜 2 个。

穴位：足心。

方法：大蒜 2 个，捣为泥，敷贴双足心，4 小时敷 1 次，连续敷贴。此治吐血。

注意：治疗吐血期间忌喝酒。

处方：白及 15 克。

穴位：印堂。

方法：上一味，研为细末，用冷水调和，涂敷于两眉之间印堂穴，以纱布覆盖，胶布固定。此治鼻衄证。

十七、黄疸

处方：鲜毛茛叶适量。

穴位：手臂相应穴（列缺等）。

方法：上药捣烂，揉成丸，如黄豆大，敷于手臂相应穴位，夜即起泡，用针刺破，放出黄水。

处方：桃仁、杏仁各 30 克，桑枝 15 克。

穴位：神阙。

方法：上药共研为末，加醋适量，调成糊状，敷神阙穴。每 2 日换药 1 次。

处方：苍术 60 克、陈皮 45 克、厚朴 45 克、甘草 20 克。

穴位：神阙。

方法：上四味，共研为细末，用醋调和做成饼状，敷于神阙处，外用纱布固定。

十八、水肿

处方：针砂、猪苓、生地龙各 9 克，甘遂 10 克。

穴位：脐部。

方法：上四味，先将针砂加食醋煮数沸，取出炒干，再同猪苓、地龙共研为细末，用葱汁调和，做成饼状，贴敷脐部，外用纱布固定。1 天换药 2 次。

处方：田螺 10 克、大葱 10 克、车前草 10 克。

穴位：脐部。

方法：上三味共捣烂如泥，做成饼状，覆盖脐部，外用纱布固定。

处方：轻粉 6 克、巴豆仁 12 克、生硫黄 3 克。

穴位：脐部。

方法：上三味共研为细末，用水调和，做成饼状。用时先以一块干净布铺盖于脐部，再将药饼放在布上，外用纱布固定。

十九、积聚

处方：巴豆仁、干姜、良姜、白芥子、硫黄、甘遂、槟榔各 10 克，花椒 30 克。

穴位：掌手心。

方法：上八味，除花椒外，其余各药共研为细末，再同米饭拌和，做成中指头大药丸。每用时，先以花椒煎水洗手，再取麻油涂于手心中，手掌药丸 1 粒，稍后即现泄泻，若想止泻，可用汽水洗手。

处方：阿魏 9 克，蜈蚣去头足 1 条、杏仁 7 个、连须葱头 3 个。

穴位：痞块痛处。

方法：上药共捣烂如泥状，敷于痞块痛处。

处方：铁棒锤 1 克、天南星 0.6 克。

穴位：脐部。

方法：上药研末，敷贴脐部。

二十、淋证

处方：田螺 14 个、轻粉 3 个。

穴位：脐部。

方法：上二味，将田螺养在一个清水小盆中，待田螺吐出泥，澄清，倒出清水，取沉淀在盆底的泥同轻粉调和，涂敷脐部，外用纱布固定。此用于热淋。

处方：生葱白 3 ~ 5 根，生白盐少许。

穴位：神阙、小肠俞、膀胱俞。

方法：上二味，共捣融如膏状。取药膏如枣大 1 块，放胶布中间，贴敷神阙、小肠俞和膀胱俞穴。1 穴 1 敷，1 日换药 1 次。此用于石淋。

处方：莴苣菜 1 把、黄柏 100 克。

穴位：神阙、小肠俞、膀胱俞。

方法：将莴苣拭去泥土，与黄柏混合，捣融如膏状。取药膏如枣大 1 块，放于 6 ~ 8 平方厘米胶布中间，贴敷在神阙、小肠俞、膀胱俞穴位。每穴 1 张，1 日换药 1 次。

二十一、癃闭

处方：大蒜头 5 个、大麻子 50 粒。

穴位：脚心。

方法：将上二味，共捣烂如泥。每晚取药泥敷涂双脚心，次日晨去掉，晚上再涂敷，至小便利为止。

处方：独头大蒜 1 个、山栀子 6 克、食盐 60 克。

穴位：脐部、阴囊。

方法：共捣为末，加清水调和，敷于脐中，若小便仍不通，再加敷阴囊部位。

处方：甘遂 15 克、甘草 10 克、生姜 3 克、葱白适量。

穴位：神阙。

方法：先将甘遂研细末，另将甘草煎煮取汁，再将葱、姜捣融如泥膏。用时将甘遂末5克撒布在神阙穴内，用葱姜泥敷在上面，盖以纱布，胶布固定后，饮服甘草汤。

二十二、消渴

处方：鲜苎麻根、经霜棕榈子（陈旧者为佳）各100克、路边青50克。

穴位：肚脐。

方法：先将鲜苎麻根捣烂，经霜棕榈子、路边青研为细末，三药混合，加温开水适量调和成膏状。每用时，取药膏5～10克敷贴在肚脐中，外用纱布覆盖，胶布固定。每日换药1次。

处方：当归、牛脾、冰片各10克，芒硝6克，赤芍20克，蜈蚣20条。

穴位：膈俞、足三里。

配穴：多饮者加承浆、肺俞；多食者加丰隆、中脘；多尿者加气海、关元。

方法：上六味，共研为细末，加牛胆汁适量，水泛为丸如白芥子大小。每用时，取丸药1粒，放置穴位上，外用胶布固定。2～3天换药1次。

二十三、遗精

处方：硫黄、丁香、胡椒、杏仁各10克，麝香少许，红枣肉20克。

穴位：脐中。

方法：上六味共捣研如泥，做成黄豆大药丸若干粒。每用时，取一丸放在脐中，外贴红缎或纱布固定。

处方：五倍子炙15克、煅龙骨15克。

穴位：脐中。

方法：共研末，唾液调糊为丸，如桂圆核大。用时纳于脐中，外以布扎。3日1换，久用有效。

处方：甘遂、甘草各3克，膏药1张。

穴位：脐眼。

方法：共研细末，拌匀。用时将药末放在脐眼上，再将膏药固定在药末上。2 日 1 换。

二十四、阳痿

处方：急性子 15 克、阿片 3 克、蟾酥 3 克、元寸香 0.5 克、葱白适量。

穴位：曲骨、阴茎头。

方法：前三味研为细末，加入元寸香，再研细末，滴水入药，和成丸药，将葱白捣融包裹丸药，外用湿纸再包，置炭火中煨 3 ~ 5 分钟，取出换纸，再包再煨，反复多次，去外裹物，再将丸药制成绿豆大小子丸。每睡前取三粒小丸，用酒化开，敷于曲骨穴和阴茎头部位。每晚 1 次用之。

处方：大附子 45 克，五味子、炙黄芪、硫黄各 6 克，穿山甲 2 片，元寸香 0.3 克，白酒 250 毫升。

穴位：脐眼。

方法：除元寸香外，将五味子等药共捣研细，再将附子挖空，纳药末入内，加白酒用微火煮附子至酒干，后捣附子如膏泥。每用时将元寸香放在脐眼内，再取附子膏泥盖其上方，以纱布包好，胶布固定，3 日后取下。10 日用药 1 次。

二十五、疝气

处方：白附子 1 个、川楝子 30 克、广木香 15 克、吴茱萸 20 克、小茴香 15 克、桂枝 15 克。

穴位：神阙。

方法：诸药混合共研细末，过筛。取药末 15 克，用黄酒调匀，放置神阙穴，上覆盖纱布，胶布固定。1 日或隔日换药 1 次。

处方：草乌、栀子各 15 克。

穴位：太阳穴。

方法：上二味，共研为细末，用葱汁调和，敷于两侧太阳穴处，外用普通膏药固定。

处方：蓖麻子仁 7 粒、面粉适量。

穴位：涌泉。

方法：上二味，混合捣如膏状。每用时，取药膏敷贴涌泉穴，疝气在左贴右侧穴，疝气在右贴左侧穴，盖纱布，胶布固定。1日换药2次。

二十六、卒中

处方：南星、薄荷、皂角、细辛、半夏各5克。

穴位：鼻孔。

方法：上五味，共研为细末。每用时，以一纸筒，取药末少许，放入病人鼻孔中。

处方：玄胡（煅）6克、牙皂14枚、青黛1.5克、麝香少许。

穴位：鼻孔、心口。

方法：上四味，共研为细末，用清水调和，做成枣核大小药丸。每用时，滴入鼻孔中，或涂敷在心口处。

处方：穿山甲60克、大川乌头30克、红海蛤60克、葱汁适量。

穴位：涌泉、肩髃、阳陵、曲池。

方法：上前三味药，研为细末，过筛，每用1.5克药末，加入葱汁适量，制成一个约五分硬币大小的圆饼，照样多制作几个。取药饼，寻取肩髃、阳陵、曲池、涌泉穴位敷贴，固定之。再取沸水一盆，放至温热适度时，将敷贴药饼一边的足浸入水内，待身麻汗出，揭去药饼。每3日贴洗1次。

注意：用药时避风。此治卒中瘫痪、半身不遂证。

二十七、面瘫

处方：去皮皂角1500克。

穴位：地仓、颊车。

方法：上药研末，用陈醋调成膏状，敷贴面部穴位地仓、颊车，左侧病患贴右边穴，右侧病患敷左边穴。药干燥后换掉再敷。

处方：白芥子适量、蜂蜜适量。

穴位：太阳、下关、地仓。

方法：上药研细为末，用蜂蜜调膏，敷太阳、下关、地仓穴。局部有烧灼感时去药。1日1~2次。

处方：巴豆 7 粒、麝香 1 克、蓖麻子 3 粒。

穴位：手心。

方法：上三味药共研为细末。每用时，取细末敷手心，上用盛热水杯熨之。左病用右穴，右病用左穴。

二十八、头痛

处方：葱白、薄荷各等份。

穴位：太阳、眉心。

方法：用开水泡上药，后贴于双侧太阳穴及眉心处。此用于风热感冒头痛证。

处方：生姜、雄黄末少许。

穴位：太阳。

方法：将生姜切成片，撒上雄黄末，用两片合为一，外裹纸蘸湿，于火上煨热，去掉外纸后，分贴在双侧太阳穴上。

处方：川芎、芒硝各 10 克。

穴位：鼻孔。

方法：上二味，共研为细末。每用时，以一纸筒，取少许药末，放入病人鼻孔中。此治偏正头痛。

二十九、胸痹

处方：丹参、三七、檀香各 12 克，乳香、没药、桃仁、红花、王不留行、血竭各 6 克，郁金、莪术各 9 克，冰片 2 克。

穴位：左心俞及心前区穴。

方法：上十二味，共研为细末，以水或醋调敷，或制成膏药，敷贴左心俞和心前区穴上。每周换药贴 1 次。

处方：丹参适量、川芎适量。

穴位：

A 组：心俞、巨阙、内关、上巨虚。

B 组：厥阴俞、中脘、间使、足三里。

配穴：偏于气滞者加肺俞、气海；偏于血瘀者加膻中、膈俞；偏于寒凝者加关元、命门、中级；疾浊壅者加太白、丰隆。

方法：将中药丹参、川芎各适量，制成粟粒大小的药丸 2 粒。贴在 7 毫米 ×7 毫米的二氧化锌橡皮膏上。每用时，将膏药贴于所选穴位上，隔日 1 次。

三十、胁痛

处方：生香附 30 克，独活、麻黄、僵蚕、生山甲、川郁金、生杭芍、乳香、没药、五加皮各 18 克，小青皮、透骨草、续断各 24 克，姜黄片、抚芎各 15 克，宣木瓜、当归各 30 克。

穴位：肩井、肺俞。

方法：上十七味药，用香油 3～20 克炸至枯黄，去渣，入黄丹令其老嫩合宜为膏。每用时，以药膏兑麝香 1.5 克，撒在膏药中，贴于肩井、肺俞穴。此治肝郁气滞之胸胁胀痛证。

处方：白芥子、吴茱萸各等份。

穴位：京门。

方法：上二味药，共研为末，加水调如糊状，涂布京门穴上。干后另换，1 日数次。

三十一、腹痛

处方：连须葱白 7 个、胡椒适量、枯矾 6 克。

穴位：脐部。

方法：上三味，共捣烂，用乳汁调和，做成饼状，敷在脐部，外用纱布固定。此治寒积腹痛。

处方：老生姜 60 克、豆豉 15 克、连须葱头 3 根。

穴位：脐中。

方法：上三味，共杵成药饼，烤微热，贴脐中，布扎 12 小时。此用于便秘腹痛。

处方：川楝肉 30 克。

穴位：肛门。

方法：上一味，用酒浸泡 1 小时左右，取出，用干净纱布包裹，塞入肛门内。此治虫积腹痛。

三十二、胃痛

处方：生川乌、生草乌各 10 克，白芷、白及各 12 克。

穴位：下脘至鸠尾间。

方法：上四味，研为细末，加面粉适量和成药饼，敷贴于下脘穴至鸠尾穴之间。

处方：川椒 15 克，干姜、附片、檀香、苍术各 10 克，姜汁适量。

穴位：中脘、脾俞、胃俞。

方法：诸药混合粉碎为末，过筛，用姜汁调和如膏状，分别敷贴于中脘、脾俞、胃俞等穴，盖上纱布，胶布固定。1 日 1 次换药贴。

处方：川楝子、玄胡各 30 克，川芎、白芷各 20 克，细辛 10 克。

穴位：脐部。

方法：上五味，共研为细末。每用时，取药末 5 克，用醋调和成糊状，敷于脐部。1 日换药 1 次，7 日为 1 个疗程。

三十三、腰痛

处方：生川乌 15 克、食盐少许。

穴位：肾俞、腰眼。

方法：上二味，混合捣融成膏，敷于肾俞、腰眼上，覆盖上纱布，胶布固定。1 日换药 1 次。

处方：当归 50 克、红花 30 克、乳香 20 克、没药 20 克、川牛膝 15 克、醋 300 毫升。

穴位：腰眼。

方法：诸药放入醋内，浸泡 4 小时，于锅内加热数十沸。用时将纱布入醋内浸透，趁热浸渍腰眼处，若冷却再换。1 日 1 次，1 次 4 ~ 6 小时。

处方：生姜 500 克、水胶 30 克。

穴位：脐眼。

方法：上二味共煎成膏，厚纸摊贴脐眼处。

三十四、痹证

处方：吴茱萸 16 克、大蒜头 1 个。

穴位：脚心。

方法：上二味，共捣烂，取药包患侧脚心。1 日 1 次。

处方：吴茱萸 300 克、黄酒适量。

穴位：外膝眼、阳陵泉、风市、环跳、肾俞、腰眼。

方法：将前味药粉碎为末，过筛，取药末加酒拌匀，放锅内加温炒热，搅成糊状，趁热摊于数块青布上，分别敷贴于外膝眼、阳陵泉、风市、环跳等穴，冷却后再换。如腰痛加贴肾俞、腰眼穴。

处方：生姜 300 克、水胶 30 克。

穴位：腰眼。

方法：上二味，同煎成膏，摊于厚纸，敷贴腰眼穴位。

三十五、痿证

处方：川乌、草乌各等份，当归、熟地各 30 克，白芷 15 克，鹅不食草 30 克，肉桂、血竭各 15 克，田七 7 克，铅丹 90 克。

穴位：

上肢：肩髃、肩髎、曲池、合谷、阳溪。

下肢：髀关、环跳、足三里、阳陵泉、解溪。

方法：将鹅不食草等后五味药，共研为细末，备用。以桐油 500 毫升煎煮川乌等前五味药，去渣，再煎至滴水成珠，加入药末，调匀成膏状。每用药时，先以药酒揉擦患部肢体，后取药膏适量，敷贴各穴，上盖纱布，胶布固定。3 ~ 5 日换药 1 次。长期坚持用药。此用于小儿麻痹后遗症。

三十六、疟疾

处方：桃仁 250 克、独蒜 1 粒。

穴位：内关。

方法：上二味，先将桃仁置于内关穴上，再将独蒜捣烂，做成饼状，盖在桃仁片上，外用纱布固定。

处方：常山、草果、丁香各 5 克，白酒 200 毫升。

穴位：鼻孔。

方法：上四味，将常山、草果、丁香放入酒中煎煮数沸，后倒入杯中，趁热熏鼻孔。

处方：新鲜毛茛叶 30 克。

穴位：寸口。

方法：上一味，揉烂，敷贴于寸口处，外用纱布固定，一夜后起泡，去药，用消毒纱布包扎好。

三十七、坐骨神经痛

处方：毛茛全草 60 ~ 120 克。

穴位：环跳、风市、委中、承山、昆仑。

方法：上药洗净切碎，捣烂外敷穴位。每次选 2 ~ 3 穴、各穴可交替使用。敷药 1 ~ 4 小时后，局部有烧灼感时即取下。用药后 1 ~ 2 日局部红肿疼痛，2 日后发生水泡，疼痛加剧，应将水泡挑破，涂甲紫。

处方：马钱子、乳香、没药、麻黄各 250 克。

穴位：阿是穴（压痛点）。

方法：上四味，共研为细末，加蜂蜜调成膏状。每用时，取膏药适量敷于痛点阿是穴，外用纱布包扎固定。

处方：草乌（炒）、干姜（煨）各 6 份，赤芍（炒）、白芷、天南星（煨）各 2 份，肉桂 1 份。

穴位：环跳、殷门、承山、委中。

方法：上六味，共研为细末，装瓶备用。每用时，取药末 50 克，以酒适量，加水调成膏状，炒热敷贴于患侧穴位上，外用纱布覆盖，胶布固定。每日换药 1 次。

三十八、三叉神经痛

处方：地龙、全蝎、细辛、蜈蚣各等份。

穴位：太阳穴。

方法：上四味，共研为细末，装瓶备用。每用时，取药末适量，加活血药酒适量调成糊状，敷于患侧太阳穴，外用纱布包扎固定。每日换药1次，连用5～7天。

处方：马钱子、川乌、草乌、乳香、没药各等份。

穴位：太阳穴、下关、颊车或阿是穴。

方法：上五味，共研为细末，装瓶备用。每用时，取药末适量，以黄酒或醋调成膏状，敷贴在穴位上，外用纱布覆盖，胶布固定。每日换药1次。

三十九、肩凝

处方：葱、蒜、姜各取自然汁300毫升，飞箩面60克，牛皮胶120克，凤仙花汁120毫升，米醋300毫升。

穴位：肩髃、肩髎、曲池。

方法：将葱、蒜、姜汁与醋混合，锅内加热，煮熬成膏，取8平方厘米胶布数块，将膏摊贴中间，分别敷贴肩髃、肩髎、曲池穴。1日换药贴1次。

处方：络石藤1000克、全蝎20克、地鳖虫20克、桑寄生200克、独活20克、当归40克、肉桂20克、乌附片20克、干姜15克、乳香30克、没药30克、冰片6克、桑枝1握。

穴位：肩髃、天宗、曲池。

方法：上药除络石藤、当归、桑枝外，余药混合略炒并加入冰片，共研粉碎为末，过筛，再将络石藤、当归、桑枝加水煎取头汁和二汁，去渣浓熬离火，加入诸药末调和成膏。倒入5～8平方厘米胶布数块，将药膏摊其间，分别敷贴在肩髃、天宗、曲池穴。1日换药贴1次。

四十、骨痹

处方：乳香、没药、肉桂、川乌、草乌、川椒各500克，细辛100克，威灵仙 200 克，麝香 6 克，冰片少许。

穴位：大椎、肩井、骨髎。

方法：威灵仙加水煎煮，前后共 3 次，取煎液浓缩成稠膏状，低温烘干，研细末；余药共研为细末。将二者混合拌匀，贮瓶备用。每用时，取药末少许，撒布在 3 厘米 × 4 厘米的胶布上，贴各穴。每周换药 2 次，持续用之。

处方：附片 50 克、干姜 5 克、蟾酥 1 克、麝香 2 克。

穴位：大椎、大杼、风池、肩井。

方法：上四味，共研细末，以食醋适量调匀成糊状，取药糊适量，贴敷各穴，上盖纱布，胶布固定。每日 1 次，10 次为 1 个疗程。

四十一、月经不调

处方：乳香、没药、白芍、川牛膝、丹参、山楂、广木香、红花各 15 克，冰片 1 克，姜汁适量。

穴位：神阙、子宫。

方法：除冰片外，诸药粉碎为末，过筛备用。每用时取药末 30 克，用姜汁适量，调糊涂敷神阙、子宫穴，上盖纱布，胶布固定。3 日换药 1 次。

处方：乳香、没药、血蝎、沉香、丁香各 15 克，青盐、五灵脂、两头尖各 18 克，元寸香 1 克。

穴位：神阙。

方法：诸药除元寸香另研外，余者混合粉碎为末，过筛。先取元寸香 0.2 克，放神阙穴内，再取药末 15 克，撒布元寸香上面，盖以槐皮，穴周围用面糊圈住，将艾炷置其上点燃，灸之，1 日 1 次。

四十二、痛经

处方：白芷、五灵脂、青盐各 6 克。

穴位：脐部。

方法：上三味，共研细末，取药末 3 克放于脐上，上盖生姜一片，用艾灸熨。2 日 1 次。

处方：阿是穴。

方法：上三味，现将姜葱洗净，后共炒热，温熨腹部痛处阿是穴位。

处方：青盐 150 克。

穴位：小腹。

方法：将盐炒热，用布包好，温熨小腹部位，后再包扎于小腹上。

四十三、经闭

处方：红花 50 克、食醋 200 毫升。

穴位：鼻孔。

方法：上二味，一同煎煮，趁热熏煮病人鼻孔。

处方：半夏 15 克。

穴位：鼻孔。

方法：上一味，研为细末。每用时，以一纸筒，取少许药末，放入病人鼻孔中。

处方：白胡椒、黄丹、火硝各 9 克。

穴位：肚脐。

方法：上三味，共研细面，做成三饼，净肚脐，将饼服帖其上，用手按熨，连续使用 2 ～ 3 次。

四十四、崩漏

处方：蓖麻叶 1 张。

穴位：头顶。

方法：上药捣烂，包在病人头顶上。1 日换药 1 次，可止血。

处方：艾叶适量。

穴位：隐白。

方法：上药捣烂，加热，敷贴隐白穴。1 日换药 1 次。左右穴同时使用，也可交替使用。

四十五、白带过多

处方：鸡冠花（醋灸）、红花（酒炒）、荷叶灰、白术、茯苓、陈壁土、

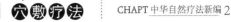

车前子各 3 克。

穴位：脐部。

方法：上七味，共研为细末，用烧酒或米汤调和，敷于脐部，外用纱布覆盖，胶布固定。

处方：附子尖、乌头尖、南星、朱砂各 7.5 克，雄黄、丁香 4.5 克，干姜 3 克，樟脑、冰片 0.3 克，麝香少许。

穴位：腰部。

方法：上十味，共研为末，以蜂蜜调和，做成黄豆大药丸备用。每用时，取一丸，用姜汁化开，一手蘸药摩擦病人腰部，至发热，后将剩余药敷贴于腰部，外用纱布固定。

四十六、妊娠恶阻

处方：①公丁香、陈皮、半夏各 3 克。②半夏、干姜、胡椒各 3 克。

穴位：肚脐、涌泉。

方法：上两组方药各共研为细末，装瓶。每用时，取药末适量，方①用鲜生姜煎浓汁，调为糊状，外敷肚脐中；方②用清水调成糊状，外敷双足涌泉穴。两方敷贴，均以纱布覆盖，胶布固定。每日换药 1 次，3 天为 1 个疗程。

处方：苏叶（或鲜橘叶）、生姜各适量。

穴位：涌泉。

方法：上药，共捣烂如泥，加鸡蛋清适量调匀，敷于双足涌泉穴。每日换药 1 次。

四十七、胎位不正

处方：蓖麻 125 克。

穴位：两脚心、两耳叉。

方法：将上药捣烂成四份，分包两脚心及两耳叉。此治难产证。

处方：鲜生姜适量。

穴位：至阴。

方法：上一味，捣成泥状，用生姜泥分别敷贴双侧至阴穴，外用塑料薄膜包裹。每日1次，可连续2～3日。

四十八、滞产

处方：蓖麻子（去壳）7粒、朱砂1.5克。

穴位：脐腹。

方法：上二味，共捣研成膏，摊在一张如杯口大小的圆形油纸上，并贴敷在脐与小腹之间处，外用纱布固定。胎儿娩出后随即揭掉。

处方：乌梅1粒、巴豆仁3粒、胡椒7粒。

穴位：脐下。

方法：上三味，共捣研为细末，用酒或醋调和，涂敷在产妇脐下。

四十九、胞衣不下

处方：蓖麻子（去壳）3粒、牛蒡子1克。

穴位：口部。

方法：上两味，共捣研为细末，以醋调和，涂敷于产妇口部，用纸贴上。

处方：伏龙肝50克、甘草15克、醋适量。

穴位：神阙、关元。

方法：先将伏龙肝研为细末，以醋调如糊状，另将甘草煎汤备用。取药糊敷贴神阙、关元穴，盖以纱布，胶布固定，再热饮甘草汤。

处方：皂荚15克。

穴位：鼻孔。

方法：上一味，研细末。每用时，以一纸筒，取药末少许，放入病人鼻孔中，得嚏，胞衣即下。

五十、乳痛

处方：生半夏10克。

穴位：鼻孔。

方法：上一味，研细末。每用时，以一纸筒，取药末少许，放入病人鼻孔中。

处方：生南星 1 粒。

穴位：鼻孔。

方法：上一味，捣烂，用细纱布包裹成花生米大药栓，塞入一侧鼻孔中，当鼻内有热辣感时即取出，再塞入另一侧鼻孔中。

处方：新鲜蛇莓草 1 小握。

穴位：鼻孔。

方法：上一味，捣烂，捏成鼻孔大小的长圆形小团若干粒。每用时，取 1 粒，塞入患侧乳对侧的鼻孔中，2 ~ 3 小时换药 1 次，3 日为 1 个疗程。

五十一、乳缺

处方：芒硝适量。

穴位：乳房。

方法：上药研细末，取约 20 克装入布袋中备用。每用时，将药袋贴敷乳房上，湿则另换药袋，交替使用。连敷数日，至乳回为止。

处方：麦芽、芒硝各等份。

穴位：乳房。

方法：上二味，共研为细末，装入布袋中备用。每用时，将药袋贴敷乳房上，湿则另换 1 袋，交替使用。

五十二、产后恶露不尽

处方：当归、川芎、党参、黄芪、白术、熟地、茯神、枣仁、柏子仁各 30 克，半夏、陈皮、麦冬、甘草各 15 克，桃仁、红花、炮姜各 6 克，麻油 500 克，黄丹 240 克。

穴位：心口。

方法：上十八味，除麻油、黄丹外，其余各药装在一个布袋中，封口，放入麻油中煎熬，待油煎至滴水成珠时捞出药袋，下黄丹收膏，摊成膏药。每用时，取膏药一张，掺少许朱砂末，贴敷心口处。

处方：百草霜 9 克。

穴位：脐上。

方法：上一味，用热烧酒调匀，涂敷脐上。

五十三、产后腹痛

处方：当归、桂枝、牛膝各 20 克，生姜、川芎、桃仁、乳香、延胡索各 10 克。

穴位：关元、气海、中级。

方法：上八味，共捣研为细末，或装瓶；或用水煎取汁。每用时，取药末适量，用凡士林调成膏状，敷贴于穴上，盖上纱布，胶布固定。或取药汁适量，湿敷于穴上。

五十四、产后晕血

处方：生半夏 30 克。

穴位：鼻孔。

方法：上一味，研为细末，用冷水调和，做成黄豆大药丸。每用时，取一丸，塞入产妇鼻孔中。

处方：蓖麻仁 30 粒，冰片 1 克，附子 15 克，荆芥穗（炒）9 克，小蓟 30 克，红糖 30 克，皂角末适量。

穴位：鼻腔、神阙。

方法：前三味，共捣烂如糊状，取药敷神阙穴，用皂角末吹入鼻腔至嚏，再将荆芥穗、小蓟、红糖、水煎浓汁服下。

处方：瓜蒂、藜芦、雄黄、明矾各 5 克。

穴位：鼻孔。

方法：上四味，共研为细末。每用时，以一纸筒，取药末少许，放入产妇鼻孔中。

五十五、产后发热

处方：桂枝 50 克，竹叶、白薇、山栀子、黄连各 15 克，赤芍、黄芩、丹参各 20 克。

穴位：涌泉、肚脐。

方法：上八味，共研为粗末，分装在两个纱布袋内，洒白酒，放锅内蒸半小时备用。锅内取药放置至温热适度，敷时，先在穴位表皮涂上油，再敷上药物。每日换药 1 次，此用于血瘫型产后发热。

处方：老鹳草 20 克，伸筋草、透骨草各 30 克。

穴位：涌泉、肛脐。

方法：上八味，共研为粗末，分装在两个纱布袋内，略洒白酒，放锅内蒸半个小时备用。锅内取药放置温热适度，敷时，先在穴位表皮涂上黄油，再敷上药物。每日换药 1 次。此用于血瘀型产后发热。

处方：老鹳草 20 克，伸筋草、透骨草各 30 克。

穴位：涌泉、八髎穴、阿是穴。

方法：上三味，共捣烂，加食盐炒热备用。取药泥，趁热将药敷于双侧涌泉、八髎及阿是穴，上盖纱布，胶布固定。每日换药 1 次。此用于风湿型产后发热。

五十六、不孕症

处方：延胡索、五加皮、乳香、白芍、杜仲各 10 克，菟丝子、川芎、女贞子各 20 克。

穴位：关元、三阳交。

方法：上八味，共研为细末，用凡士林适量将药末调成膏状。取药膏适量，敷贴关元、双侧三阳交。每 3 日换药 1 次。

处方：食盐、川椒、熟附子各 15 克，生姜 5 ~ 10 片、艾炷 21 壮。

穴位：脐窝孔。

方法：先研细食盐，待用；次将川椒、附子共研末，贮瓶备用。取食盐细末 15 ~ 30 克填脐窝，艾炷置其上，点燃灸 7 壮，去食盐，再以川椒、附子末填脐孔中，以姜片覆盖之，再用艾炷置于姜片上，再灸之，连续灸 14 壮。每日 1 次，7 次为 1 个疗程。

五十七、小儿惊风

处方：天南星 1 个、全蝎 1 条。

穴位：囟门。

方法：上二味，共研为细末，用患儿父母唾液调和成膏状，敷涂于患儿囟门上。抽搐止则停用，若抽搐未止，则继续敷涂。此用于小儿急惊风。

处方：老蚯蚓 1 条、麝香少许。

穴位：肚脐。

方法：上二味，先将蚯蚓中间切断，取跳动的一段，加入麝香一同捣烂，敷于肚脐部位，外用纱布固定。此治小儿惊风。

处方：胡椒、栀子各 7 粒，葱白 7 根。

穴位：心窝。

方法：上三味，共捣研烂，加细面，以鸡蛋清调和成泥状，摊在布上，贴于心窝处。此治小儿慢惊风。

五十八、小儿泄泻

处方：五倍子、吴茱萸、公丁香、灵磁石、白芥子各等份，冰片或麝香少许。

穴位：足三里、天枢、中脘、关元。

配穴：吐乳加内关，发热加天枢，久泻加脾俞、大肠俞。

方法：前五味，共研极细末，加冰片或麝香少许，用油膏调成黄豆大药丸。取药丸贴附所选的穴位上，盖上湿膏。1 日换药 1 次，5 次为 1 个疗程。

处方：枯矾 50 克、白面 20 克、米醋适量。

穴位：神阙、涌泉、止泻穴。

方法：将枯矾研为细末，加入米醋、白面，混合搅拌调匀，使成稠糊状。每用时，取药糊分别涂敷神阙、双足涌泉及止泻穴，盖以纱布，胶布固定。1 日换药 3 ~ 5 次。

五十九、小儿积滞

处方：胡椒、公丁香各等量。

穴位：肚脐。

方法：上二味，研细末，以水调和成饼，贴敷肚脐，24 小时更换 1 次。

处方：白矾、松香、樟脑、朱砂各等量。

穴位：脐上。

方法：上四味，研细末，收贮。每用时，以水溶成膏状，取膏如黄豆大，置脐上，再以湿膏药盖其上，1 ～ 2 天后取下。

处方：吴茱萸 2.5 ～ 3 克。

穴位：脐部。

方法：上一味，研细末，以食醋 5 ～ 6 毫升调成糊状，加温至约 40℃，摊在 2 层约 0.5 厘米厚的纱布上，敷脐部，以胶布固定，几小时后更换。

六十、小儿疟疾

处方：蓖麻子仁 1 ～ 2 粒、杏仁 1 粒、朱砂少许。

穴位：印堂。

方法：上三味，共研为细末，敷贴印堂穴。1 ～ 3 日去掉，留下粟米大的水泡。

处方：栀子、桃仁、芒硝、大黄各等份。

穴位：神阙。

方法：上四味，共研为末，加面粉适量，鸡蛋清调成膏，敷神阙穴。

处方：生香附、生半夏各 4.5 克。

穴位：涌泉。

方法：上二味，共研末，用鸡蛋清调和匀，以布包扎于双足脚心涌泉穴。

六十一、小儿顿咳

处方：百部、麻黄、白及、黄连、甘草各 60 克，芦根 150 克。

穴位：气户、库房、风门、肺俞、身柱。

方法：麻油熬上药，枯后去渣，黄丹收膏。敷药前，可先在相关穴位火罐吸拔，取下火罐后用药膏交替敷贴气户、库房、风门、肺俞、身柱等穴。每次取 1～2 穴。

处方：麻黄适量。

穴位：肺俞。

方法：研绒，取其筛下之灰，加酒适量炒热，敷于背部肺俞穴。

处方：阿魏 6 克、膏药 1 张。

穴位：天突。

方法：将阿魏放膏药上，敷贴天突穴位。

六十二、小儿疝气

处方：川楝子 10 克、茴香 15 克。

穴位：脐下。

方法：上二味，共研为细末，用烧酒调和，敷于脐下，用纱布覆盖，胶布固定。

处方：川楝子、吴茱萸、小茴香各等份，面粉适量。

穴位：神阙、气海、中极。

方法：诸药混合粉碎为细末，过筛，加入面粉和适量温开水，调和成膏。每用时，取药膏如枣大三块，分别敷贴在神阙、气海、中极穴位，盖以纱布，胶布固定。1 日 1 次换药。

处方：酢浆草、天胡荽各 16 克。

穴位：脐眼。

方法：上二味，加热饭 16 克，共捣烂如泥，取药包裹脐眼。每日换药 2 次。

六十三、小儿发热

处方：水粉 30 克，酿酒小曲 10 枚。

穴位：胃口及两手心、两足心。

方法：以鸡蛋清调水粉，略稀，涂小儿胃口及两手心。复以酒曲研烂，热酒和做二饼，贴两足心，用布扎之。

处方：生石膏 60 克，山栀子、蒲公英各 30 克。

穴位：大椎、曲池、合谷。

方法：上三味，共研为细末，用猪胆汁调成膏状。每用时，取药膏适量，敷于穴上，盖上纱布，胶布固定。每次敷 8 小时，每日贴药 2 次。

六十四、小儿夜喘

处方：朱砂 10 克。

穴位：心窝及手足心。

方法：上味，研为细末，以清水调和，涂敷于心窝及手足心。

处方：灯花 8 枚、硼砂 2 克、朱砂 1 克。

穴位：口唇。

方法：上三味，共研为细末，用蜂蜜调和，涂敷于患儿口唇上。

处方：陈茶叶适量。

穴位：脐上。

方法：用口牙将茶叶嚼烂后，捏成小饼状，敷贴在患儿脐上，外用棉花盖上扎好，10 分钟后即可停止。

六十五、小儿尿床

处方：五倍子 30 克。

穴位：脐部。

方法：上味药，研为细末，用唾液调和，分做成六块药饼。临睡前取药一块置于脐部，外用纱布固定。

处方：麻黄 10 克、肉桂 5 克，益智仁 5 克。

穴位：肚脐。

方法：上三味，共研为细末，备用。每用时，取药末 3 克，用食醋调和，做成饼状，外用胶布固定。36 小时后取下，间隔 6 小时后再贴上，连用 3 次后，改为每周 1 次，5 次为 1 个疗程。

六十六、小儿痄腮

处方：吴茱萸 15 克，大黄、胡连、南星各 6 克。

穴位：涌泉。

方法：上四味药，研细为末，用醋调成糊状，敷双足涌泉穴。

处方：吴茱萸 9 克、虎林 5 克、紫花地丁 6 克、胆南星 3 克。

穴位：涌泉。

方法：上药共研细，备用。治疗时取药 6 ~ 15 克，加醋适量调成糊状，敷双脚涌泉穴，上盖纱布并用胶布固定。

六十七、小儿鹅口疮、口疮

处方：吴茱萸 1.5 ~ 4.5 克、米醋适量。

穴位：涌泉。

方法：将吴茱萸研末，用温热米醋调匀，每天晚上布包敷双足涌泉穴 1 次，连用 3 次。此用于鹅口疮证。

处方：细辛 3 克。

穴位：肚脐。

方法：上一味，研细末，取药置肚脐内，平肚脐为度，用胶布覆盖固定，2 日后去掉。1 日 1 次换药。此用于鹅口疮证。

处方：生南星、生大黄各 5 克。

穴位：足心。

方法：上二味，研细末，取药末用米醋调和，敷涂双脚足心处。此治白口疮。

处方：生附子末适量。

穴位：足心。

方法：上一味，用醋，加面调和成膏，敷足心，男左女右，1 日换 1 次。此治口疮日久不愈。

六十八、小儿虫证

处方：生香附 15 克，皂荚子 2 个，食盐 30 克。

穴位：阿是穴。

方法：前二味，研细末，与食盐伴匀，入锅内炒热，待出香味，再加食醋调和，用布包好备用。趁热取药敷痛处阿是穴，冷却后如前法再炒、再敷。连续使用至痛止。此治小儿蛔虫证。

处方：雄黄 30 克。

穴位：肚脐。

方法：上一味，研细末，调入鸡蛋清 2 枚，在碗内拌匀，用清油煎成薄饼，备用。待温热适度时，贴敷肚脐上，外用纱布包好。此治小儿蛔虫证。

处方：苦参适量。

穴位：肛门。

方法：上一味，研细末，用凡士林调匀涂敷肛门处。此治小儿蛲虫证。

六十九、丹毒

处方：硝石、白面各 10 克。

穴位：脚心。

方法：上二味，共研为细末，用井水调和成糊状。临睡时涂于脚心，外以纱布覆盖，胶布固定。

处方：大黄、黄柏、黄连各 10 克。

穴位：（头顶）百会、心口及脚心。

方法：上三味，共研为细末，用猪胆汁调和，涂敷（头顶）百会、心口及脚心，外以纱布覆盖，胶布固定。

处方：五倍子粉 1500 克、黑醋 3000 毫升、蜜糖 500 克、冰片适量。

穴位：阿是穴。

方法：将黑醋与蜜糖入砂锅煮沸，徐徐加入五倍子粉，搅拌，熬成药膏，加入冰片和匀别用。将药贴敷患部阿是穴处。每日换药 1 次。

七十、疗疮

处方：木芙蓉花叶、天仙子各 3 份，连钱草 1 份。

穴位：阿是穴。

方法：上三味，分研细末，过 100 目筛，混合均匀，灭菌后备用。每用时，取药末适量，以温开水调成糊状，均匀抹于纱布上，贴敷患部阿是穴。每日换药 1 次。

处方：苍耳子虫 100 条。

穴位：阿是穴。

方法：将苍耳子虫先入麻油内浸泡，用时取出，捣烂。以碘酊、乙醇消毒患部及周围处，取药适量敷于患部阿是穴及疗疮头上，外以纱布覆盖，胶布固定。每日换药 1 次。

七十一、风疹

处方：银柴胡、胡黄连、防风、浮萍、乌梅、甘草各等份。

穴位：脐窝。

方法：上六味，共研为细末，过筛，装瓶密封备用。每用时，取药末适量，填满脐窝，用手压实，盖上纱布，胶布固定。每日换药 1 次，1 日为 1 个疗程。

处方：苦参 30 克，林尔敏 30 片，防风 15 克。

穴位：脐窝。

方法：上三味，分研为细末，分装瓶内，密封备用。每用时，各取上药 1/3，混合均匀，填入脐窝，以纱布覆盖，胶布固定。每日换药 1 次，10 日为 1 个疗程。

七十二、湿疹

处方：苍术、黄柏、青黛、滑石、龙骨各 30 克，冰片、轻粉各 10 克。

穴位：阿是穴。

方法：上七味，共研为细末，装瓶备用，每用时。取药末适量，用凡士林调为糊状，涂敷患部阿是穴。每日换药 1 次，10 日为 1 个疗程。

处方：白芷、白及、白枯矾、黄柏、硫黄各 25 克。

穴位：阿是穴。

方法：上五味，共研为细末，装瓶备用。若湿疹未流水或未溃烂，取药末以麻油调成糊状，涂敷患部阿是穴处，若湿疹已流水或溃烂，取药末直接撒于患部阿是穴处。每日换药 1 次，病甚者可每日换 2 次药。

七十三、牛皮癣

处方：乌梅、大枣各 75 克，黄芪 25 克，防风、白术、紫丹参各 20 克，斑蝥 20 只。

方法：余药共研为细末，过 80 目筛，备用。

穴位：肺俞、心俞、足三里、血海、大椎，每用时，取药末适量用乌枣酒调为糊状，做成 5 份大小的药饼，贴敷在各穴位上，外用胶布固定，3 小时后揭去药贴。于初、中、末伏 1 天各治疗 1 次，第二年继续治疗。

处方：煅石膏、轻粉各 30 克，青黛、黄柏各 9 克。

穴位：上四味，共研为细末，取药末适量撒敷患部阿是穴处，每日换药 1 次。

七十四、带状疱疹

处方：地榆 30 克、紫草 18 克。

穴位：阿是穴。

方法：上二味，共研为细末。以凡士林调匀成膏状布于纱布上，敷贴患部阿是穴。每日换药 1 次。

处方：侧柏叶、大黄各 6 克，黄柏、薄荷、泽兰各 30 克。

穴位：阿是穴。

方法：上五味。共研为细末，备用。每用时，取药末 30 克和加冷开水适量或蜂蜜适量调匀，敷于患部阿是穴位。每日换药 1 ~ 2 次。

处方：雄黄 15 克、冰片 9 克。

穴位：阿是穴。

方法：上二味，共研为极细末，过筛，装瓶备用。每用时，先用温水洗患部，后取药末适量，以冷开水调匀成膏状，涂敷患部阿是穴处。每日换药 2 ～ 3 次，连续 3 天用药。

七十五、肠痈

处方：大黄 200 克、冰片 10 克。

穴位：右下腹。

方法：将大黄烧干研细末，加入冰片搅匀，用米醋调和，再加入面粉少许以增黏性。取药外敷在右下腹部包块处，覆盖纱布，胶布固定。每日或隔日换药 1 次。此用于肠痈脓肿证。

处方：生大蒜 120 克、大黄 12 克、芒硝 30 克。

穴位：阿是穴。

方法：先将生大蒜、芒硝捣成糊状，用双层纱布包裹，压成饼状；再将大黄研末，用米醋 60 毫升调成糊状。用时，先取药饼，敷于右下腹阿是穴，2 小时后去掉，用温水洗净局部；再取大黄糊敷于同处，8 小时后去掉。若去药后 12 ～ 48 小时，症状不减，可再行贴敷。此用于急性肠痈证。

七十六、痔疮

处方：芒硝 30 克、冰片 10 克、猪胆汁适量、白矾 10 克。

穴位：肛门。

方法：将芒硝、白矾、冰片共研为细末，以猪胆汁调和成糊膏状，外敷肛门痔疮处，用纱布覆盖，胶布固定。每日早、晚各敷 1 次。

处方：①蝉蜕 15 克，冰片 12 克，麻油 30 克。②金银花 20 克、木鳖子 12 克，甘草 12 克。

穴位：肛门。

方法：将①方蝉蜕用微火焙焦成性，研末，入冰片用研成极细末，用麻油调制成油膏。每晚临睡前，先用②方煎汤，趁热熏洗肛门患部四周，然后用棉签蘸油膏涂敷痔疮核上。连用 5 ～ 7 天。

注：忌食辛辣、鱼虾等物。

七十七、扭伤

处方：大黄粉、生姜汁各适量。

穴位：阿是穴。

方法：上二味，混合调匀成膏状，备用。每用时，将膏药平摊在扭伤阿是穴处，覆盖油纸或塑料薄膜以保持湿润，再用纱布、胶布等固定。敷12～24小时，若未愈者，再敷之。

处方：生栀子20克，名乳香15克，生大黄、核桃仁各6克。

穴位：阿是穴。

方法：上四味，共研为细末，备用。用时取药末适量，新伤用鸡蛋清调敷，陈旧伤（1日以上者）用陈酒调敷，均敷于伤处阿是穴，外覆盖不吸水纸或塑料薄膜，12小时后取下。陈旧伤可连续敷用。

七十八、落枕

处方：葱白、生姜各适量。

穴位：阿是穴。

方法：上二味，共捣烂，炒热，用布包裹药泥，敷熨患处阿是穴。每日2～3次。

处方：白芥子15克。

穴位：阿是、天柱、肩井、悬钟、后溪。

方法：上一味，研细末贮瓶备用。取药末3克，用黄酒调成糊状，贴敷各穴，纱布盖上，胶布固定。3小时去掉。每3～4日1贴。

处方：鲜蓖麻叶适量。

穴位：阿是穴。

方法：上一味，捣烂如泥膏，贴敷患部阿是穴处，上盖塑料布或油纸，胶布固定。每日1次。

七十九、耳鸣耳聋

处方：松香15克、巴豆20粒，去壳、研细。

穴位：鼻孔。

方法：上二味，先将松香放入铁锅中融化，再下巴豆，拌匀，取出研为细末，用葱汁调和，做成莲子大药丸，以细白布包裹，置户外露一宿，取回，塞于耳聋一侧鼻孔中；若两耳患疾，将药丸交替塞入两鼻孔中。

处方：皂角5条，去皮。

穴位：鼻内。

方法：上一味，先用蜜炙，捶碎，放入水中揉成浓汁，去渣，煎熬成膏。每用时，取膏药少许，涂于鼻内。口中咬一根筷子，待涎流尽为止。

八十、聍耳

处方：紫草1～3枝、冰片少许、人奶适量。

穴位：两耳。

方法：前二味捣烂研细，加人奶适量调和，置锅饭上蒸熟。每用时，将药滴入耳中。

处方：小麦面50克。

穴位：耳前后。

方法：上一味，用醋煮沸，打入糨糊。每晚临睡前涂搽耳前耳后（耳上不涂搽），外用纱布覆盖，胶布固定。早晨起床后洗掉，至晚上再涂搽。

处方：冰片1克，朱砂0.3克，去明粉、硼砂各1克。

穴位：耳腔。

方法：上四味，共研为极细末，装瓶备用。每用时，先用棉签将患耳中的脓液擦干，若脓液过多，可用过氧化氢洗耳。然后取末少许，均匀地喷撒入耳腔。可连续用药至病愈。

八十一、目赤肿痛

处方：乳香、没药、雄黄、芒硝、黄连各5克。

穴位：鼻孔。

方法：上五味，共研为细末，每用时以一纸筒，取少许药末，放入病人鼻孔中。

处方：鲤鱼胆 5 枚，黄连末 15 克。

穴位：目眦。

方法：上二味，和匀，入蜂蜜少许，装瓶，放置锅饭上蒸熟。每用时，敷贴两眼目眦。

处方：决明子。

穴位：太阳穴。

方法：上一味，炒、研细末，以茶调敷太阳穴，干则易之。

八十二、夜盲

处方：细辛、川芎、薄荷、蔓荆子各 5 克。

穴位：鼻孔。

方法：上四味，共研为细末。每用时，以一纸筒，取药末少许，放入病人鼻孔中。

处方：川芎、白芷、细辛、龙脑叶、猪牙皂角子各 5 克。

穴位：鼻孔。

方法：上五味，共研为细末。每用时，以一纸筒，取药末少许，吹入病人鼻孔中。

处方：芒硝 60 克，没药、乳香各 15 克。

穴位：鼻孔。

方法：上三味，共研为细末。每用时，以一纸筒，取药末少许，放入病人鼻孔中。

八十三、针眼

处方：生南星 9 克、生地黄不拘多少。

穴位：太阳穴。

方法：上二味，共捣研如膏，敷帖双侧太阳穴，外用纱布覆盖，胶布固定。

处方：野芹菜 1 把，去根叶。

穴位：手腕。

方法：上一味，捣烂，敷贴于两手腕上，外用纱布覆盖，胶布固定。

处方：黄连 9 克、麻油适量。

穴位：阿是穴。

方法：上一味，研细末，用香麻油适量调匀成膏状，用药时，取药膏涂布于纱布上，贴敷患部阿是穴。每日 3 次贴敷。

八十四、近视

处方：生地黄 120 克，天冬、菊花各 60 克，枳壳 90 克。

穴位：太阳穴。

方法：上四味，共研为细末，以白蜜调和成膏状。用药时，取药膏适量，贴敷双侧太阳穴，盖上纱布，胶布固定。晚上贴敷，次晨取下。每日 1 次贴敷。

处方：明矾 6 克，黄连、冰片各 0.6 克，鲜生姜适量。

穴位：太阳、光明。

方法：前三味，共研末，鲜姜捣烂，以水或蜂蜜调药成膏状。取药膏适量，贴敷双侧太阳、光明穴。每日敷药 1 次。

八十五、斜视

处方：松香 1.5 克，乳香 0.75 克，朱砂 0.75 克，铜绿 0.75 克，蓖麻仁适量。

穴位：太阳穴。

方法：上五味，共捣研成膏状，摊于油纸上，敷贴在双侧太阳穴，左视贴右，右视贴左，瞳正即去。

八十六、鼻渊

处方：独头大蒜 2 粒。

穴位：脚心。

方法：上一味，去皮，切成薄片，贴于两脚心，外用纱布固定。

处方：香附 10 克、荜茇 10 克、独头大蒜 1 粒。

穴位：囟门。

方法：上三味，共捣烂如泥，做成饼状，贴敷在脑囟门上，外用纱布固定。

处方：黄木香花 50 克。

穴位：头顶百会。

方法：上一味，铺于头顶百会处，外用纱布固定。

八十七、鼻鼽

处方：川芎、辛夷各 30 克，细辛 2 克，木通 15 克。

穴位：鼻中。

方法：上四味，共研末。用药时，取药末少许，用棉裹药塞鼻中，湿则易之。

处方：香附、莙荙各等份，大蒜适量。

穴位：囟门。

方法：上三味，捣烂，做成饼状。取药饼贴敷囟门处，并用艾条隔药饼悬灸。

处方：斑蝥适量。

穴位：印堂。

方法：上一味，去足翅，研末，贮瓶备用。用药时，取生药末少许，以水或蜂蜜调匀成糊状，敷印堂穴，胶布固定。24 小时揭去。

八十八、喉蛾

处方：冰片 5 克、全蝎 10 克、茶油 2 毫升。

穴位：外廉泉。

方法：前二味，共研末，调入茶油拌匀，制成 5 分币大小的药饼，贴敷外廉泉处，24 小时换药。

处方：吴茱萸 12 克。

穴位：涌泉。

方法：上一味。研为末，用食醋药末调成糊状，贴敷双足涌泉穴。每日换药。

处方：灯笼草 30 克。

穴位：喉外。

方法：上一味，作两剂药用，其一为散剂研末，其二为煎剂，加水煎煮取汁。外用散剂时，用酒调药末，敷喉外；内服煎剂时，每日服 1 剂，分 2 次服用。

八十九、咽喉肿痛

处方：绿豆粉 30 克。

穴位：颈项。

方法：用鸡蛋清调匀绿豆粉成膏糊状，敷贴在双侧颈项处。每日用药 1 次。

处方：吴茱萸 30 克、生附子 6 克。

穴位：涌泉。

方法：前二味，共研细末，用面粉少量混匀，以米醋调为糊状，制成两个药饼。取药饼，微蒸热，贴敷双足心涌泉穴上，用纱布覆盖，胶布裹之。每日换药 1 次。

处方：谷精草、土牛膝各 30 克。

穴位：鼻孔。

方法：上二味，共捣烂取汁，滴于病人双侧鼻孔中，得吐即愈。

九十、牙痛

处方：苞盐 12 克、炒青黛 1.5 克。

穴位：鼻孔。

方法：上二味，共研为细末，每用时，以一纸筒取少许药末，放入牙痛一侧的鼻孔中。

处方：全蝎 21 个、五倍子 15 克、土狗 6 个。

穴位：太阳穴。

方法：上三味，共研为细末，用葱汁调和成膏，摊在纸上，贴敷在牙痛一侧的太阳穴上。

处方：生附子 20 克。

穴位：脚心。

方法：上一味，研细末，用唾液调和，涂敷于两脚心。

九十一、鸡眼

处方：鸦胆子仁 10 粒。

穴位：阿是穴。

方法：将鸦胆子仁捣烂如泥，备用。用药时，先温热水泡脚，后剪去鸡眼上硬皮，涂少许药泥于胶布上，正好贴敷在患部阿是穴上。外固定之，5 ~ 7 日换药 1 次。

附：艾灸疗法

相应部位。以热水浸泡患处，待角质皮层软化后用刀将其削薄，放鲜姜片于鸡眼上，上置艾炷点燃灸，待其燃尽，再换一炷灸。每次 5 ~ 7 壮，每日灸 1 次。

九十二、冻伤

处方：萝卜 1 个、麻油适量。

穴位：阿是穴。

方法：在萝卜中间挖一个洞，将麻油倒入洞孔中，再将萝卜放在木炭火中烧，待麻油开滚后，即倒出麻油备用。治时，用无菌棉球蘸热萝卜油涂敷患处阿是穴，每日 2 ~ 3 次。

处方：煅明矾 30 克、干姜炒黄 30 克、马勃 15 克。

穴位：阿是穴。

方法：上三味，共研为细末。治时，先用温开水将患处洗净拭干，取药末适量，敷于患部阿是穴，外盖纱布，用胶布固定，每 2 日换药 1 次。

九十三、烧烫伤

处方：大黄、地榆、黄柏各等份。

穴位：患部。

方法：先将地榆、黄柏加油热煮，后加入大黄，待药熬成黄色，去渣待冷。将纱布浸泡其中，用药时，取浸泡之药油纱布包敷患部。

处方：紫草 25 克、黄连末 10 克、蜂蜡 50 克、豆油 500 毫升。

穴位：患处。

方法：将豆油熬开，放入紫草，焦后去渣，入蜂蜡，熔化后入黄连末搅匀，取药适量，涂敷患处，每日 1 次。

九十四、毒蛇咬伤

处方：雄黄、蜈蚣各 25 克，鲜苍耳 50 克。

穴位：伤口。

方法：前二味，研细末，鲜苍耳子捣烂如泥，与药末拌匀成膏状。治时，先用凉开水冲洗创面，再以三棱针挑破伤口，旋即取药膏涂敷伤口处，待毒液从伤口流出。

处方：藤黄、雄黄各 50 克，蟾酥 15 克，细辛、白芷各 30 克，生附子 20 克，蜈蚣 20 条。

穴位：伤口。

方法：上七味，共研为细末，以白酒适量调药末成膏糊状，用药时，先以水净创面，后取药膏外涂伤口及四周，每日数次。

九十五、雀斑

处方：①白附子、白芷、白丁香、山奈、硼砂各 15 克，石膏、滑石各 21 克，冰片 10 克。②白僵蚕、丹参、防风各 30 克。

穴位：阿是穴。

方法：①方八味药，共研为极细末，贮瓶备用。②方各药加水煎煮，取药汤待温，用药时先以药汤洗面，后取药末少许，以凉开水调成糊膏状，以掌均匀涂敷面部各阿是穴处。

处方：皂角、浮萍、乌梅肉、甜樱桃枝各 50 克。

穴位：面部。

方法：上四味药，加水 500 毫升煎煮，去渣取汁待温，后以药汁洗擦涂敷面部患处。早晚各 1 次用之。

九十六、面部色斑

处方：白及、白芷各 6 克，白蔹 4.5 克，白附子 6 克，白丁香 4.5 克，密陀僧 3 克。

穴位：患部。

方法：上六味，共研为细末，贮瓶备用，每晚用时，先净患部，取药末少许，以鸡蛋清或白蜜调成膏状，涂敷患部，次晨洗去。

处方：滑石、白芷各 30 克，白附子 15 克，绿豆粉 240 克。

穴位：面部。

方法：上四味，共研为极细末，装瓶备用，每晚用时，先洗面部，再取药末数克涂擦面部。

方法：白附子、白术、白芷、白及各 15 克，白薇 10 克，白僵蚕 20 克。

穴位：面部。

方法：上六味，共研为细末，每晚用时，先洗面部，以鸡蛋清调药末少许，涂抹面部，次晨清洗。

九十七、扁平疣

处方：生半夏、斑蝥各等份。

穴位：患部。

方法：上二味，共研末，用 10% 盐酸调成糊状，将扁平疣体消毒，用消毒过的梅花针击疣体顶部，使出血，再将贴敷疣体顶端患部，纱布盖上，胶布固定，每日换药 1 次。

处方：大蒜适量。

穴位：患部。

方法：将大蒜捣烂成糊状，用时，先将疣体顶部剪破，使出血，再取蒜泥敷贴其患部，用纱布盖上，胶布固定。

注意：操作时消毒。

处方：冰片 3 克、鲜荸荠 12 克。

穴位：患部。

方法：将干净荸荠与冰片共捣研如泥状，备用。先用热水洗净患部，再取药泥涂敷患部，纱布盖上，胶布固定。每日换药 1 次。

九十八、痤疮

处方：黄芩、黄柏、红花、硫黄各等份。

穴位：患处。

方法：上四味，共研为细末，贮瓶备用。用药时，取药末适量，以清水调为糊状，涂敷患处，上盖纱布，胶布固定。每日换药 2 ~ 3 次。

处方：杭白芷 60 克、白附子 40 克。

穴位：患处、肚脐、手心、足心涌泉。

方法：上二味，共研细末，过 100 目筛，贮瓶备用。用药时，取药末适量，用茶叶水调为糊状，先将局部皮肤洗净，再将药敷于患部及各局部穴处。晚敷晨去。15 天为 1 个疗程。

处方：大蒜、葱白各适量。

穴位：患部。

方法：上二味，捣烂如泥膏状，用药泥涂敷患部，纱布覆盖，胶布固定。每日用 1 次。

九十九、酒糟鼻

处方：大黄、硫黄各等份，大枫子仁、冰片各适量。

穴位：鼻。

方法：上四味，捣研成糊状，外敷鼻上。每日 3 次。

处方：大枫子仁、生杏仁、铅粉、水银各 10 克。

穴位：患处。

方法：将水银用铅粉一起火煅，并研为细末，再与大枫子仁、生杏仁共捣烂，加去膜猪板油同捣杵为糊状，贮瓶备用。取药糊少许涂敷患处。每日 3 次。

一百、狐臭

处方：佩兰叶 9 克、滑石 12 克、枯矾 6 克。

穴位：腋窝。

方法：上三味，共研细末。用药时，将药末敷于腋窝中，用绷带包扎之。3 天换药 1 次。

处方：滑石 70 克、炉甘石 15 克、密陀僧 10 克、冰片 5 克。

穴位：腋窝。

方法：上四味，共研细末，贮瓶备用。每用时，先洗净后，取药末适量，外涂擦腋窝处。每日用之。

处方：公丁香 18 克、红升丹 23 克、石膏 45 克。

穴位：腋窝。

方法：上三味，共研末，装瓶备用。用药前，先洗浴，后将药末涂敷腋窝中。常用之。

一百零一、脱发

处方：零陵草 30 克，辛夷 15 克，山柰、白芷各 9 克，玫瑰花 15 克，檀香 18 克，大黄、甘草各 12 克，细辛、公丁香各 9 克。

穴位：阿是穴。

方法：上十味，共研细末，贮瓶备用。取药末适量，用苏合油适量调匀成糊状，涂脱发区域阿是穴处。若治白发涂其发上。每日 1 ~ 3 次。

处方：芫花、红花、制川乌、制草乌、细辛、川椒各 3 克。

穴位：阿是穴。

方法：上六味，共研细末，放入适量 75% 酒精或白酒中，浸泡 1 周左右，过滤取汁，备用。每用时，用棉签蘸药液涂擦患部阿是穴。擦至头皮发红为度。每日 1 ~ 2 次，1 个月为 1 个疗程。

一百零二、肥胖

处方：番泻叶 5 克，干荷叶 100 克，泽泻、山楂 30 克。

方法：上四味，共研细末，备用。每用时，取药末 15～20 克，以红茶水调和成糊状。敷贴在肚脐上，外用纱布覆盖，胶布固定。每日换药 1 次。

处方：佩兰 20 克，白芷、苍术各 15 克，独活、木香各 10 克，花椒、艾叶各 5 克，桂枝 12 克。

穴位：神阙。

方法：上药加清水适量煎 3 次，3 次煎液合并浓缩，烘干，研细末，装入小布袋内，封口备用。用药时取药袋敷神阙穴上，外用绷带包扎固定。

一百零三、烟瘾

处方：丁香、肉桂、谷氨酸各等份。

方法：上三味，共研细末，贮瓶备用。每用时，取药 0.5～1 克，用凡士林调成膏状。或加少许白酒做成药饼，贴敷于合谷穴压痛明显侧的甜味穴上（在腕背桡侧横穴上约 0.7 寸处），外用胶布固定，2 小时后取下。

第三篇 艾灸疗法

第五章 艾灸疗法简介

一、什么是艾灸疗法

艾灸疗法，是以艾绒为主要原料做成的艾炷或艾条，燃烧后放置在人体体表的相关部位或经穴上，烧灼温熨，通过经络的传导输送，起到温通脏腑经络气血，扶正祛邪的作用，从而达到防治疾病的一种外治方法。

二、艾灸疗法的起源和发展

艾灸疗法起源很早，大约是在人类发现和利用火之后而产生的，与人们的生活居住，特别是与北方地区人们的生活习惯及发病特点密切相关。人类在用火的过程中，逐渐发现身体的某一部位受到火的烤灼后，感觉舒适或意外减轻病痛，或疾病痊愈。通过长期的实践观察，逐渐认识到了用某一种材料熏烤人体的某一部位，可以治疗某一种疾病，从而总结出一套规律而形成灸治疗法。古代文献中有许多相关的文字记载，如《足臂十一脉灸经》《阴阳十一脉灸经》，都记录了灸法治疗疾病。《黄帝内经》则更多地记述了艾灸及其疗法的各个问题。

《黄帝内经》云："北方者……风寒冰冽，其民乐野处而乳食，藏寒生满病，其治宜灸焫。""陷下则灸之……"《医学入门》记述："凡病药之不及，针之不到，必须灸之。"《灵枢·官能》："阴阳皆虚，火自当之；……经陷下者，火自当之；结络坚紧，火所治之。"

晋代时，出现了专门的针灸著作《针灸甲乙经》，这是一部集大成针灸著作，它总结了《黄帝内经》有关针、灸方面的内容，并加以系统地整理、分类汇编，同时，总结并确定了针、灸疗法所运用的人体腧穴 349 个，并对针、灸手法，针、灸治疗疾病，以及针、灸适宜、禁忌、顺逆都做了全面的论述。

唐代王涛指出："圣人以为风为百病之长，深为可忧，故避风如避矢。是以御风邪以汤药、针灸、蒸熨，随用一法，皆能愈疾。至于火艾，特有奇能，虽曰针、汤、散，皆所不及，灸为其最要。"并提出灸为"医之大术，宜深体之，要中之要，无过此术"。

后世出现的《千金方》《外台秘要》《铜人腧穴针灸图》《十四经发挥》《针灸大成》《刺灸心法》等著作，都是在前代的基础上发展总结出来的。《外台秘要》亦有专篇专卷介绍艾灸疗法。

艾灸疗法源远流长，数千年来，它同针刺疗法一样，对我国人们的医疗保健事业发挥了重大作用。它不仅从古流传至今，而且从中国流向世界，特别是今天，它在世界上许多国家和地区被广泛地运用着，治疗了许多疾病，起到了它应有的重要作用。

三、艾灸疗法的作用机理

灸疗的治疗作用，是通过调节人体的脏腑阴阳气血功能，补偏救弊，扶持正气，达到增强抗病祛邪的能力，使人体安康无病。

1. 局部刺激作用

灸疗是一种在人体基本特定部位通过匀火刺激以达到防病治病目的的治疗方法，其机制首先与局部火的温热刺激有关。正是这种温热刺激，使人体各局部的功能活动加强。

2．经络调节作用

经络学说是祖国医学重要内容，也是灸疗的理论基础。人是一个整体，五脏六腑、四肢百骸是相互协调的，这种相互协调关系，主要是靠经络的调节作用实现的。运用灸疗正是起到调节经络的作用。

3．灸疗主要原料艾的功能

清代吴仪洛在《本草从新》中说："艾叶苦辛，生温熟热，纯阳之性，能回垂绝之亡阳，通十二经，走三阴，理气血，逐寒湿，暖子宫，止诸血，温中开郁，调经安胎，……以之艾火，能透诸经而除百病。"

四、艾灸疗法的治病原则

（一）治病原则

根据中医治疗学基本思想和艾灸治疗疾病的具体实践，同其他疗法治病一样，要坚持中医的"辨证施治"思想，要遵循"八纲辨证"原则，临证时分清疾病的寒热虚实、表里先后、轻重缓急，病属阴或是病属阳，运用"三因制宜"，即因时、因地、因人给予治疗。艾灸疗法具有其独特性，因用火燃艾叶治病，具有温补性质和作用，故临床上主要用于虚寒病症。对于实热型病症，当慎用之。这也是艾灸疗法治病的基本原则。

（二）治疗作用

艾灸疗法以其温补的独特性质，具有以下治疗作用。

1．温经通络，祛湿散寒

艾灸有温经通络、祛湿散寒的作用。灸之热力能渗透肌层，温经行气；《素问·调经论》说："血气者，喜温而恶寒，寒则气而不流，温则消而去之。"因此可治疗风寒湿侵袭机体，气血运行不畅引起的病症，亦能治疗气血虚弱引起的头晕、乳少、经闭等。

2．行气活血，消瘀散结

艾灸有行气活血、消瘀散结的作用。《灵枢·刺节真邪》篇说："脉中之血，凝而留止，弗之火调，弗能取之。"指出灸能使气机温调，营卫和畅则瘀结自散。故临床常用于治疗瘰疬、痈肿（未化脓）、乳痈等，有一定疗效。

3．温补中气，回阳固脱

艾灸有温补中气、回阳固脱的作用。故可治疗久痢、久泄、遗尿、崩漏、脱肛、阴挺及寒厥等。阳气衰则阴气盛，阴盛则为寒、为厥，甚则欲脱。可用艾灸来温补虚脱的阳气。

4．预防疾病，保健强身

艾灸有预防疾病、保健强身的作用。常灸足三里、气海、关元、命门、身柱、大椎等穴，能激发人体的正气，增强抗病能力，起到防病保健的作用。

5．平衡阴阳，补虚泻实

阴阳失调，易发疾病。阴阳失调表现出经络系统的不同症状，如手足发热等。灸疗具有广泛的调整作用，如肝阳上亢引发头痛，则取足厥阴肝经穴位，用泻法灸疗，同时取足少阴肾经穴位，采用补法灸疗，以补虚泻实。

五、施行艾灸疗法的材料

施灸的材料，古今均以艾叶为主。关于艾叶的性能，《本草从新》记："艾叶苦辛，生温，纯阳之性，能回垂绝之阳，通十二经，走三阴，理气血，逐寒湿，暖胞宫，灸火能透诸经而除百病。"艾叶经过加工，制成细软的艾绒，更有便于捏搓成形，易于燃烧，气味芳香，热力温和，易于穿透皮肤，直达深部等优点。又因为艾产于我国各地，价值低廉，易于采获，所以几千年来，一直为灸疗中的主要材料。

此外，火热灸法材料还有用硫黄、黄蜡、烟草、灯心草、桑枝、桃枝等的；而火热灸法也有用毛茛叶、吴茱萸、斑蝥、白芥子、蓖麻子、甘遂等作为天灸材料的。

六、艾灸疗法的种类及方法

1．种类

临床常用灸法种类可分为：艾炷灸、艾条灸、温针灸、其他灸法。

艾炷灸可分为直接灸和间接灸；艾条灸可分为温和灸和雀啄灸；其他灸法可分为温灸、器灸、灯草灸、天灸。

直接灸可分为瘢痕灸和无瘢痕灸，间接灸可分隔姜灸、隔盐灸、隔蒜灸、隔药物饼灸。

灸的种类很多，方法亦各不相同，以上介绍的是临床最常用的灸法。

2．方法

根据种类的不同，有不同的灸法，现将常用的灸法介绍如下。

（1）艾炷灸：是将纯净的艾绒，用手捏成大小不同的圆锥形，称为艾炷。常用的艾炷大小有如麦粒、有如莲子、有如红枣，灸时每燃完一个艾炷，叫作一壮。艾炷灸时或直接置于皮肤上，或用药物将艾炷与皮肤隔开，直接置于皮肤上的称直接灸，间隔药物的称间接灸。

直接灸分为瘢痕灸和无瘢痕灸两种。

瘢痕灸时，先在需灸的腧穴皮肤上涂以少量蒜汁，然后将大小适宜的艾炷置于穴位上，用火点燃艾炷，每壮艾炷必须燃尽，再易新炷，待规定壮数灸完为止，由于艾炷烧伤了皮肤，施灸部位便化脓形成灸疮，5～6周后，灸疮自行痊愈，结扎脱落而留下瘢痕，故称瘢痕灸。

若施灸时，不让艾炷燃尽，待燃尽 1/3 或 1/4 时，便易炷再灸，直至规定壮数灸完，此时，局部皮肤红晕而不起泡，因无灼伤皮肤，故不化脓、不留瘢痕，故称无瘢痕灸。

此外，在用艾炷灸时，可先在需灸的腧穴上置一药物，然后将艾炷置于药物上，点燃艾炷，灸完再易，直至将规定的壮数灸完为止。常用的药物有姜片，即将鲜姜切成直径 2～3 厘米，厚 0.2～0.3 厘米的姜片，中间以针刺数孔，隔于艾炷与腧穴之间，称为隔姜灸；隔蒜灸，则是将独蒜切成 0.2～0.3 厘米厚的片，以针刺孔待用；隔盐灸，是将食盐直接填敷于脐部，或将食盐炒热后敷于脐上，再置一定数量的艾炷施灸；隔药饼灸，是将附子或其他药物碾粉，以酒或醋调和制饼，中间以针刺孔，待用。

（2）艾条灸：艾条灸分为温和灸和雀啄灸两种。

温和灸是将点燃的艾条，对准施灸部位上方 2 ~ 3 厘米处，不停地做旋转运动，使病人局部有温热感而无灼痛，一般每处灸 5 ~ 10 分钟。

雀啄灸是将点燃的艾条在施灸部位一上一下，像鸟啄食一样地运动，其与施灸部位不保持固定距离，直至施灸部位灼热、红晕。一般说，温和灸多用于慢性病，而雀啄灸多用于急证。

艾条灸是目前临床使用较多的灸法。

（3）温针灸：是将针刺入腧穴得气后，再将细软的艾绒捏在针尾上，或用一段长 2 厘米的艾条，插在针柄上，点燃艾绒或艾炷，燃后，除去灰烬，将针取出。这是一种简而易行的针灸并用的方法。

（4）灯草灸：是将灯草一根，麻油浸之，迅速按压在需灸的腧穴上，待听到"叭"的一声后，即离开皮肤。

（5）白芥子灸：亦称"天灸"，是将白芥子或其他刺激性药物，碾细水调，或捣乱成泥，敷于一定的穴位上，贴后局部发泡，借以达到治病的目的。

七、艾灸疗法的适应证及禁忌证

（一）适应证

艾灸与针刺都是通过刺激穴位激发经络的功能而起作用，从而达到调节机体各组织器官功能失调的治疗目的。概而言之，灸疗具有调节阴阳之偏，促使机体功能活动恢复正常的作用。因此，灸法的适应证是十分广泛的。内外妇儿科的急慢性疾病，都有灸法的适应证。如本书中所论述的各种病症，都适应于艾灸疗法的治疗。

（二）禁忌证

（1）凡属实热证或阴虚发热、邪热内炽等证，如高热、高血压危象、肺结核晚期、大量咯血、呕吐、严重贫血、急性传染性疾病、皮肤痈疽疮疖并有发热者，均不宜使用艾灸疗法。

（2）器质性心脏病伴心功能不全，精神分裂症，孕妇的腹部、腰部、腰骶部，均不宜施灸。

（3）颜面部、颈部及大血管走行的体表区域、黏膜附近，均不宜直接灸。

八、艾灸疗法的注意事项

（1）灸疗时，要注意防火，艾条或艾炷点燃时，一定要小心，以免发生意外，或灼伤病人，或燃烧衣被。

（2）灸疗时，要注意距离远近，采用适当距离，若意外灼伤而起泡者，可用消毒过的毫针挑破水泡，外用敷料涂抹之。

（3）若病人灸疗后感觉不适：如头晕、身燥、烦热，可让病人起身活动，或饮用温开水。

（4）灸疗分先后，先灸上部，后灸下部；先灸背部，后灸腹部；先灸头、身部，后灸四肢部。

（5）艾炷一般 3 ~ 5 壮，壮数少者先灸，壮数多者后灸；小艾炷先灸，大艾炷后灸。艾条一般灸 5 ~ 10 分钟或 10 ~ 15 分钟。

（6）外感高热或阳虚发热者，不宜施艾灸疗法；颜面、五官和有大血管部位，不宜瘢痕灸；孕妇的小腹部及腰骶部不要轻易施灸疗法。

（7）睛明、人迎、委中等经穴部位不宜采用艾灸疗法。

九、保健灸疗法

在身体某些特定穴位上施灸，以达到和气血、调经络、养脏腑、益寿延年的目的，这种养生方法称之为保健灸法。保健灸不仅用于强身保健，亦可用于久病体虚之人，是我国独特的养生方法之一。

从古至今，保健灸疗，流传久远。《扁鹊心书》就提到"人无病时，常灸关元、气海、命门、中脘，虽未得长生，亦可得百余岁矣。"说明了古代养生学家在运用灸疗法进行养生活动，已有了丰富的实践经验。时至今日，灸法作为保健，早已深入人心，成了广大群众喜爱的一种行之有效的养生方法。

保健灸疗法的常用穴位有很多，如百会、大椎、大杼、膏肓、神堂、关元、气海、中脘、足三里、神阙、命门、涌泉、三阴交等。

保健灸的方法基本与普通治疗灸一样，以艾条温和灸为主，有直接灸法和间接灸法之分。

保健灸的主要作用是温通经脉、行气活血、培补后天、和调阴阳，从而达到强身、防病、抗衰老的目的。

1. 温通经脉、行气活血

气血运行具有遇温则散，遇寒则凝的特点。灸法其性温热，可以温通经络，促进气血运行。

2. 培补元气，预防疾病

《扁鹊心书》指出：夫人之真元，乃一身之主宰，真气壮则人强，真气虚则人病，真气脱则人死，保命之法，艾灸第一。"艾为辛温阳热之药，以火助之，两阳相得，可补阳壮阳，真元充足，则人体健壮，正气存内，邪不可干"。故艾灸有培补元气，预防疾病之作用。

3. 健脾益胃，培补后天

灸法对脾胃有着明显的强壮作用。在中脘穴施灸，可以温运脾阳，补中益气，长灸足三里，不但能使消化系统功能旺盛，增加人体对营养物质的吸收，以濡养全身，亦可收到防病治病，抗衰防老的效果。

4. 升举阳气，密固肌表

《素问·经脉篇》云："陷下则灸之。"气虚下陷，则皮毛不任风寒，清阳不得上举，因而卫阳不固，腠理疏松。常施灸法，可以升举阳气，密固肌表，抵御外邪，调和营卫，起到健身、防病治病的作用。

第六章　病　症　治　疗

一、感冒

主穴：风门、风池、大椎、肺俞、合谷、列缺、外关。

配穴：肺虚加太渊、足三里；咳嗽加尺泽；头痛加太阳、印堂；身痛加大杼；体虚加膏肓俞。

方法：每次选 3 ～ 5 穴，以艾条温和灸，或用隔姜灸，每穴 3 ～ 4 壮，每日或隔日 1 次。

预防：流行季节可每日灸风门、足三里以预防。

附：艾叶药用

（1）艾叶适量，点燃熏烟，预防感冒。

（2）艾叶、苍术二药，制成蚊香，点燃熏香，预防感冒。

二、咳嗽

主穴：肺俞、列缺、合谷、风门、大杼。

配穴：痰多加丰隆；胸脘痞闷加膻中、天突；气虚加太渊、足三里；脾阳不振加脾俞、膏肓俞。

方法：艾条温和灸，每穴 5 分钟左右，或小艾炷灸，每穴 3 ～ 5 壮。此法多用于慢性咳嗽。

附：艾叶药用

用艾叶适量，加入煎煮 15 分钟，取煎液趁热熏洗双脚，每晚 1 次。

三、哮喘

主穴：大椎、肺俞、命门、足三里。

方法：用艾卷灸各穴至温热感达于胸部、四肢部为佳。

主穴：大椎、肺俞、天突、灵台、膻中。

方法：成人艾条灸大椎、膻中、天突、肺俞和灵台等穴，每日灸 2 ～ 3 次；儿童灸大椎、肺俞穴，每日灸 1 穴。

四、中暑

主穴：（轻症）大椎、曲池、合谷、内关；（重症）人中、百合、十室、委中。

配方：抽筋加承山、承筋；虚脱加关元、气海、神阙。

方法：艾条温和灸，每穴 3 ～ 5 分钟，或艾炷灸，每穴 3 ～ 5 壮，关元、气海、神阙最好隔姜灸。

附：药食调理

鲜枇杷叶、鲜竹叶、鲜芦根各 20 克。将三味药加水共煎汤，待温凉，作冷茶饮用。

绿豆 250 克，糖适量。将绿豆煮汤，加糖，饮服之。

五、呕吐

主穴：内关、中脘、足三里、神阙、公孙。

配方：脾胃虚弱加脾俞、胃俞。

方法：艾条温和灸每穴 3 ～ 5 分钟；或每穴每次 3 ～ 5 壮，每日 1 次。

主穴：下脘、璇玑、足三里、腹结、内庭。

方法：艾条温和灸，每穴 5 ～ 10 分钟；或艾炷灸，每穴 3 ～ 5 分钟。每日 1 次。

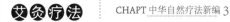

六、呃逆

主穴：膈俞、内关、足三里。

配穴：脾胃虚寒者加中脘；实证加行间；虚证加关元。

方法：艾条温和灸，每穴每次灸 5 ～ 10 分钟，或每穴灸 5 壮，每日 1 ～ 2 次。

主穴：头面部位。

方法：用艾条熏疗法，将点燃的艾条置在病人的床头边，熏蒸其头面部 3 ～ 5 分钟。每日 2 ～ 3 次。此可治疗顽固性呃逆证。

主穴：鼻部、中脘。

方法：先用酒精棉球探鼻，后隔姜灸中脘穴 10 ～ 15 分钟。每日 2 ～ 3 次。

七、泄泻

主穴：中脘、神阙、天枢、内关、足三里、上巨虚、下巨虚。

配穴：久泄加脾俞、胃俞；五更泄加关元、气海、命门、肾俞、太溪；风寒加合谷、大椎；伤食加梁门、璇玑。

方法：艾条温和灸每穴 5 分钟，或艾炷灸每穴 3 ～ 5 壮。3 ～ 8 天为 1 个疗程。

附：艾叶药用

（1）艾叶、附子、肉桂、炮姜，各取适量，治脾肾阳虚之泄泻。

（2）艾叶、桂枝、苏叶、神曲，各取适量，治外受寒邪、内停食滞之泄泻。

八、痢疾

主穴：天枢、中脘、气海、上巨虚、足三里。

配穴：寒重加神阙、关元；湿重加阴陵泉、三阳交；呕恶加内关；里急后重甚加中膂俞。

方法：每日灸 1 次，每次每穴艾条温和灸 5 分钟，或灸 5 ～ 8 壮，其中，神阙穴用隔盐或隔姜灸。

主穴：关元、气海。

配穴：阿是穴。

方法：将洗净的独头大蒜切成2.3～3毫米厚的薄片，放在穴位上，点燃艾距离蒜片5～10毫米处熏灼，以病人有轻微灼痛感为宜。主穴灸5～8分钟，配穴灸2～4分钟，每日灸疗。

九、便秘

主穴：大肠俞、天枢、上巨虚、支沟。

配穴：气滞加期门、太冲；脘腹胀痛加解溪、内关；寒结加关元、气海；气血虚加脾俞、胃俞。

方法：艾条温和灸每穴5分钟，或每穴3～5壮，日1次。

主穴：支沟、天枢、大横、气海。

配穴：气满者加中脘、行间；气血虚弱者加脾俞、肾俞；寒者加神阙、气海。

方法：艾条温和灸所选穴位20～30分钟，每日1灸。此治气血虚者和阳寒凝滞之便秘者。

十、眩晕

主穴：百会、风池、涌泉、足三里。

配穴：眩甚头痛加太阳、行间、阳陵泉；湿盛加丰隆、内关；痰阻中焦加中脘、内关；气血虚加脾俞、胃俞、足三里、三阳交。

方法：艾条温和灸，每穴3～5分钟，或艾炷灸，每穴3～5壮。每日1次，10日为1个疗程。

主穴：百会、足三里。

方法：用艾绒压灸百会穴治疗。将艾炷直接放置百会穴处，燃完时，用厚纸片将其压熄，压力由轻到重，每次压穴25～30壮。

再灸足三里穴。

十一、癫痫

主穴：大椎、百会、身柱；前顶、神道、筋缩；囟会、脊中、腰奇、鸠尾。

配方：久病加膏肓；病发作频繁加肝俞。

方法：第1年取大椎、百会、身柱穴灸治，第2年取前顶、神道、筋缩穴灸治，第3年取囟会、脊中、腰奇、鸠尾穴灸治。每年灸治各组穴位，每次从农历小暑开始到处暑为止。

附：药物外用

吴茱萸适量。将药研为末，填入脐窝中，外用膏药固定。7～10日换药1次。

十二、失眠健忘

主穴：内关、风池、百会、神门。

配穴：心脾两虚加心俞、脾俞、隐白；心肾不交加心俞、肾俞；肾虚加命门、三阳交；肝郁加行间、太冲。

方法：艾条温和灸每穴3～5分钟，或每穴3～5壮，每日1次，10天为1个疗程。隐白穴用小艾炷灸法，可治多梦易惊。

主穴：大椎、身柱、灵台、心俞、肺俞、肝俞、膏肓、魂门、魄户。

方法：每次选穴3～5个，用艾条温和灸，每穴5～10分钟。每日灸1次，10次为1个疗程。

主穴：神门、百会、足三里。

方法：艾条灸各穴，常灸，用于体虚失眠证。

十三、惊悸怔忡

主穴：内关、神门、巨阙、心俞、厥阴俞。

配穴：脾虚气血不足加脾俞、足三里、气海；心气不足加关元、膻中。

方法：艾条温和灸每穴10分钟，每日1次，10次为1个疗程，中间休息3～5天。

主穴：中脘、足三里、心俞、神门、涌泉。

方法：温灸罐灸治，每穴 25 ~ 30 分钟。此治心动过速证。

十四、汗证

主穴：合谷、复溜、心俞、膏肓俞。

配穴：盗汗加后溪；劳倦内伤加气海、足三里。

方法：每次选 4 ~ 5 穴，艾条温和灸每穴 5 ~ 10 分钟，或艾炷灸每穴 3 ~ 5 壮。此法多用于自汗证。

附：艾叶药用

艾叶、乌梅适量，煎煮，服之，此治盗汗证。

十五、肺痈

主穴：孔最、尺泽、膻中。

方法：艾炷隔蒜灸，每穴 5 壮，每日 1 次，10 次为 1 个疗程。

主穴：大椎、肺俞、中府、膻中、尺泽、内关、太渊、鱼际、丰隆。

方法：每次选择 3 ~ 5 个，艾条温和灸，每穴 5 ~ 10 分钟；或艾炷隔蒜灸，每穴 3 ~ 5 壮。每日灸 1 次，10 次为 1 个疗程。

十六、吐衄

主穴：上星、囟会、迎香。

配方：肺热加少商；胃火加内庭；阴虚火旺加复溜、三阴交。

方法：艾条温和灸每穴 5 ~ 10 分钟。

主穴：印堂、上星、隐白、大白、曲池、合谷。

方法：艾条温和灸，每穴 3 ~ 5 分钟。每日灸 1 次。亦可加用手拇指、食指捏鼻翼双侧数分钟。

附：艾叶药用

（1）取艾若干，烧灰，水服之。

（2）用艾叶煨汤，服之。

（3）艾叶若干，烧灰吹之；亦可用艾叶煎服之。

（4）艾叶、炮姜炭、灶心土适量，煎水顿服。

十七、黄疸

主穴：足三里、太冲、阴陵泉、肝俞、胆俞、脾俞、胃俞、日月、阳纲。

配穴：呕恶加内关；便秘加天枢；便溏加关元；阳黄加章门。

方法：艾条灸每穴 5 ～ 10 分钟，每日 1 次，或艾炷灸每穴 3 ～ 5 壮。此法主要用于寒湿型黄疸。

主穴：肝俞、脾俞、至阳、足三里、大椎。

方法：用麦粒灸或隔饼灸治，每日 1 次。

主穴：期门、章门、膻中、中脘、胆俞。

方法：亦可用麦粒灸或隔饼灸治疗。

十八、水肿

主穴：水分、水道、阴陵泉、照海。

配穴：虚证配肾俞、脾俞、气海、足三里、三阳交。

方法：艾条温和灸，每穴 5 ～ 10 分钟，或艾炷灸，每穴 5 ～ 8 壮。每日或隔日灸，10 次为 1 个疗程。

主穴：三焦俞、膀胱俞、中极、水分、阳陵泉、肺俞、肾俞。

方法：艾条温和灸所选穴位，每穴灸 10 ～ 15 分钟；或艾炷隔姜灸，每穴 3 ～ 5 壮。每日灸 1 次，10 次为 1 个疗程。

十九、消渴

主穴：肺俞、脾俞、肾俞、足三里、三阴交。

配穴：肾虚不足加太溪、复溜；肺虚加太渊；脾虚加关元、气海。

方法：艾条温和灸每穴 5 ～ 10 分钟，或艾炷每穴 3 ～ 5 壮。此法主要用于肾气不足证。

主穴：

（1）足三里、中脘。

（2）命门、身柱、脾俞。

（3）气海、关元。

（4）脊中。

（5）华盖、梁门。

（6）大椎、肝俞。

（7）行间、中极、腹衰。

（8）肺俞、膈俞、肾俞。

配穴：上消加内关、鱼际、少府；中消加大都、脾俞；下消加涌泉。

方法：每次选用 1 组穴位，轮换运用，用直径 1.5 厘米、高 2 厘米的艾炷隔姜灸治，每穴 10 ～ 30 壮，隔日 1 次，50 天为 1 个疗程。

二十、遗精

主穴：大赫、志室、命门、三阴交、内关、次髎。

配穴：肾气不固配肾俞、太溪、命门、关元、气海。

方法：每次选 3 ～ 5 穴，艾条温和灸每穴 5 ～ 10 分钟，或每穴艾炷灸 3 ～ 5 壮。每日 1 灸。

主穴：心俞、肾俞、内关、神门、三阳交、中封。

方法：艾条温和灸，每穴灸 5 ～ 10 分钟。或艾炷灸，每穴 3 ～ 5 壮。每日灸 1 次，10 次为 1 个疗程。

二十一、阳痿

主穴：中极、关元、命门、肾俞、次髎、关元、太溪、百会。

配穴：肾阳虚加腰阳关；气血虚加足三里；心脾虚加心俞、神门、三阳交、大溪。

方法：艾条温和灸每穴 5 ～ 10 分钟，或艾炷每穴灸 5 壮。

主穴：气海至曲骨、关元、中极、曲骨。

方法：先将艾绒点燃后放入艾灸器内，再将用 95% 酒精浸泡的艾灸液加热，将里面的红布块取出，置于气海至曲骨穴上，再将艾灸器放在气海、关元、中极、曲骨穴上反复施灸。

二十二、疝气

主穴：归来、关元、大敦、三阴交。

配穴：中气不足加足三里、气海、百会。

方法：艾条温和灸，每穴 5 ~ 10 分钟，或每穴艾炷灸 5 ~ 8 壮。

附：药物外用

川楝子 10 克、茴香 15 克。将二味药研细末，用烧酒调和，敷于肚脐下，外用纱布覆盖，胶布固定。

二十三、卒中

1. 卒中闭证

主穴：人中、内关、劳宫、丰隆。

方法：人中、内关用泻法毫针刺，余穴用艾条各灸 5 分钟。

2. 卒中脱证

主穴：百会、关元、神阙、气海、足三里、人中。

方法：人中浅刺，神阙隔盐灸，不计壮数。以醒为度，余穴艾炷灸 10 ~ 20 壮。上穴均为治疗虚脱的主要用穴。用大艾炷隔盐连续灸之。

3. 偏瘫

主穴：肩髃、肩髎、曲池、手三里、合谷、外关、秩边、风市、伏兔、足三里、悬钟、解溪。

方法：上、下肢每次各选 3 ~ 4 穴艾条温和灸，每穴 5 ~ 10 分钟，或每穴艾炷灸 5 ~ 8 壮。

预防：常灸足三里、悬钟，并注意饮食起居，避免劳倦。

二十四、淋证

主穴：中极、膀胱俞、三焦俞、阴陵泉、太溪。

配穴：湿盛加曲泉，痛甚加太冲，肾虚加肾俞、足三里，气淋加太冲、行间，捞淋加气海，膏淋加气海俞。

方法：每次选 3 ~ 5 穴，艾条温和灸每穴 5 ~ 10 分钟，每日 1 次，或每穴艾炷灸 3 ~ 5 壮。此法主要用于气虚型淋证。

附：药食调理

车前草 1 把。以水煎数沸，去渣取汁，饮服，1 日 3 次。

二十五、癃闭

主穴：中极、关元、水道、脾俞、肾俞、三焦俞、三阳交、委阳、膀胱俞。

配穴：湿浊上犯加尺泽、阳陵泉，脾虚气陷加脾俞、足三里，肾阳不足加命门、百会、关元，经气亏损加血海、足三里。

方法：艾条温和灸每穴 3～5 分钟，或艾炷灸每穴 3～5 壮。每日灸或隔日灸，10 次为 1 个疗程。

主穴：神阙。

方法：隔盐灸。先用炒黄的食盐填平神阙穴，隔葱饼灸至温热入腹。亦可隔姜灸治。可治产后癃闭证。

主穴：关元、中极、三阳交。

方法：艾条温和灸各穴，每穴灸 5～7 分钟，使局部皮肤红润。此可治产后癃闭证。

二十六、面瘫

主穴：翳风、牵正、颊车、地仓、隐白、巨髎、下关。

配穴：语言不利加廉泉，正虚者加合谷、足三里。

方法：艾条温和灸每穴 5～8 分钟，日 1 次，10～15 日为 1 个疗程。坚持多个疗程治疗。

主穴：地仓、颊车、四白、下关、太阳。

配穴：合谷、太冲。

方法：每次选 3～5 穴，先按揉患部，然后隔姜灸 4～6 壮，上下移动，反复灸至皮肤温润发红。每日 1 次，4 次为 1 个疗程。

主穴：耳门、听宫、下关、颊车。

方法：艾条温和灸患侧各穴位，每日 2 次，每次 5 分钟，后用胶布固定面部，坚持两周灸治。

二十七、头痛

主穴：百会、太阳、头维、上星、后顶、合谷、局部阿是穴。

配穴：寒盛加关元，血瘀加膈俞，正虚不足加气海、足三里。

方法：艾条温和灸，每穴 3 ~ 5 分钟，每日 1 次。

主穴：攒竹、头维、风池、阿是穴。

方法：药线点灸，用较重手法点灸以上各穴。每日 1 次，7 次为 1 个疗程。此治偏头痛证。

二十八、胸痹

主穴：心俞、至阳、厥阴俞、膈俞、膻中、巨阙。

方法：每次选 3 ~ 5 穴，艾条温和灸，每穴 5 分钟，或艾炷灸，每穴 3 ~ 5 壮，每日灸 1 次。

主穴：膻中、心俞、膈俞。

方法：将艾条点燃，在距离穴位 1 寸处固定不动，灸至皮肤红润有热感，每穴灸 15 分钟左右，每日 1 次，6 次为 1 个疗程。

主穴：双侧内关、膻中、双侧心俞。

方法：艾条悬灸。先灸一侧内关穴，使病人局部有温热感，再以同样方法依次灸膻中、心俞。每日灸 1 次，6 次为 1 个疗程。

二十九、胁痛

主穴：支沟、肝俞、胆俞、太冲、足临泣、阳陵泉。

配穴：气滞配膻中、内关，血瘀加膈俞、三阳交。

方法：每次选穴 3 ~ 5 个，艾条温和灸 10 分钟，或每穴艾炷灸 3 ~ 5 壮。每日灸 1 次，10 次为 1 个疗程。

主穴：肝俞、肾俞、行间、足三里、三阳交。

配穴：肝经失常加膈俞、血海。

方法：艾条温和灸，每穴灸 10 ~ 15 分钟；或艾炷温和灸，每穴 3 ~ 5 壮。每日灸 1 次，10 次为 1 个疗程。

三十、胃痛

主穴：中脘、神阙、关元、足三里、内关。

配穴：食滞加下脘、草门、内庭；脾胃虚寒加脾俞、胃俞；便溏加天枢。

方法：每次选 4 ~ 5 穴，艾条温和灸每穴 5 ~ 10 分钟，或艾炷灸，每穴 5 壮。每日灸 1 次，10 次为 1 个疗程。

主穴：中脘、内关、足三里。

方法：艾条温和灸，每穴灸 10 ~ 15 分钟，或艾炷灸，每穴 3 ~ 5 壮，每日灸 1 ~ 2 次，常灸之。

三十一、腹痛

主穴：中脘、神阙、天枢、足三里、脾俞、胃俞。

配穴：腹胀加公孙，胸闷加膻中，腹泻加上巨虚。

方法：每次 3 ~ 5 穴，艾条温和灸，每穴 5 ~ 10 分钟，或艾炷灸，每穴 5 壮。每日 1 灸。

附：艾叶药用

（1）艾叶适量，以水煎煮，取液顿服。

（2）艾叶为末，汤下。

（3）艾叶适量，用醋炒热，敷神阙穴及阿是穴，外用暖水袋温熨。

三十二、腰痛

主穴：肾俞、志室、腰阳关、委中。

配穴：湿盛加阳陵泉，劳损加局部阿是穴，肾阳虚加命门。

方法：艾条温和灸，每穴 5 ~ 10 分钟，或艾炷灸，每穴 5 ~ 10 壮，重灸局部。

主穴：肾俞、腰俞、命门、阿是穴。

方法：用隔姜灸法，灸以上穴位 5 ~ 10 分钟，每日灸 1 ~ 2 次。

主穴：双肾俞、命门、阿是穴。

方法：用隔药饼灸法。将活血化瘀药碾成极细粉末，灸时以 75% 酒精

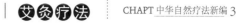

调和成药饼用之。

附：艾叶药用

艾叶 15 克，水煎煮，先熏蒸后泡洗。

三十三、痹证

主穴：以疼痛关节附近穴位为主，适当配以远道穴。

肩部：肩髃、肩髎、肩前。

肘部：曲池、肘髎、手三里、少海。

腕部：阳溪、阳池、腕骨、外关。

髀部：环跳、局髎、髀关。

膝部：犊鼻、鹤顶、足三里、阳陵泉。

踝部：申脉、昆仑、五墟、太溪、照海、商丘。

配穴：痛痹加关元、大椎、气海，着痹、行痹加阳陵泉、三阳交。

方法：各穴艾条温和灸或隔姜灸，每穴 5 ~ 10 分钟，或艾炷灸，每穴 5 ~ 10 壮。常灸。

主穴：大椎、命门、病痛关节处及压痛点。

方法：用熏灸器固定后长时间灸大椎穴，每日两小时左右，待灸感传至命门后熏灸命门穴，再等灸感抵达病痛关节处灸该处和压痛点，如有不适感再找痛点灸，来回熏灸。

附：艾叶药用

将艾叶切碎，用米醋拌炒，装入布袋内，趁热敷于患处。

三十四、痿证

主穴：肩髃、肩髎、曲池、合谷、阳溪、髀关、梁丘、足三里、悬钟。

配穴：肝肾不足加肝俞、肾俞。

方法：每次选 4 ~ 5 穴，艾条温和灸，每穴 5 ~ 10 分钟，或艾炷灸，每穴 5 ~ 10 壮。此法主要用于后遗症期。

主穴：命门、肾俞、关元俞、阳关。

方法：艾条温和灸 15 ~ 20 分钟，每日灸 2 ~ 3 次。常灸疗。

主穴：足三里、脾俞、肾俞、肌肉萎缩肢体相关部位。

方法：艾条温和灸。每次局部取穴 3 ~ 4 穴，每穴灸 5 ~ 10 分钟。前 3 日每日灸，后隔日灸，1 个月为 1 个疗程。休息数日再继续灸治。此用于恢复期和后遗症期。

三十五、坐骨神经痛

主穴：腰夹脊、肾俞、秩边、环跳、殷门、委中、承山、阳陵泉、昆仑。

方法：以腰臀部穴位为主，每次选 3 ~ 5 穴，艾条灸每穴 5 ~ 10 分钟，或艾炷灸每穴 5 ~ 10 壮。

主穴：肾俞、委中、承山。

方法：先毫针刺穴位 15 ~ 20 分钟，后在针眼处用鲜姜片行艾炷灸 7 ~ 10 壮。

附：艾叶药用

水煎煮艾叶若干，取药液熏蒸泡洗。

三十六、头痛

主穴：选择临近部位穴位为主，如翳风、听宫、听会、下关、颊车、夹承浆、四白。

配穴：风寒甚者加风池、风门、关元。

方法：艾条温和灸，每穴 3 ~ 5 分钟，每日灸 1 次，10 次为 1 个疗程。此法多用于风寒型。

主穴：三间、合谷、头临泣。

配穴：第一支配上关、太阳、隐白、攒竹，第二支配瞳子髎、四白、下关，第三支配颊车、大迎。

方法：先用毫针针刺所选穴位，留针 10 分钟，再用灸法灸治 25 ~ 30 分钟，每日 1 次，10 次为 1 个疗程。

三十七、肩凝

主穴：肩髎、肩髃、肩贞。

配穴：风盛加外关、风池，寒盛加合谷。

方法：艾条灸每穴 5 ～ 10 分钟，或艾炷灸每穴 5 ～ 10 壮。

主穴：肩贞、肩髃、肩井。

方法：将艾绒与中药粉装在温灸器内点燃，在穴位上施灸，每次灸疗 30 分钟。

主穴：肩髃、天宗、肩井、巨骨、肩贞。

方法：斑蝥大蒜发泡灸治。斑蝥研末取粉 0.01 ～ 0.02 克，用大蒜汁调和成饼，放置穴位上，用胶布固定。

三十八、骨痹

主穴：风池、颈夹脊穴。

方法：采用多功能艾灸器，温度调至 50 ～ 60℃，放置在风池，颈夹脊穴位灸 20 ～ 30 分钟，后用推拿手法整复椎体，使之纠正棘突。

主穴：华佗夹脊、肩髃、天宗、曲池。

方法：先用毫针短刺双侧相应颈椎"华佗夹脊"穴，得气后在针尾处裹缠橄榄大小艾绒，点火燃烧，使之温针治疗。或以艾条温和灸相关穴位 15 ～ 20 分钟。

三十九、月经不调

主穴：三阴交、归来、血海。

配穴：经迟配气海、足三里，经乱配关元、交信。

方法：艾条温和灸，每穴 5 ～ 10 分钟，或艾炷灸每穴 5 ～ 10 壮。每日灸 1 次，10 次为 1 个疗程。

附：艾叶药用

（1）艾叶、香附适量，以水煎服。

（2）艾叶配以当归、香附，以水煎服。

（3）艾叶、当归、熟地适量，煎水服之。

四十、痛经

主穴：地机、归来、中极、关元、气海、脾俞、肾俞。

配穴：寒凝加次髎，血瘀加三阴交，肝郁加太冲，气血虚加百会足三里。

方法：艾条灸，每穴 5 ～ 10 分钟，或艾炷灸，每穴 5 ～ 10 壮。每日灸 1 次，10 次为 1 个疗程。

主穴：中极。

方法：发泡灸治。取中极穴，隔附片灸，灸至皮肤红晕直径达 5 厘米以上，中央微泛白时停用，用消毒敷料胶布固定。

附：艾叶药用

蕲艾 15 克、煮鸡蛋 2 个，食蛋喝汤。

艾叶、阿胶、艾叶煎煮，可胶烊化，冲服。

四十一、经闭

主穴：中极、三阴交、合谷、气海、血海、归来、次髎。

配穴：血枯加肝俞、脾俞、肾俞、足三里，气滞加太冲，血凝加关元。

方法：艾条灸，每穴 5 ～ 10 分钟，或艾炷灸，每穴 5 ～ 10 壮。每日或隔日灸，10 次为 1 个疗程。

主穴：肝俞、脾俞、肾俞、关元、气海、足三里。

方法：艾条温和灸，每穴 5 ～ 10 分钟或 10 ～ 15 分钟；或艾炷隔姜灸，每穴 5 ～ 10 壮。每日灸之，10 次为 1 个疗程。

四十二、崩漏

主穴：关元、三阴交、隐白。

配穴：血热加行间，血瘀加血海、合谷，脾气虚加血海、脾俞。

方法：每次选 3 ～ 5 穴，艾条灸，每穴 5 ～ 10 分钟，或艾炷灸，每穴 3 ～ 5 壮。

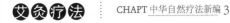

附：艾叶药用

（1）用艾叶一把煎水，取液，趁热熏洗下身。

（2）艾叶适量煎煮，取液，可胶烊化，以液冲服。

（3）艾叶、当归、香附适量，煎服之。

（4）艾叶、当归、熟地，以水煎服。

四十三、白带

主穴：带脉、百会、气海、三阴交、肾俞、五枢。

配穴：寒湿加关元、足三里，脾虚加脾俞、中脘。

方法：艾条灸，每穴 5 ~ 10 分钟或 10 ~ 15 分钟；或艾炷灸，每穴 3 ~ 5 壮。每日灸 1 次。

主穴：带脉、气海、三阳交、行间、阳陵泉。

方法：每穴 3 ~ 5 壮。每日灸 1 次，10 次为 1 个疗程。

附：艾叶药用

（1）热盐炒艾熨脐部。

（2）艾叶、香附适量，煎水服用。

四十四、妊娠恶阻

主穴：膻中、中脘、上脘、内关、足三里、太冲。

配穴：痰多加丰隆，脾胃虚寒加脾俞、胃俞、关元。

方法：艾条灸，每穴 5 ~ 10 分钟，或艾炷灸，每穴每次 3 ~ 5 壮。

主穴：中脘、足三里、阳陵泉、丰隆、公孙。

配穴：呕吐甚者加内关，胸闷者加膻中。

方法：艾条温和灸，每穴 5 ~ 10 分钟；或艾炷灸，每穴 3 ~ 5 壮。每日灸 1 ~ 2 次。

四十五、胎位不正

主穴：至阳。

方法：让孕妇解松裤带，舒适地仰靠在床上。以艾条灸至阴穴，每穴

15 ～ 30 分钟，致使局部潮红，孕妇能明显感到胎动，每天 1 ～ 2 次，经常配合妇检，胎位转正后，停止灸治。

本法以妊娠 7 个月者为好。

主穴：三阴交。

方法：用艾炷灸三阳交，两侧同时施灸，以皮肤潮红为度。每日灸 1 次，每次 10 ～ 15 分钟。

四十六、滞产

主穴：合谷、三阳交、至阴、次髎、足三里。

方法：艾条持续灸各穴，至宫缩增强，或艾炷灸以上各穴，每穴 3 ～ 5 壮，尤以至阴为主。

主穴：合谷、三阴交、至阴、独阴。

方法：先针刺上穴 3 ～ 5 分钟或手指点压按揉 15 ～ 20 分钟，后加艾条温和灸，每穴 10 ～ 15 分钟，日灸数次，至胎儿产下。

四十七、胞衣不下

主穴：关元、合谷、三阴交、神阙。

配穴：气虚加檀中、气海，血瘀加血海、足三里。

方法：艾条灸以上穴位，每穴每次 100 分钟，或艾炷灸，每穴 5 ～ 10 壮，隔盐灸神阙。

主穴：合谷、三阴交、气海、足三里。

方法：先针刺或手指点按各经穴 5 分钟，加艾条和灸补 10 ～ 15 分钟或 15 ～ 20 分钟，日行数次至包衣下。

四十八、乳痛

主穴：足临、膺窗、肩井、足三里、乳根、期门、内关。

配穴：乳根涨加檀中、少泽。

方法：艾条灸，每穴 5 ～ 10 分钟，或艾炷灸，每穴 5 ～ 10 壮，初起时，用葱白或大蒜捣烂为泥，敷于患处，然后用艾条熏 10 ～ 20 分钟，每日 1 ～ 2

次。

主穴：檀中、天宗。

方法：先隔蒜灸檀中 5 ～ 10 分钟，再用右手拇指尖推压拨动患侧天宗穴，每日 2 次。

四十九、乳缺

主穴：少泽、檀中、乳根。

配穴：虚证加脾俞、足三里、关元，实证加太冲、期门、关内。

方法：艾条温和灸，每穴灸 5 ～ 10 分钟，每日灸 1 次，10 次为 1 个疗程。或隔姜灸，每穴 3 ～ 5 壮，每日灸 1 次，10 次为 1 个疗程。

附：**药食调理**

猪蹄一对，穿山甲 20 克，先用香油炒穿山甲，后将二味置砂锅中煮烂，去掉穿山甲，加葱调和食之。

五十、产后恶露不尽

主穴：气海、三阴交、隐白。

配穴：气虚加关元，血瘀加血海、归来。

方法：艾条灸以上各穴位，每穴每次 10 ～ 15 分钟，或艾炷灸，每穴 5 ～ 8 壮。

主穴：中极、地机、太冲。

方法：针刺各穴 5 ～ 10 分钟，取针后加艾条温灸，每穴 5 ～ 10 分钟，或艾炷灸，每穴 5 ～ 8 壮。

五十一、产后腹痛

主穴：气海、关元、归来、三阴交。

配穴：血虚加脾俞、胃俞、足三里，血瘀加血海、地机，气滞加期门、太冲。

方法：艾条灸以上各穴，每穴 10 ～ 15 分钟，或艾炷灸，每穴 5 ～ 10 壮，以腹部穴为主。

主穴：气海、关元、八髎、三阴交。

配穴：血虚寒凝加血海、膈俞、三阴交。

方法：艾条温和灸，每穴 10 ~ 15 分钟，或艾炷灸，每穴 3 ~ 5 壮。或先针刺后灸法。

附：艾叶药用（产后腹痛）

陈蕲艾若干，焙干，捣烂敷脐上，熨之。

五十二、产后晕血

主穴：百会、神阙、关元、足三里、隐白。

配穴：血气虚脱加气海、足三里，小腹胀痛加归来、地机，胸闷心慌加内关、神门。

方法：以上各穴，大艾炷灸，灸至神清。

附：药物外用

生半夏 30 克，将药研为细粉，用冷水调和，做成黄豆大药丸，用时取药丸 1 粒，塞入产妇鼻孔中。

五十三、不孕症

主穴：①大赫、曲骨、三阴交、关元、中极。②八髎、肾俞、命门。

方法：两组穴位隔日交替使用。先针刺大赫、曲骨、三阴交、八髎、肾俞等穴。针用补法，后用艾条温中极、关元、肾俞、命门等穴。每穴灸 3 壮，15 次为 1 个疗程，此用于男性不育症。

主穴：中极、关元。

方法：取中极穴，用小艾隔附片灸，灸至皮肤红晕直径达 5 厘米，中央微泛白透明时停止使用，覆以消毒料胶布固定，数小时后灸处即起水泡，水泡可自行吸收，如不明显者，再加关元穴，按前法再施行 1 次。10 次发泡为 1 个疗程。

五十四、小儿惊风

主穴：神阙、太冲、涌泉、合谷、印堂。

配穴：瘦弱加足三里，慢惊风加肾俞、胃俞、肝俞、脾俞。

方法：每次选 3 ~ 5 穴，艾条灸，每穴 3 ~ 5 分钟。

附：药食调理

牛胆 1 只、南星 50 克，冬日，将南星研成极细末，填入牛胆内，用线扎紧，吊屋檐下风干，取出药末入瓶密封，用药时，取 3 克，以温开水灌服，同时用中指甲按压人中穴，至醒为度，此用于小儿急惊风。

五十五、小儿泄泻

主穴：上巨虚、天驱、神阙、中脘、足三里、四缝。

配穴：外感寒邪加合谷，呕吐加内关，脾虚加关元、气海。

方法：先点刺四缝穴使出黄色黏液后，每穴每次艾条灸 10 ~ 15 分钟。

主穴：双侧肾俞。

配穴：发热加身柱，泄泻日久加神阙。

方法：热熨灸或雀啄灸双侧肾俞穴，至皮肤潮红为度，如伴发热者先灸身柱，边灸边吹，日久泄泻加灸神阙穴。

主穴：背部十二胸椎。

方法：用艾条端置于背部十二胸椎正中，距皮肤 2 厘米左右，均匀地朝上下方向反复移动，至皮肤红润为度。

五十六、小儿积滞

主穴：大椎、脾俞、胃俞、大肠俞、中脘、足三里、脊柱两旁阿是穴。

配穴：腹胀便溏加天枢，夜卧不宁加间使。

方法：每次选 3 ~ 5 穴，艾条温和灸，每穴灸 10 ~ 15 分钟，每日灸 1 次。5 次为 1 个疗程。

附：艾叶药用

艾叶若干，将其叶柄筋抽掉，揉成绒状，做成小指大的艾绒团。每次吞服 3 ~ 5 克。

五十七、小儿疳疾

主穴：中脘、天枢、神阙、足三里、四缝。

配穴：腹胀加公孙，虫积加百虫窝。

方法：先以针点刺四缝，使出黄黏液，然后艾条灸以上各穴，每穴10 ~ 15分钟。

主穴：天枢、中脘、足三里、巨阙、百虫窝、公孙、四缝。

方法：每次选穴3 ~ 5个，艾条来回灸，每穴10 ~ 15分钟；或艾炷隔蒜灸，每穴3 ~ 5壮，每日灸之。

附：艾叶药用

艾叶一两，水一升，煮取四和，分三服。

艾叶、酒、胡椒末各适量，将艾叶捣烂，加酒、胡椒末调成糊状，敷于脐部。

五十八、小儿顿咳

主穴：四缝、内关、鱼际、尺泽。

配穴：痰多加丰隆，久咳加肺俞、风门，体虚加足三里。

方法：先点刺四缝使出黄黏液，后艾条灸各穴，每穴10分钟。

附：药食调理

红萝卜100克，红枣20克，冰糖24克，红萝卜洗净，连皮切碎，与红枣共煮至烂，加入冰糖调匀。随意服用。每日1剂，连服10余剂。

五十九、小儿疝气

主穴：归来、三阴交、大敦、太冲。

配穴：中气不足加气海、足三里、关元。

方法：艾条灸，每穴10 ~ 15分钟，或用艾炷灸，每穴5 ~ 10壮，每日灸1次，5次为1个疗程。

附：药物外用

硫黄20克，艾叶30克，香附子15克。将三味药共研为粗末，备用，用药时，将药末入锅炒热，入白酒适量，拌匀炒热，用布包好，趁热熨肿痛处，每日早晚各 1 次。

六十、小儿夜啼

主穴：百会、神庭、脾俞、肾俞、肝俞、心俞、足三里。

方法：每次选 3 ~ 4 穴，艾条灸，每穴 10 ~ 15 分钟。

主穴：身柱、百会、中冲。

配穴：不能安睡者加中脘、足三里。

方法：艾条温和灸，每穴灸 10 ~ 15 分钟，每日灸 1 ~ 2 次。

六十一、小儿尿床

主穴：关元、三阴交。

配穴：肾气不足加肾俞、气海，膀胱失约加膀胱俞、次髎，阳气不振加百会。

方法：艾条灸，每穴 10 ~ 15 分钟，艾炷灸，每穴 5 ~ 10 壮。

主穴：肾俞、膀胱俞、三阳交。

配穴：合谷、足三里。

方法：先左节 2 腰椎旁拔两只火罐 15 分钟，后左主穴上温和灸至皮肤潮红。

主穴：三阴交、关元、百会、神门。

方法：采用无瘢痕灸，每次 3 壮。

主穴：列缺。

方法：用隔姜灸列缺穴 30 分钟。

六十二、小儿痄腮

主穴：翳风、颊车、合谷、风池、外关。

配穴：睾丸肿大配太冲、曲泉。

方法：艾条灸，每穴 3 ~ 5 分钟。

主穴：角孙、耳根。

方法：用艾条的皮纸卷成直径 0.3 厘米的实心圆形纸条，醮香油后点灸角孙穴，隔日以同法点灸左耳根（耳垂末与下颌皮肤接合处）。

主穴：耳尖、角孙。

方法：灯心点灸，以灯心醮取香油，点燃后对准患侧耳尖或角孙穴迅速点灸，并快速离开，以听到清脆的"喳"的爆炸声为标志，点灸后局部小水泡无须处理，数日后结痂自愈。

六十三、小儿鹅口疮、口疮

主穴：合谷、地仓、足三里、三阴交。

方法：艾条灸，每穴 5 ~ 10 分钟，此法用于热少证。

附：药物外用

（1）吴茱萸适量，将药研成极细末，备用。用药时，取药末少许，以醋调和成糊状，敷在两足心上。

（2）槟榔 10 克，将药烧灰研细末，取适量点在患处。

六十四、小儿虫病

主穴：天枢、上巨虚、百虫窝、阳陵泉、中脘。

配穴：腹部绞痛者加鸠尾，右肺钻痛加胆俞。

方法：艾条灸以上各穴，每穴 10 ~ 15 分钟。每日灸 1 ~ 2 次。

附：艾叶药用

取生艾若干，捣烂取汁，五更或睡前饮之。

附：药食调理

槟榔 30 克，广木香 6 克，以水煎药数沸，去渣取汁，温服。1 日 3 次服用。

六十五、疔疮

主穴：合谷、曲池、手三里、委中。

配穴：肩井、足临泣。

方法：疔生于面上与口角灸合谷，生于手上灸曲池，生于背上灸肩井。

并随证配以其他穴。

又以大蒜捣烂成膏，涂疮四周，留疮顶，以艾炷灸之。

附：药物外用

紫背浮萍 15 克，将药加红糖 10 克一同捣烂，外涂于疔疮四周，中留 1 小孔使出气。每日涂之。

六十六、皮疹

主穴：曲池、血海、合谷、三阴交。

配穴：血虚者加脾俞、膈俞，呕恶者加内关，腹痛腹泻加足三里。

方法：艾条灸，每穴每次 10 分钟，或艾炷灸，每穴 5 ~ 10 壮。

主穴：合谷、阳池、行间、解溪。

方法：隔姜灸。选用米粒大艾炷，每穴灸 3 壮，每日 1 ~ 2 次。

主穴：中脘、肩髃。

方法：以绿豆大艾炷在中脘、肩髃穴上各灸 3 壮，隔日 1 次。

六十七、湿疹

主穴：大椎、曲池、血海、三阴交。

配穴：血虚加足三里，湿重加阴陵泉。

方法：艾条灸，每穴 5 ~ 10 分钟，或用艾炷灸，每穴 3 ~ 5 壮。

附：艾叶药用

（1）用艾叶若干，以水煎煮后，洗患处。

（2）艾叶配雄黄、硫黄适量，制成艾卷外用，灸患部，或煎水外洗。

六十八、带状疱疹

主穴：肝俞、曲池、大椎、华佗夹脊。

方法：艾条灸，每穴 5 ~ 10 分钟，华佗夹脊灸 10 ~ 15 分钟，或用艾炷灸，每穴 3 ~ 5 壮。

主穴：期门、曲泉、足窍阴、中诸、夹脊。

配穴：肝郁口苦加支沟、阳陵泉。

方法：艾条灸，每穴 5 ~ 10 分钟，或夹脊穴灸 10 ~ 15 分钟；抑或用艾炷灸穴 3 ~ 5 壮。

六十九、肠痈

主穴：阑尾、天枢、曲池、合谷。

配穴：恶心加内关，腹胀加中脘。

方法：艾条灸，每穴 5 ~ 10 分钟，或艾炷灸，每穴 3 ~ 5 壮。

主穴：气海、天枢、上巨虚、足三里。

配穴：呕恶者加内关，便脓血者加肘尖。

方法：艾条温和灸，每穴 5 ~ 10 分钟。每日灸 1 次。

七十、痔疮

主穴：次髎、承山、大肠俞、二白。

配穴：湿重加阴陵泉，出血多加膈俞。

方法：艾条灸，每穴 5 ~ 10 分钟，或艾炷灸，每穴 3 ~ 5 壮。

主穴：肛门部位。

方法：艾蝎熏灸法治疗。将艾绒 30 克置于直径 7 厘米左右的瓦片上，全蝎 1 ~ 2 只，尾向上埋入艾绒中，再将瓦片置于干净的痰盂中，点燃艾绒，熏灸病人肛门部位，待艾绒燃尽余烟散完为 1 次。每日 1 次，3 次为 1 个疗程。此治外痔及混合痔。

七十一、扭伤

主穴：

肩部：肩髃、肩髎、肩贞、阿是。

肘部：手三里、曲池、天井。

腕部：阳池、阳溪、外关。

腰部：肾俞、大肠俞、腰阳关。

髋部：秩边、环跳、居髎。

膝部：阳陵泉、足三里、膝眼。

外踝：昆仑、申脉、丘墟。

内踝：太溪、照海、商丘。

方法：艾条灸，每穴 10 ~ 15 分钟，或艾炷灸，每穴 3 ~ 5 壮。此法主要用于日久不愈者。

七十二、落枕

主穴：天柱、肩外俞、悬钟、后溪。

配穴：背痛加养老，头痛恶寒加风池。

方法：艾条灸，每穴 10 ~ 15 分钟，或艾炷灸，每穴 3 ~ 5 壮。

主穴：大椎、天宗、后溪、落枕穴。

配穴：头痛者加风池，肩背痛者加肩井、肩外俞、肩髎、养老。

方法：艾灸温和灸，每穴 10 ~ 15 分钟，每日 1 ~ 2 次。

七十三、耳鸣耳聋

主穴：肾虚者加太溪、肾俞、命门，口苦咽干者加行间、外关，胁肋痛者加阳陵泉、丘墟。

方法：每次选穴 4 ~ 6 个，艾条温和灸每穴 5 ~ 10 分钟，艾炷灸每穴 3 ~ 5 分钟，面部穴位均用间接灸。此法多用于虚证。

附：药物外用

菖蒲、附子各等份。将菖蒲切碎，附子炮炙，二味药研为细末，备用。每用时，取药末 1 克，用棉布包裹，塞于耳中。

七十四、聤耳

主穴：翳风、听宫、下关。

配穴：肾虚者加肾俞、太溪，起病急者加中渚、合谷。

方法：艾条温和灸，每穴 5 ~ 10 分钟，每日 1 次，10 次为 1 个疗程。

主穴：三阴交、下关、中渚。

方法：艾条灸穴，每穴 5 ~ 10 分钟，每日 1 次，10 次为 1 个疗程。

附：药物外用

紫草根 1 克、梅片少许、人乳适量。将三味盛于一容器中，封口，置饭上蒸，取出备用。每用时，取药液适量，滴入患耳中。

七十五、夜盲

主穴：肝俞、肾俞、脾俞、胃俞、太冲、光明。

方法：艾条灸每穴 10 ~ 15 分钟，或艾炷灸 5 ~ 10 壮。每日灸或隔日灸，10 次为 1 个疗程。

附：药物外用

地肤苗、生苍术各 30 克，活麻雀数只。先将前二味药放入土罐中，加清水 500 毫升煎煮，沸后取汁，倒进盆内，趁热熏洗患部；再取麻雀 1 只，用针刺其头部，使出血，旋即用滴管吸取血液适量，滴入患眼少许，闭目片刻。每日 1 次，至病愈为止。

七十六、针眼

主穴：阴陵泉、内庭、合谷、太冲、肝俞。

方法：艾条灸以上各穴，每穴每次 3 ~ 5 分钟。此法用于久不愈者。

主穴：耳垂眼。

方法：每日上、下午各灸 1 次，一般 1 ~ 2 次即可。

主穴：二间。

方法：取双侧二间穴，以米粒大小艾炷各灸 3 ~ 5 壮，灸时使每炷火自然熄灭，不必用手按灭。

主穴：印堂近两眼正中。

方法：病人仰卧，将半圆核桃壳放在印堂穴近两眼正中，后用艾炷置于壳上点燃灸，每炷 3 ~ 5 分钟。

七十七、眼睑下垂

主穴：阳白、头临泣、合谷、足三里、三阴交、脾俞、胃俞。

方法：选以上穴位，每次 3 ~ 4 个，艾条灸每穴 10 ~ 15 分钟，或艾炷灸每穴 3 ~ 5 壮。面部穴位用间接灸。

附：药物外用

五倍子适量。将五倍子研末过筛，用蜂蜜适量涂敷患处。每日数次用之。

七十八、近视

主穴：阳白、攒竹、丝竹空、光明。

配穴：脾胃虚加足三里、合谷，肝肾虚加肝俞、肾俞。

方法：攒竹、丝竹空以指按压，其余穴艾条灸，每次每穴 5 ~ 10 分钟。

附：药物外用

沉香、白檀香、木香、苏合香各 30 克，蔓荆子、防风各 60 克，余甘子（庵摩勒）15 克，川朴硝 45 克，甘粉、零陵香、丁香、白茅香、犀角屑、龙脑（细研）各 0.3 克，空青（研）1 克，石膏（捣研）、生铁各 90 克，莲子草汁 1000 克，生麻油 1000 克。除莲子草汁、生麻油外，各余药研粉，用新棉包裹，入铁器中，用生麻油、莲子草汁浸泡之。经 7 日后，涂头顶上。每日用之。

七十九、鼻渊

主穴：列缺、合谷、迎香、印堂。

方法：艾条灸每穴每次 3 ~ 5 分钟。每日灸 1 次，10 次为 1 个疗程。

附：药物外用

香附 10 克、荜拔 10 克、独头大蒜 1 粒。将三味药共捣烂如泥，做成饼状，贴在囟门上，外用纱布固定。

八十、鼻鼽

主穴：足三里、三阴交、合谷、曲池。

方法：用艾条温和灸。每次取上穴位 2 ~ 3 穴，灸 30 ~ 40 分钟。每日 1 次，10 次为 1 个疗程。

主穴：①迎香、印堂、上星、合谷。②上迎香、风池、合谷。

配方：肺虚加肺俞、风门，脾虚加脾俞，肾虚加肾俞。

方法：两组穴位交替使用。先针，得气后通上电治疗仪 30 分钟，后用艾炷灸，每次 5 小壮，每日 1 次。

附：艾叶药用

艾叶油制丸，服用，每次 2 粒，每日 2 ~ 3 次，持续服之。

八十一、喉蛾

主穴：角孙、翳风。

方法：取患侧角孙、翳风两穴，用火柴 1 根划燃后，对准穴位迅速点灸，手法要快，霎时拿开火柴，听到火柴触及皮肤时的爆响声即止，灸后有米粒状瘢痕，一般不需要处理。亦可加刺络放血，效果更佳。常毫针浅刺或点刺耳尖、扁桃、耳背、少商及商阳穴。

附：药物外用

独头蒜适量。将蒜捣烂如泥，以棉纱包于虎口处，起泡后，去其水自愈。

八十二、鸡眼

主穴：鸡眼相应部位。

方法：热水浸泡患处，待角质层软化后用刀将其削薄，把新鲜生姜切成片，2 ~ 3 毫米，放在鸡眼上，将做好的艾炷置于姜片上，点燃艾炷，将其燃尽，重换 1 炷，每次 5 ~ 7 壮，日灸 1 次，一般 3 ~ 5 次。

附：药物外用

蜈蚣 10 克，生天南星 10 克。将药共研为细末，备用。用药时，取药末适量，敷撒于患处，外用普通膏药固定，7 日后连根拔出。

八十三、冻伤

主穴：冻伤相应部位、大椎、外关、三阴交。

方法：艾条灸相应部位 10 ~ 15 分钟，然后灸其他各穴，每穴 5 ~ 10 分钟，或艾炷灸 5 ~ 10 壮。

主穴：局部阿是、膈俞、气海、血海。

配穴：腰膝酸软者加肾俞、腰阳关，脾虚乏力者加脾俞、胃俞、足三里。

方法：艾灸温和灸，每穴灸 15～30 分钟。每日灸 2 次，10 次为 1 个疗程。

八十四、扁平疣

主穴：疣体局部、养老、外关、丘墟。

方法：艾炷灸，每穴 3～5 壮，每日 1 次，或艾条灸，每穴 10～20 分钟。疣体局部用鸦胆子捣烂后贴敷其上，艾炷灸 3～5 壮，每日 1～2 次，至脱落为止。

主穴：中渚、丘墟、血海、曲池、鱼际、阿是。

配穴：血瘀气滞者加侠溪、行间。

方法：艾条灸穴，每穴 3～5 壮。每日灸之。

八十五、狐臭

主穴：腋下大汗腺部位。

方法：先剃去腋毛，用水调和优质淀粉成糊状，敷于腋下，6～7 日后，腋下淀粉表面出现针类大小黑点，此即汗腺所在部位，于此部位用料粒大艾炷放置（即黑点处），直接施行灸疗。每次灸 3～4 壮，每周 1 次。

附：药物外用

独头蒜汁、生姜汁各适量，将二味药汁混合调匀涂于腋下部位。

八十六、脱发

主穴：脱发相应部位、阿是、风池、头维。

配穴：肝肾不足加肝俞、肾俞，瘀血阻滞加膈俞、足三里。

方法：先用生姜切片蘸醋涂擦脱发部位（阿是穴），至皮肤发红，后用艾条温和灸相应阿是穴位，每次 10～15 分钟，余穴各灸 3～5 分钟，日 1 次，10 次为 1 个疗程。长期施灸疗。亦可用艾炷隔姜灸治。

主穴：脱发部位。

方法：先用梅花针在皮损区叩打三遍，并外涂维生素 B_{12}500 毫升后，再用艾条温和灸，灸至药液干后，重复进行，直至维生素 B_{12}1 ~ 2 支涂完为止。隔日 1 次。

主穴：肾俞、三阳交、脱发部位。

方法：艾条温和灸肾俞穴 10 分钟，三阴交先针刺后加灸疗，脱发部位用鲜生姜片涂擦至皮肤发热，后用梅花针轻轻叩打，以局部潮红充血为度，接着用艾条温和灸患部 3 ~ 5 分钟。每日 1 次，10 次为 1 个疗程。

八十七、肥胖（单纯性肥胖）

主穴：阳池、三焦俞。

配穴：地机、命门、三阳交、大椎。

方法：每次选 2 ~ 3 穴，隔姜灸 5 ~ 6 壮。每日 1 次，1 日为 1 个疗程。此用于单纯性肥胖。

注意：灸疗同时，应少食高脂类、高糖类食物，而多食蔬菜、水果、杂粮，坚持锻炼，加强运动。

附：**药食调理**

海带 10 克、决明子 15 克。用水煎二味药，去渣，吃海带喝药汤。常服之。

第四篇　耳穴贴压疗法

第七章　耳穴贴压疗法简介

一、什么是耳穴贴压法

耳穴贴压法，就是在耳郭表面经穴上，用王不留行等药物贴压经穴，使产生连续性刺激作用，而达到治疗疾病的效果。这是一种简便易行、安全可靠、疗效显著、适应证广而又花费较少、适合于广大群众尤其是妇幼老人的治疗方法，为耳穴诊治疗法之一。

二、耳穴诊治法的起源和发展

耳穴诊治法起源较早，其最早就有相关的文字记载，如长沙马王堆出土的《阴阳十一脉灸经》就提到了有与人体上肢、眼、颊、咽喉相联系的"耳脉"。《黄帝内经》也有对耳穴名称的记载，如《素问·气穴论》："耳中多喜闻二穴"。《灵枢·厥病篇》："耳聋无所闻取中耳"。《灵枢·根结篇》："少阳根于窍阴，结于窗笼，窗笼者，耳中也"。有对耳与各经脉关系的记述，如《灵枢·邪气藏府病形篇》云："十二经脉，三百六十五络，其气血皆上于面走空窍，……其精阳之气，上走于目而为睛，其别气走于耳而为听"。有对人体生理和病理反应于耳郭的描述，如《灵枢·脉度篇》曰："肾气通于耳，肾和则耳能闻五音矣"。《灵枢·本脏篇》云："耳高者，肾高；耳后陷者，肾下；耳坚者，肾坚；耳薄不坚者，肾脆……"。有对耳穴治疗疾病的记载，如《灵枢经》："耳聋无闻，取耳中……"。有对耳穴治疗方法的记载，如《灵枢经》："邪在肝，则两胁中痛，……胕善掣，……取耳间青脉，以去其掣"等，不一而足。继《黄帝内经》之后，后世有些医书诸如《难经》《中藏经》《备急千金要方》《肘后备急方》《世医得效方》《苏沈良方》《洗冤集录》《针灸甲乙经》《针灸资生经》《针灸大成》等，都有关于耳穴诊治的详细的基本理论和具体使用方法。

新中国成立后，随着针灸学科的迅速发展，耳穴诊治法作为针灸学科中的一个分支，也得到了广泛的重视。在各地中医院校都开设了耳穴诊治课程，开展了该学科教育；先后出版了有关专门著作；有些医学及针灸杂志也刊登了耳穴诊治疾病的文章。这些亦说明了耳穴诊治法在中医治疗学中具有一定的地位。

耳穴诊治法，在国外也颇受重视，流行于世界上许多国家和地区。

由于耳穴诊治疾病疗效显著，因而越来越受到各界人士的欢迎。

三、耳穴贴压法的理论基础

耳穴贴压法是基于人体的脏腑经络理论。

1. 耳与经络的关系

经络是人体运行气血的通道，它沟通着人体的内外、表里、上下，连接着人体的脏腑器官、五官九窍、四肢百骸及皮肉筋骨，使之成为一个有机整体。耳穴贴压法正是以耳郭经穴为点，通过经络关系及其传导作用，来治疗疾病的。耳与经络有密切的关系，其经络气血上通于耳部，主司耳的听觉功能，如《灵枢·邪气藏府病形篇》记载："十二经脉，三百六十五络，其气血皆上于面走空窍。其精阳之气上走于目而为睛，其别气走于耳而为听"。而其中耳与平足三阳经的关系最为密切，《灵枢》十二经脉在耳部的分布为："小肠手太阳之脉，其支者……却入耳中""焦手少阳之脉……其支脉，从耳后入耳中，出走耳前""胆足少阳之脉……其支者，从耳后入耳中，出走耳前""手阳明之脉……入耳，合于宗脉""胃足阳明之脉……上耳前""膀胱足太阳之脉……其支者，从颠至耳上角"。还有，足阳明之筋，手太阳之筋都与耳有密切联系。手足三阴经是通过它的别支（经别）合于阳经而和耳部相通。如《素问·缪刺论》载："手足少阴、大阴、足阳明之络。此五皆会于耳中"。以上经文说明十二经直接或间接与耳有联系。故《灵枢·口问篇》载："耳者，宗脉之所聚也"。

2. 耳与脏腑的联系

耳与人体的五脏六腑有着密切的联系，而其中肾又与耳关系至为密切，经文有："耳者，肾之官也""肾气通于耳，肾和则耳能闻五音矣""南方赤色，入通于心，开窍于耳，藏精于心""脾……其不及，则令人九窍不通""头痛、耳鸣，九窍不利，肠胃之所生也""肝病者……虚者耳无所闻。……气逆则头痛，耳聋不聪""髓海不足，则脑转耳鸣""肺主声，……令耳闻声""心在窍为耳。……心气通于舌，非窍也。其通于舌者，寄见于耳，荣华于耳""肺气虚则气少，……是以耳聋"。后世在前代的基础上，更进一步地从人体的生理和病理角度出发，分析并总结性地提出了"耳珠属肾、耳轮属脾、耳上轮属心、耳皮肉属肺、耳背玉楼属肝"之耳属五脏的生理联系和五脏精元气不足致耳失聪的病理反应。

临床上，当脏腑经络发生病变时，常常可以通过耳穴诊断出病在何脏或病在何经，以此来确定治疗方案。

四、耳穴贴压法的作用机理

耳穴贴压法，其作用机理亦是根据耳与人体脏腑经络的内在联系、耳穴的基本功用、药物的治疗作用及药籽的压迫刺激等而实现的。

前面已论述了人体的耳部与人体的经络脏腑有着密切的关系，其脏腑之精气、经络之经气都可上达于耳部，使耳主司其功能作用；耳之反应点亦可反应内在脏腑经络之正常与否；应用药籽贴压耳部经穴，通过药籽的压迫刺激皮表、经络的传输作用，内达于脏腑器官，以达到调理脏腑气血、平衡人体阴阳、通达上下内外，从而补虚泄实，扶正祛邪，使机体产生自然抗病能力，而健康无病。

五、耳穴贴压法优势及特点

耳穴贴压法应用，有独具的优势和特点。其一，治病范围广，疗效显著。根据相关资料报道和临床经验证明，耳穴贴压法能治疗多种疾病，包括内科、外科、妇科、儿科、五官及皮肤科在内的各科疾病，病症治疗可达 200 余种，且见效迅速，疗效显著。耳穴贴压，不仅能治疗疾病而且能预防疾病。运用它，可以预防很多潜在可能发生的疾病。其二，运用方便，操作简单。耳穴贴压法，使用的工具简单，镊子、胶布、药籽、消毒棉球，这是治疗和预防疾病的全部工具，可以随身携带。由于它不受时间、空间、地域的限制，操作起来非常简单。其三，经济安全，便于推广。由于耳穴贴压法使用的工具仅仅是药籽、胶布、棉球、镊子，设备非常简单价廉，又由于耳穴贴压是一种只作用于耳部的外治疗法，副作用少，所以它经济安全而具实效，故而符合广大群众愿望，也易受到欢迎和接受，便于推广运用。其四，可作为药治体针的补充疗法。有很多疾病在应用药物内治或体针外治时，亦可再添用耳穴贴压治疗，以增加其治病力量，达到预期之疗效。

六、耳穴贴压法及其操作

【材料准备】

常用的药种子有王不留行籽、绿豆、赤小豆、急性子、白芥子、莱菔子，还有六神丸等。胶布、小刀、镊子各一把，装药籽的特制有机玻璃板 1 ~ 3 块。75% 酒精，2.5% 碘酒。

（1）将常用的药物种子，用沸水洗 2 分钟，洗净后取出晒干藏于瓶中备用。

（2）将胶布剪成 0.5 厘米 ×0.5 厘米的小块，将王不留行籽或其他药籽贴附在胶布中央，逐块排列在玻璃培养器皿中，治疗时取用。

（3）选用 0.5 厘米厚有机玻璃板，加工成 14 厘米 ×14 厘米大小，然后再划割成 0.5 厘米 ×0.5 厘米的小方格，每一划线深约 1 毫米，于每一小方格的中央钻成 0.8 毫米深，直径 1.5 毫米之球形小凹。王不留行籽或其他药籽铺满各小凹中，再用与玻璃板同样大小的胶布，贴在有机玻璃板上面，用小刀按划线的大小分割开。治疗时，可直接用镊子夹取供使用。

【操作方法】

在耳郭上先寻找阳性点，结合临床症状进行分析辨证、选穴。然后耳郭用 75% 酒精消毒，左手托住耳郭，右手用止血钳将粘有药籽的胶布取下，对准穴位贴压。

贴压后，用手指轻压穴位 1 ~ 2 分钟。每次 3 ~ 5 穴，必要时取双耳穴进行贴压。3 ~ 5 天换 1 次，5 次为 1 个疗程，每疗程间休息 1 周。

七、耳穴贴压法适应证及注意事项

适应证：耳穴贴压法适应证广泛，如前所述，适应于内、外、妇、儿及皮肤五官科等各种疾病治疗，并能预防保健，还能减肥、戒烟和美容。

注意事项：耳穴贴压时要逐渐在穴位处施加压力，注意刺激强度。一般 1 次贴压一耳，保留 3 ~ 5 天，嘱病人每日自行按摩 2 ~ 3 次或 3 ~ 5 次，每次 1 ~ 2 分钟，轻按压，勿搓揉，以免破皮伤耳，然后换另一耳。

夏天因易出汗，贴压穴位不宜过多，时间不宜过长，以防胶布潮湿或皮肤感染。个别病人可能对胶布过敏，局部出现粟粒样丘疹，伴有痒感，可以将胶布取下，休息 3 ~ 5 天后再贴。必要时加贴肾上腺穴，或服氯苯那敏。耳郭有炎症和冻疮者不宜用贴压治疗。

孕妇耳贴压法要轻刺激。

第八章　病症治疗

一、感冒

主穴：风溪、肺、三焦、内鼻、口、咽喉、肾上腺。

配穴：头痛加太阳，流泪流涕加过敏区，发热加耳尖。

方法：选穴 3 ~ 5 个，用药籽贴压各耳穴，每次用手指轻按相关穴位 1 ~ 2 分钟。3 天换药贴 1 次，3 ~ 5 次为 1 个疗程。用 5 分毫针浅刺耳尖、鼻尖放血治疗。

附：药物外用

连续葱白、生姜、淡豆豉各 10 克，白盐 5 克。将四味药捣烂如泥，做成饼状，烤热贴于脐部，外用纱布固定。

二、咳嗽

主穴：肺、脾、器官、肾、交感。

方法：用王不留行药籽贴压各耳穴处，轻压 1 ~ 2 分钟，每日多次以手揉按各穴 1 ~ 2 分钟以刺激。隔 3 日换药贴 1 次，5 次为 1 个疗程，每疗程间隔 1 周左右。

附：药食物调理

白果、百合、花生米、北沙参各 25 克，冰糖适量。加水煎煮前四味药，去渣留汁，加入冰糖服用，每日 1 剂，分 2 次服。

三、哮喘

主穴：肺、气管、神门、皮质下、交感。

配穴：阳虚加肾、内分泌，阴虚加心、肾，气虚加脾、胃。

方法：选穴 3 ~ 5 个，用药籽贴压耳穴上，以手指轻按穴位 1 ~ 2 分钟。隔 3 日或 5 日换药贴 1 次。5 次为 1 个疗程。

主穴：交感、耳神门、皮质下、平喘。

方法：用王不留行籽贴压耳穴上，轻轻按揉 1 ~ 2 分钟。隔 3 日或 5 日换药贴。5 次为 1 个疗程，疗程间隔 1 周左右。

四、中暑

主穴：心、脾、肝、肾、神经、脑干、皮质下、肾上腺、耳尖。

方法：选穴 3 ~ 5 个。先以三棱针点刺人中、耳尖放血少许，再用药籽贴压所选之耳尖，轻压按揉 1 ~ 2 分钟，日行多次。

附：药物外用

田螺 3 枚，青盐 1 克。将田螺捣烂，加入青盐，摊成膏，敷于脐下 1 寸处。此用于暑证二便不通。

五、呕吐

主穴：胃、肝、膈、脾、三焦、交感、皮质下、枕。

方法：每次选 3 ~ 5 个穴，用王不留行药籽贴压各耳穴上，并用手指轻按穴位 1 ~ 2 分钟。隔 3 日换药贴 1 次。5 次为 1 个疗程。

主穴：胃、脾、肝、膈、三焦、食道、枕、皮质下、交感、脑干、耳神门、晕点。

方法：选穴 4 ~ 6 个，以药籽贴压所选耳穴上，轻压 1 ~ 2 分钟，1 日多数轻压之。3 ~ 5 日换药贴 1 次，5 次为 1 个疗程。此用于神经性呕吐。

附：药食调理

干艾叶 10 克。以水煎艾叶数沸，去渣取汁，候温，当茶饮之。

六、呃逆

主穴：膈、胃、肝、脾、交感、皮质下、耳神门、耳迷根。

配穴：便秘加大肠或便秘点，虚证加脾。

方法：每次选 3 ~ 5 个穴，用王不留行药籽贴压各耳穴上，揉按 1 ~ 2 分钟，强制刺激主穴膈和耳迷根。每 3 日换药贴 1 次，5 次为 1 个疗程。

主穴：膈、耳神门。

配穴：卒中呃逆加脑干。

方法：以王不留行药籽贴压耳穴，每日轻轻按揉 1 ~ 2 分钟，日多次行之。3 ~ 5 日换药贴 1 次，5 次为 1 个疗程。

七、泄泻

主穴：大肠、直肠、脾、胃、交感。

配穴：腹胀加腹，湿热加三焦，肾虚加肾。

方法：选穴 3 ~ 5 个。用王不留行药籽贴压各耳穴上，轻压 1 ~ 2 分钟，隔 3 日或 5 日换药贴 1 次。

主穴：大肠、小肠、直肠、脾、枕、神门。

配穴：耳尖、肾、皮质下、风溪。

方法：每次选穴 3 ~ 5 个，用王不留行药籽贴压，以手轻按压 1 ~ 2 分钟，两耳交替使用，每 3 ~ 5 日换 1 次，5 次为 1 个疗程。

八、痢疾

主穴：大肠、小肠、心、三焦。

方法：用王不留行药籽贴压耳穴处，按揉多次，每次 1 ~ 2 分钟。每 3 日换药贴 1 次，5 次为 1 个疗程。

主穴：大肠、小肠、腹、结肠、脾、肺、交感、耳神门、三焦。

方法：选穴 3 ~ 5 个，用药籽贴压耳穴上，轻压各穴 1 ~ 2 分钟，1 日轻压 3 ~ 4 次。3 日换药贴 1 次。

九、便秘

主穴：大肠、直肠下端、皮质下、便秘点。

配穴：肺、结肠、腹、脾。

方法：选穴 3 ~ 5 个，用药籽贴压耳穴上，以手按压穴位 1 ~ 2 分钟。3 ~ 5 日换药贴 1 次，5 次为 1 个疗程，疗程间隔 1 周左右。

主穴：便秘区、交感。

配穴：燥热者加耳尖，气结者加肝，阴寒固冷加脾、肾，气血虚少加心、脾。

方法：用王不留行药籽贴压耳穴，燥热者加耳尖，用毫针浅刺放血。双耳交替使用。

主穴：大肠、便秘点、脾、直肠下端。

配穴：热秘加耳尖、肾上腺、热点，气秘加肝、交感，虚者加胃、脾、小肠，冷秘加胃、肾上腺。

方法：选穴 3 ~ 5 个，用药籽贴压并以手指轻压之。3 ~ 5 日换药贴 1 次，5 次为 1 个疗程，疗程间隔 1 周左右。

十、眩晕

主穴：肝、脾、枕、心。

配穴：肝阳上亢者加降压沟，气血两虚者加胃、内分泌、皮质下、心、额，痰浊中阻者加脾、胃、贲门、枕、额、脑干。

方法：每次选 3 ~ 5 穴，用药籽贴压耳穴上，手指按压刺激 1 ~ 2 分钟。3 ~ 5 日换药贴 1 次，5 次为 1 个疗程，疗程间隔 1 周左右

主穴：内耳、晕点、肝、肾。

方法：用王不留行药籽贴压耳穴。贴压 1 ~ 5 次。

主穴：①内耳、神门、晕点、枕。②内耳、肾、内分泌、胆、胰。

方法：用王不留行药籽贴压第 1 组耳穴，治急性眩晕；贴压第 2 组耳穴，治疗慢性眩晕。

十一、癫痫

主穴：心、肾、枕、顶、脑干、脑点、晕点、皮质下、交感、神经点、兴奋点、肾上腺。

方法：选穴 4～6 个，发作前后可先用针刺治疗，后用药籽贴压所选耳穴，轻压 1～2 分钟。每 3～5 日换帖 1 次，5 次为 1 个疗程。疗程间隔 1 周左右。

附：药物外用

吴茱萸 60 克。将药研细末，填入脐窝。3 日换药 1 次，5 次为 1 个疗程。

十二、失眠健忘

主穴：心、脾、耳神门、皮质下、枕、神经衰弱点、耳尖。

配穴：痰热内扰而有食滞者加胃、内分泌、胰胆；肝郁化火者加肝、胆，并毫针浅刺耳尖放血；心脾两虚者加心、脾、肾。

方法：每次选 3～5 穴，用王不留行等药籽贴压耳穴上以强刺激，每次 1～2 分钟。每 3～5 日换药贴 1 次，5 次为 1 个疗程。两耳可交替治疗。

主穴：心、肾、失眠点。

配穴：心肾不交加脑点、耳神门，心虚胆怯加肝、胆、脾、脑干。

方法：用王不留行等药籽贴压主耳穴上，随证选用相关耳穴贴压。3～5 日换 1 次，5 次为 1 个疗程，疗程间隔 1 周左右。

十三、惊悸怔

主穴：心、小肠、皮质下、交感、耳神门、支点、胆。

配穴：血虚加脾、胃、内分泌，下肢浮肿加膀胱、肾，瘀血阻络加肾上腺。

方法：每次选 3～5 穴，用药籽贴压耳穴，用手指轻按穴位 1～2 分钟。3～5 天换药贴 1 次，5 次为 1 个疗程。两耳交替治疗。

主穴：心、耳神门、交感点。

方法：用王不留行等药籽贴压耳穴上，每日按揉 1～2 分钟，反复多次。5 次为 1 个疗程，疗程间隔 1 周左右，坚持 2～3 次疗程治疗。

十四、汗证

主穴：心、交感、缘中、皮质下、神门、枕、肾、下肢断。

方法：每次选 3 ～ 5 穴，用药籽贴压耳穴上，用手指轻压穴位 1 ～ 2 分钟，3 ～ 5 天换药贴 1 次，5 次为 1 个疗程，疗程间隔 1 周左右。

主穴：心、肾、内分泌、肺、脾、皮质下。

方法：以药籽贴压耳穴，轻压 1 ～ 2 分钟，每日按压 10 余次。隔日换药贴 1 次。每次药贴时，配合拔罐背俞穴，或心俞、肺俞，或脾俞、肾俞，用于亏虚型汗证。

附：药物外用

五倍子 30 克。将药研为细末，以食醋适量调和，分别做成 3 个药饼。每日临睡前取一药饼，贴置于脐部，外用纱布固定。次晨取下。

十五、鼻出血

主穴：内鼻、肺、肾上腺、额。

方法：用王不留行或莱菔子、白芥子等药籽贴压耳穴上，用手指轻按各穴位 1 ～ 2 分钟。3 ～ 5 天换药贴 1 次，5 次为 1 个疗程，疗程间隔 1 周左右。双耳交替或同时治疗。

附：药物外用

独头大蒜 2 粒。将蒜捣烂成泥，取药泥适量敷。左鼻流血敷右脚心，右鼻流血敷左脚心。

十六、黄疸

主穴：角窝三点、屏间切迹四点、舟耳一线、耳轮角下缘一线、对耳轮下脚一缘一线、耳脊三点、耳根三点。

方法：用王不留行等药籽贴压两耳各部。轻按揉 1 ～ 2 分钟。隔 3 ～ 5 日换药 1 次，5 次为 1 个疗程。

主穴：肝、胆、脾、三焦。

配穴：胃、胰、内分泌、耳神门、交感。

方法：用王不留行等药籽贴压所选耳穴。隔 3 ～ 5 日换帖 1 次。治疗 1 ～ 2 个月，此治急性黄疸。

主穴：肝、胆、胰、脾、胃、角窝中、三焦、耳中。

方法：每次选 3 ~ 5 穴，以王不留行药籽贴压耳穴，每 3 ~ 5 天换贴 1 次，5 次为 1 个疗程。

十七、水肿

主穴：肺、脾、肾、三焦、尿道、内分泌、水肿相应部位。

配穴：小肠、膀胱、腹水点。

方法：每次选 3 ~ 5 穴，用药籽贴压耳穴上，并以手指轻压穴位 1 ~ 2 分钟，3 ~ 5 日换药贴 1 次，5 次为 1 个疗程，疗程间隔 1 周左右。

附：药物外用

大蒜瓣 3 个、蝼蛄 5 个，将二味药捣烂为泥状，取药泥适量敷贴于肚脐中。

十八、淋证

主穴：膀胱、尿道、三焦、肾、神门、内分泌、艇中。

方法：每次选 3 ~ 5 穴，用药籽贴压耳穴上，用手指按压穴位 1 ~ 2 分钟。隔 3 ~ 5 日换药贴 1 次，5 次为 1 个疗程，疗程间隔 1 周左右。

十九、癃闭

主穴：膀胱、肾、三焦、尿道、内分泌。

方法：用药籽贴压耳穴上，并用手指按压穴位 1 ~ 2 分钟。隔 3 ~ 5 日换药贴 1 次，5 次为 1 个疗程，疗程间隔 1 周左右。

主穴：肾、输尿管、膀胱、交感、脑、皮质下。

方法：两耳同时取穴，用王不留行等药籽贴压，轻压 1 ~ 2 分钟，3 天更换 1 次。

二十、消渴

主穴：胰腺点、内分泌、丘脑、缘中、皮质下、三焦、耳迷根。

配穴：渴甚加渴点，饥甚配饥点，尿多配膀胱、尿道，皮肤瘙痒加风溪。

方法：每次选 3 ~ 5 穴，用药籽贴压其上，每天轻按数次，隔 3 ~ 5 日换药贴 1 次，5 次为 1 个疗程，疗程间隔 1 周左右。两耳交替使用。

二十一、遗精

主穴：精宫、内分泌、心、肾、神门、皮质下。

方法：选穴 3 ~ 5 个，用药籽贴压耳穴上，用手指轻压穴位 1 ~ 2 分钟，3 ~ 5 日换药贴 1 次，5 次为 1 个疗程，每疗程间隔 1 周左右。

主穴：心、肾、神门、缘中、皮质下、内生殖器。

配穴：垂前、神经衰弱区。

方法：选穴 3 ~ 5 个，用药籽贴压耳穴上，轻压 1 ~ 2 分钟，2 ~ 3 日换药贴 1 次，5 次为 1 个疗程，疗程间隔 1 周左右。

二十二、阳痿

主穴：外生殖器、睾丸、内生殖器、兴奋点、缘中、额。

配穴：肝、肾、耳神门。

方法：每次选穴 3 ~ 5 个，用药籽贴压耳穴上，用手指轻压穴位 1 ~ 2 分钟，3 ~ 5 日换药贴 1 次，5 次为 1 个疗程，每疗程间休息 1 周。

主穴：肾、皮质下、外生殖器。

方法：用王不留行药籽贴压耳穴。并按揉 1 ~ 2 分钟。两耳交替贴压，3 ~ 5 日换 1 次，5 次为 1 个疗程，每疗程间隔 1 周左右。

二十三、疝气

主穴：外生殖器、小肠、肝、交感、神门。

方法：用药籽贴压耳穴上，用手指轻压穴位 1 ~ 2 分钟，3 ~ 5 日换药贴 1 次，5 次为 1 个疗程，每疗程间休息 1 周。

附：**药物外用**

草乌、栀子各 15 克。将二味药研末，用葱汁调和，敷于双侧太阳穴上，外用普通药膏固定。

二十四、卒中

主穴：晕点、脑点、枕、交感、降压沟、脑干、神经点、皮质下、口、舌。

方法：每次选穴 4 ~ 6 个，用王不留行药籽贴压，并轻按压、按揉每穴 1 ~ 2 分钟，1 日数次。隔 3 ~ 5 日换药贴 1 次，5 次为 1 个疗程，每疗程间休息 1 周。

附：药物外用

南星、薄荷、皂角、细辛、半夏各 5 克。将各药研为细末，贮瓶备用。每用时，以一纸筒，取药末少许，放入病人鼻孔中。

二十五、面瘫

主穴：胃、三焦、口、面颊区、脑干、皮质下、肾上腺、耳孔区。

配穴：面部抽动加肝、肾、脾、神门。

方法：每次选穴 4 ~ 6 个，用药籽贴压耳穴上，轻压 1 ~ 2 分钟以强刺激。3 ~ 5 日换药贴 1 次，5 次为 1 个疗程，每疗程间隔 1 周左右。长期治疗。

主穴：肝、肺、大肠、口、眼、面颊区。

方法：耳穴贴压法。用王不留行药籽贴压所选耳穴，并轻轻按压 1 ~ 2 分钟，3 ~ 5 日换药贴 1 次，5 次为 1 个疗程，每疗程间隔 1 周左右。

二十六、头痛

主穴：额、颞、枕、太阳、皮质下、脑点、头痛相应部位。

配穴：肝阳头痛加肝阳、胰胆，肾虚及气血两虚者加肾、脾、肝、内分泌，头痛属痰者加脾、胃、艇中，因瘀血头痛加交感、肾上腺、枕小神经。耳尖可用 5 分毫针浅刺放血。

方法：选穴 3 ~ 5 个，每天按揉多次，每次 1 ~ 2 分钟强刺激，隔 3 ~ 5 日换药贴 1 次，5 次为 1 个疗程。

主穴：肝、胆、额、太阳。

方法：于穴区敏感处贴压，每天 5 ~ 6 次，每次 5 ~ 10 分钟。隔日换籽，双耳交替使用。此用于偏头痛。

主穴：胆、肝、心脾、肾、太阳、额。

方法：于穴区敏感处贴压药籽，每天压 5 ~ 6 次，每次 1 ~ 2 分钟。隔日换籽，双耳交替使用。此治偏头痛。

二十七、胸痹

主穴：心、胸、小肠、交感、皮质下。

方法：用药籽贴压耳穴上，以手指按压穴位 1 ~ 2 分钟强刺激。3 ~ 5 日换药贴 1 次，5 次为 1 个疗程。

主穴：心。

配穴：肺、肝、肾、耳神门。

方法：用王不留行药籽贴压主耳穴及配耳穴。3 ~ 5 日换药贴 1 次，5 次为 1 个疗程。常贴压。

二十八、胁痛

主穴：胸、肝、胆、三焦、神门、枕、交感。

方法：用药籽贴压耳穴上强刺激，隔 3 ~ 5 日换药贴 1 次，5 次为 1 个疗程。每疗程间隔 1 周左右。

附：药物外用

白芥子、吴茱萸各等份。将二味药研为细末，用水调成糊状，涂敷京门穴上，外用纱布覆盖，胶布固定。

二十九、胃痛

主穴：十二指肠、胃、脾、皮质下、神门、肝、交感、内分泌、口、肾、胰腺、艇中。

配穴：脾胃虚寒加口、脾、胃。

方法：每次选穴 3 ~ 5 个，用药籽贴压耳穴上，并用手按压穴位 1 ~ 2 分钟以强刺激。3 ~ 5 日换药贴 1 次，5 次为 1 个疗程，进行多个疗程治疗。

主穴：胃、脾、十二指肠、交感、内分泌。

方法：用王不留行药籽贴压，1周更换一侧耳穴，连续4周为1个疗程。

三十、腹痛

主穴：大肠、小肠、腹、脾、胃、交感。

配穴：艇中、神门、枕。

方法：选穴4～6个，用药籽贴压耳穴上，以手指按压穴位1～2分钟。隔3～5日换药贴1次，5次为1个疗程。

附：药物外用

生葱60克，生白萝卜80克。将二味炒半熟，趁热布包，敷于腹部。

三十一、腰痛

主穴：腰、腰脊、肾、神门、皮质下。

配穴：气滞血瘀者加相应部位及脾、肾、皮质下，虚证加肝、膀胱、小肠。

方法：每次选穴3～5个，用药籽贴压所选的耳穴上，以手按压1～2分钟以强刺激。急性腰扭伤者每日或隔日换药1次，虚证者可3～5日换药贴1次，两耳可交替治疗。

主穴：腰肌区、耳神门。

配穴：肝、脾。

方法：药籽贴压耳穴并轻压按揉1～2分钟。3～5日换药贴1次，5次为1个疗程。

三十二、痹证

主穴：膝。

配穴：痛痹加肝、肾，着痹加脾、三焦、肘。

方法：用药籽贴压各耳穴，经常按揉1～2分钟强刺激。每3～5分钟换药贴1次，5次为1个疗程，多个疗程治疗，每个疗程间隔1周左右。

附：药物作用

吴茱萸 16 克，大蒜 1 头。将二味药捣烂，取药布包裹患侧脚心处。

三十三、痿证

主穴：肺、耳神门、皮质下，颈椎、胸椎。

方法：以药籽贴压各耳穴，并轻压按揉每穴 1 ～ 2 分钟，每日数次。1 周换药贴 1 次，5 次为 1 个疗程，每次疗程间隔 1 周。用于肺热型小儿痿证。

附：药食调理

莪术（炒）、黄柏（炒）各等份。将药共研细末备用。每用时，取药末 10 克，捣绞生姜取汁，以姜汁冲服药末。

三十四、疟疾

主穴：肝、胆、脾、肾、皮质下、内分泌。

方法：每次选 3 ～ 5 穴，以王不留行药籽贴压耳穴，轻压 1 ～ 2 分钟1 日数次按压。隔日或 3 日换药贴 1 次，发作前后都可以用之。

附：药物外用

鲜毛茛叶 30 克。将药捣烂，敷于双侧寸口处，外用纱布包扎固定。次晨去药，再以消毒纱布包扎好。

三十五、坐骨神经痛

主穴：坐骨神经点、耳神门、腰、臀。

配穴：大腿后侧疼痛者加膀胱，大腿外侧疼痛者加胆，肾虚者加肾。

方法：用药籽贴压耳穴上，以手指按压穴位 1 ～ 2 分钟，强刺激。每3 ～ 5 日换药贴 1 次。5 次为 1 个疗程。

主穴：坐骨神经点

方法：取对侧坐骨神经点，用王不留行药籽贴压其上，并轻按揉多次，每隔两小时 1 次，1 周后取下。

三十六、三叉神经痛

主穴：皮质下、额、目、肛。

方法：用王不留行药籽贴压上耳穴，单侧痛先贴压患侧，后贴压对侧，交替进行；双侧痛贴压双侧。隔 3 ~ 5 日换药贴 1 次。5 次为 1 个疗程，每疗程间隔 1 周左右。

主穴：相应部位（眼、上下颚、上下颌）、耳神门、脑干、枕。

配穴：大肠、外鼻、外耳。

方法：选穴 3 ~ 5 个，用药籽贴压，手指轻压按揉 1 ~ 2 分钟。两耳亦可交替使用。3 ~ 5 日换药贴 1 次。5 次为 1 个疗程。

三十七、肩凝

主穴：肩凝相应部位、脾、肾、神门。

配穴：肾上腺、内分泌、耳尖。

方法：用王不留行药籽贴压肩颈、肩臂等相应部位，前后对称贴压，3 天换药贴 1 次，双耳交替治疗。5 次为 1 个疗程，每疗程间隔 1 周左右。

主穴：肩、肩关节、锁骨、耳神门、肩凝相应部位。

配穴：肝、脾。

方法：用药籽贴压耳穴，以手轻轻按压 1 ~ 2 分钟。1 次 1 侧耳，双侧交替使用。3 ~ 5 日换帖 1 次，5 次为 1 个疗程。

三十八、骨痹

主穴：肝、肾、颈项。

方法：以王不留行药籽贴压各耳穴上，以手按揉 1 ~ 2 分钟，每 3 ~ 5 日换药 1 次。连续 5 ~ 10 次贴压。

主穴：脑点、颈椎、枕、耳神门、肝、肾。

配穴：肩臂酸困加锁骨、肩关节，手指麻木加腕、指。

方法：选穴 3 ~ 5 个，用王不留行药籽贴压所选耳穴上，以手按揉 1 ~ 2 分钟，每 3 ~ 5 日换药 1 次。5 ~ 10 次为 1 个疗程。

主穴：颈椎、肝、脾、耳神门、皮质下。

方法：以王不留行药籽贴压各耳穴上，以手按揉 1 ~ 2 分钟，每 3 ~ 5 日换药 1 次。持续贴压。

三十九、月经不调

主穴：肝、肾、心、脾、耳神门、内分泌、子宫、卵巢、交感、皮质下。

方法：每次选 3 ~ 5 穴，用药籽贴压耳穴处轻压 1 ~ 2 分钟，每日数次压之，隔周换药贴 1 次，1 次为 1 个疗程，疗程间隔 1 周左右。

附：药食调理

益母草 10 克，红糖 15 克。将二味加水煎数沸，去渣取汁，温服。1 日 2 次，连续 3 日。

四十、痛经

主穴：子宫、内分泌、肾。

配穴：血瘀气滞者加三焦、交感、皮质下、心，气血虚弱者加肺、脾、内分泌、血液点。

方法：选穴 3 ~ 5 个，用药籽贴压耳穴处轻压 1 ~ 2 分钟，隔 3 ~ 5 日换药贴 1 次，5 次为 1 个疗程。

主穴：子宫、卵巢、附件、肾上腺、内分泌、肝、脾、肾。

配穴：腰痛点。

方法：用王不留行药籽贴压所选耳穴上，以手按揉 1 ~ 2 分钟，每日按揉 2 ~ 3 次，以耳部发热为佳。3 ~ 5 日换药贴 1 次，5 次为 1 个疗程。

四十一、经闭

主穴：子宫、卵巢、缘中、内分泌、肝、肾、脾。

配穴：肝肾不足加肝、肾、三焦，气血两虚加心、脾、血液点，气滞血瘀加交感、脑点、皮质下。

方法：每次选 3 ~ 5 穴，用药籽贴压耳穴，轻压 1 ~ 2 分钟。3 ~ 5 日换药贴 1 次，5 次为 1 个疗程。

附：药物外用

红花 50 克、食醋 200 毫升。将二味一同煎煮，趁热重蒸鼻孔。

四十二、崩漏

主穴：子宫、内分泌、卵巢、脑点。

配穴：血热者加耳神门、脾、膈、子宫，血瘀者加子宫、内分泌、肝、脾、肺、血液点、三焦。

方法：选穴 3 ~ 5 个，用药籽贴压耳穴处，轻压 1 ~ 2 分钟，隔日或 3 日换药贴 1 次。血瘀者宜先在耳背静脉处用毫针放血，后以药籽按压耳穴。

四十三、白带过多

主穴：耳尖、宫颈、内分泌、三焦、肾上腺、脾、卵巢。

配穴：脾虚下肢浮肿者加小肠、腹水点，肝郁湿热下注者加肝、胆、耳神门、肾上腺，肾虚腰酸痛者加腰脊椎、腰痛点、肾、膀胱。

方法：每次选穴 3 ~ 5 个，用药籽贴压耳穴处轻压 1 ~ 2 分钟，隔 3 ~ 5 日换药贴 1 次，5 次为 1 个疗程。

附：药物外用

枯矾 30 克，杏仁 10 克。先去杏仁皮，后将二味药捣碎，炼蜜为丸如枣核大。临睡时置于阴道中，待其自行融化。

四十四、妊娠恶阻

主穴：脾、胃、肝、三焦、神门。

方法：用药籽贴压耳穴上，以手指轻按穴位 1 ~ 2 分钟。隔 3 ~ 5 日换药贴 1 次，5 ~ 10 次为 1 个疗程。

主穴：胃、肝、耳中、交感、皮质下。

配穴：内分泌、耳神门、脾。

方法：选穴 3 ~ 5 个，药籽贴压，手指轻按每穴 1 ~ 2 分钟。3 ~ 5 日换药贴 1 次，5 ~ 10 次为 1 个疗程。每疗程间隔 1 周左右，两耳交替使用。

四十五、胎位不正

主穴：子宫。

配穴：内分泌、神门、交感、肾。

方法：用王不留行药籽贴压上耳穴，每日按压 3 次，每次 2 ～ 3 分钟。2 ～ 4 日更换药贴 1 次，左右耳交换使用，5 次为 1 个疗程，疗程间隔 3 ～ 5 天。

主穴：子宫、转胎。

方法：两耳左取子宫穴、右取转胎穴，用王不留行药籽贴压，并每日自行按压数次，每次 2 ～ 3 分钟。

四十六、滞产

主穴：子宫、内分泌、皮质下、膀胱、肾。

方法：用药籽贴压耳穴上，每穴轻轻揉按 2 ～ 3 分钟，每日多次揉按，至顺产。

主穴：内生殖器（子宫）、肝、肾、脾。

配穴：心、腹、缘中。

方法：药籽贴压耳穴，并以手指轻压揉捏，每穴 1 ～ 2 分钟，短时内可揉按多次。双耳同时使用。

附：药物外用

乌梅 1 粒，巴豆仁 3 粒，胡椒 7 粒。将三味药捣研为细末，用酒或醋调和，敷涂脐下。

四十七、胞衣不下

主穴：子宫、内分泌、皮质下、肝、脾、肾。

方法：将药籽贴压耳穴上，以手按揉穴位 2 ～ 3 分钟至胞衣下。

附：药物外用

皂荚 15 克。将药研细末，以一纸筒取药末少许，吹入鼻孔中。

四十八、乳痛

主穴：乳腺、内分泌、肾上腺、胸。

配穴：热盛者加胃、脑垂体、肝。

方法：用5分毫针浅刺耳尖放血后，再用药籽贴压耳穴上按压1～2分钟。每3～5日换药贴，5～10次为1个疗程

附：药物外用

生半夏适量。将药以细纱布包裹，塞于患乳对侧的鼻孔中。

四十九、乳缺

主穴：胸、脾、肝、胃、内分泌。

方法：用药籽贴压耳穴，以手轻轻揉按2～3分钟，隔日或3～5日换药贴1次，5次为1个疗程。

主穴：乳腺、内分泌、缘中。

配穴：肝、脾、胃、肾。

方法：用药籽贴压耳穴，并以手轻揉按压每穴1～2分钟，3～5日换药贴1次，5次为1个疗程。双耳交替使用。

五十、产后恶露不尽

主穴：子宫、神门、交感、内分泌、肝、脾、肾。

方法：用药籽贴压耳穴上，以手指按压各穴1～2分钟，每日多次按压，3～5日换药贴1次，5次为1个疗程。

附：药物外用

百草霜9克，将药以热烧酒调匀，涂敷于脐上。

五十一、产后血晕

主穴：心、神门、肝、交感、子宫、皮质下、缘中。

方法：选穴3～5个，用药籽贴压耳穴上，以手指按压穴位1～2分钟，以刺激之。隔日或3～5日换药贴1次。5～10次为1个疗程。

附：药物外用

生半夏 30 克。将药研细末，用冷水调和，做成黄豆大药丸。取药 1 丸，塞于鼻孔中。

五十二、产后发热

主穴：子宫、内分泌、风溪、肾上腺、耳尖、交感。

方法：首先以 5 分毫针浅刺耳尖放血数滴，然后用药籽贴压耳穴，按压 1 ~ 2 分钟，隔日或 3 ~ 5 日换药贴 1 次。5 ~ 10 次为 1 个疗程。

附：药物外用

荆芥穗 15 克炒焦，薄荷 8 克。先用水煎荆芥穗一二沸，再加薄荷微煎，去渣取汁，温服。

五十三、不孕症

主穴：子宫、卵巢、内生殖器、内分泌、肾。

方法：用王不留行药籽贴压各耳穴，轻压按揉每穴 1 ~ 2 分钟，每日按压数次。隔日耳贴 1 次，可配合体针、拔罐治疗，针刺合谷、三阳交、归来、太冲穴，拔罐器海、关元穴。坚持疗程治疗。用于脾肾不足之不孕症。

附：药物外用

延胡索、五加皮、乳香、白芍、杜仲各 10 克，菟丝子、川茗、女贞子各 20 克。将各药材研为细末，用凡士林适量将药末调膏状。每用时，取药膏适量贴敷关元、三阳交穴。每 3 日换药 1 次。

五十四、小儿惊风

主穴：肝、肾、心、皮质下、内分泌、耳神门。

配穴：食少、食欲缺乏加脾、胃。

方法：每次选穴 2 ~ 3 个，用小儿惊风丸加麝香少许，贴压各耳穴上，轻按揉压每穴 1 ~ 2 分钟，每日按压数次，隔 1 周换穴、换药贴。双耳交替使用。

主穴：脑点、心、耳神门、神经点、皮质下。

方法：以药籽贴压各耳穴，轻按揉压每穴 1～2 分钟，1 日数次。隔 3～5 日换贴 1 次。双耳交替使用。用于小儿夜惊。

五十五、小儿腹泻

主穴：胃、大肠、小肠、脾、肾。

方法：用王不留行药籽贴压各耳穴上，以手指轻轻按揉 1～2 分钟，每天 2～3 次。隔 3 日换药贴 1 次。

主穴：神门、盆腔、交感、肝、脾、胃、大肠、小肠。

方法：每次选 3～5 穴，王不留行药籽贴压，每天按压 3～5 次，每次 1～2 分钟。隔 3～5 日换贴。

主穴：胃、大肠、小肠、胰、胆。

配穴：烦躁不安加耳神门，呕恶加交感。

方法：选穴 3～5 个，王不留行药籽贴压，每日 3～5 次按压，每次 1～2 分钟。

五十六、小儿积滞

主穴：脾、胃、膈。

配穴：艇中、大肠、腹、皮质下。

方法：用王不留行药籽贴压各耳穴上，每日揉按 1～2 次。3～5 日或隔周换药贴 1 次，5～10 次为 1 个疗程。

附：药物外用

干姜、小茴香 15 克，川椒 12 克。将药共研细末，装入 4 寸见方的纱布袋里，放在肚脐上，再上敷热水袋。

五十七、小儿疳疾

主穴：脾、胃、大肠、皮质下、内分泌。

方法：用药籽贴压耳穴上，以手指按压穴位 1～2 分钟，较强刺激之。隔 3～5 日换药贴 1 次。5 次为 1 个疗程，疗程间隔 1 周左右。

附：药物外用

滑石 3 克，蟾酥 1 克，干胭脂 0.3 克。将药共研为末，以一纸筒取药末少许，放入鼻孔中。

五十八、小儿咳嗽

主穴：支气管、肺、耳神门、交感。

配穴：初咳期加大肠、耳尖、屏尖，痉咳期加皮质下、肾上腺、大肠，恢复期加脾、肝。

方法：以药籽贴压各耳穴，并轻压每穴 1 ~ 2 分钟，1 日数次。用三棱针点刺身柱穴放血，加拔火罐 5 ~ 10 分钟。隔日治疗 1 次。

附：药食调理

薏米 10 克，竹叶 30 片，梨 2 片。三味以水煎数沸，去渣取汁，做茶饮服。

五十九、小儿发热

主穴：耳尖、肾上腺、风溪、内分泌、肺、胃。

方法：先用 5 分毫针浅刺耳尖放血数滴，后用酒贴压各耳穴，按压 1 ~ 2 分钟，隔 3 ~ 5 日换药贴 1 次，5 次为 1 个疗程。

附：药物外用

绿豆粉 20 克。用鸡蛋清将绿豆粉调匀成糊状，涂敷在患儿两足心上，外用纱布固定。

六十、小儿疝气

主穴：外生殖器、小肠、交感、神门、肝。

方法：用药籽贴压各耳穴上，轻按 1 ~ 2 分钟，每 3 ~ 5 日换药贴 1 次，5 次为 1 个疗程。

六十一、小儿夜啼

主穴：神门、缘中、交感、皮质下、心、肝、脾。

方法：将药籽贴压耳穴并轻压 1 ~ 2 分钟。隔 3 ~ 5 日换药贴 1 次，

5 次为 1 个疗程。两耳可交替治疗。

附：药物外用

朱砂 0.5 克，五倍子 1.5 克，陈细茶适量。将前二味药研细末，陈细茶嚼烂，二者混合，加水少许，捏成小饼，敷在肚脐中，包扎固定。

六十二、小儿尿床

主穴：膀胱、肾、膈、脑点、枕、皮质下、尿道、脾、三焦、交感。

方法：选穴 3 ~ 5 个，用药籽贴压耳穴，以手按揉 1 ~ 2 分钟。每 3 ~ 5 日换药贴 1 次，5 次为 1 个疗程，疗程间隔 1 周左右。

主穴：肾、膀胱、内分泌、耳神门、兴奋点。

配穴：嗜睡加兴奋点，尿频便秘加大肠。

方法：选穴 3 ~ 5 个，用王不留行药籽贴压，并随证加减。

主穴：肾、膀胱、脾、肺、皮质下、缘中、耳中、额、腰骶椎。

方法：每次选 3 ~ 5 穴，用王不留行药籽贴压，5 次为 1 个疗程。

六十三、小儿痄腮

主穴：耳尖、腮腺、面颊区、神门、风溪、耳轮、皮质下、肺、对屏尖。

配穴：病在少阳经者加三焦，病在阳明经者加胃。

方法：选 3 ~ 5 穴，用药籽贴压耳穴上，以手按揉 1 ~ 2 分钟，较强刺激之，每 3 ~ 5 日换药贴 1 次，用五分毫针浅刺耳尖、对屏尖放血。

主穴：双侧腮腺、单侧耳尖、内分泌、耳神门。

方法：王不留行药籽贴压，每次按压 4 ~ 5 次，每次 1 ~ 2 分钟，5 次为 1 个疗程。

主穴：对屏尖、面颊、肾上腺、耳神门。

配穴：耳尖、腮腺、耳背静脉。

方法：用王不留行药籽贴压耳穴。若点刺可用毫针刺耳尖、腮腺及耳背静脉处放血。

六十四、小儿鹅口疮、口疮

主穴：耳尖、口、舌、心、肾、内分泌、肾上腺、风溪。

方法：用药籽贴压耳穴上，以手指按压 1 ~ 2 分钟，以强刺激。每 3 ~ 5 日换药贴 1 次，5 ~ 10 次为 1 个疗程，疗程间隔 1 周左右。

附：药物外用

吴茱萸适量，将药研成细末，以醋调和成糊状，敷于两足心。

六十五、小儿虫证

主穴：大肠、胃、胆、交感、皮质下、腹。

方法：用药籽贴压耳穴并按揉 1 ~ 2 分钟刺激之。每 3 ~ 5 日换药贴 1 次，5 ~ 10 日为 1 个疗程，疗程间隔 1 周左右。

附：药物外用

苦参适量。将药研细末，用凡士林调匀，涂敷肛门处。

六十六、丹毒

主穴：脾、内分泌、耳神门、肾上腺。

方法：用 5 分毫针在相应部位或耳尖放血，再用王不留行药籽贴压各耳穴处，每穴按揉 2 ~ 3 次，每次 3 ~ 5 分钟，2 ~ 3 天后取下。

附：药物外用

马头兰不拘多少。将药捣绞取汁，用鸡毛蘸药汁涂擦患处，干则易之。

六十七、疔疮

主穴：耳神门、肾上腺、皮质下、耳尖、枕、疔疮相应部位。

方法：先泻法针刺肺俞穴，留针 10 ~ 15 分钟，后以药籽贴压各耳穴，并轻按揉每穴 1 ~ 2 分钟，1 日 2 ~ 3 次按压。隔 3 ~ 5 换药贴 1 次。或耳尖针刺放血，双耳交替使用。

附：药物外用

苍耳蠹虫 3 条。将药烧焦，研为细末，用香油调匀，涂疔疮上。

六十八、风疹

主穴：耳尖、风溪、肾上腺、内分泌、肺、脾、耳神门、荨麻疹点、枕、风疹相应部位。

方法：先用5分毫针点刺耳尖出血。选穴3～5个，用药籽贴压各耳穴，强刺激。隔3～5日换药贴1次。

配穴：痒甚心烦者加心、耳神门、膈，便秘者加大肠、便秘点、直肠下端、皮质下，气血虚弱者加肝、脾、内分泌。

主穴：荨麻疹区、肺、脾、肾上腺、皮质下、耳神门、内分泌。

方法：王不留行药籽贴压，每日轻轻揉按3～5次，每次1～2分钟。

六十九、湿疹

主穴：肾、三焦、子宫、外生殖器。

方法：用王不留行药籽贴压各耳穴上，以手指轻按穴位1～2分钟。两耳交替使用。隔3～5日换药贴1次，5次为1个疗程。

主穴：湿疹相应部位、肺、脾、风溪、肾上腺、内分泌。

配穴：心、小肠、膈、枕、耳神门。

方法：选穴3～5个，药籽贴压。手指轻按1～2分钟。两耳交替使用。3～5日换药贴1次，5～10次为1个疗程，疗程间隔3～5日。

七十、牛皮癣

主穴：耳尖、耳神门、皮质下、肾上腺、病患相应部位。

配穴：肺、大肠、脾、膈。

方法：选穴3～5个，药籽贴压。手指轻按1～2分钟。3～5日换药贴1次，5～10次为1个疗程，疗程间隔1周左右。两耳交替或双耳同时治疗。

附：药物外用

泽漆不拘多少。将药折断，断处流出乳白色汁液，取汁液涂擦患处。

七十一、带状疱疹

主穴：肺、脾、心、神门、交感。

配穴：湿邪偏盛者加皮质下、胃，气滞血瘀者加心、肝、病患相应部位，热邪偏盛者加胆、病患相应部位。

方法：选穴 3 ~ 5 个，用药籽贴压各耳穴。揉按 1 ~ 2 分钟，以强刺激。隔 3 ~ 5 日换药贴 1 次，5 次为 1 个疗程。

附：药物外用

黄连末、黄柏末、热石膏末各 15 克，冰片 1.5 克。将药共研和匀，用凉开水调和，涂于患面上。

七十二、肠痈

主穴：阑尾、大肠、小肠、交感、神门、肾上腺。

配穴：高热者加耳尖、耳轮，大便秘结者加便秘点、三焦、胃。

方法：选 3 ~ 5 穴，用王不留行药籽贴压耳穴上。按压 2 ~ 3 分钟，强刺激。3 ~ 5 日换药贴 1 次，或隔周 1 次，耳尖可 5 分毫针浅刺放血。

主穴：阑尾、大肠、小肠、交感、腹。

配穴：耳神门、枕、内分泌。

方法：选穴 3 ~ 5 个，药籽贴压。手指轻按，每穴 1 ~ 2 分钟。3 ~ 5 日换药贴 1 次，5 ~ 10 次为 1 个疗程。

七十三、痔疮

主穴：肛门、直肠、大肠、肺、肾上腺、缘中、膈、痔疮点。

方法：用药籽贴压耳穴上，按揉 1 ~ 2 分钟，并以肛门穴为主，沿耳轮内外缘肛门穴处对应贴压。

主穴：直肠、肛门、痔核点。

方法：以三棱针先点刺上耳穴放血 3 ~ 5 滴，第 2 日加王不留行药籽贴压其上，并按压 1 ~ 2 分钟。隔 3 ~ 5 日再行之。

主穴：肛瘘。

配穴：肛裂加肛门、心、肺，混合痔加痔核点、直肠下段、心，气虚加耳神门、肾上腺，血虚加耳神门、皮质下、内分泌，虚实夹杂加交感、耳神门、镇静。

方法：用王不留行药籽贴压主穴上，再随证选用相关配穴贴压，每小时按压1次，1～2分钟，以加强刺激。持续1～2天或数天。此治痔漏术后疼痛。

七十四、扭伤

主穴：扭伤相应部位、皮质下、神门、枕、肾上腺、耳尖。

方法：用药籽贴压各耳穴上，每日多次按揉1～2分钟，强刺激。隔3～5日换药贴1次。耳尖毫针浅刺出血。

主穴：耳神门、皮质下、腰骶椎或相应敏感点。

方法：用王不留行药籽贴压，隔3～5日换药贴1次，此治急性腰扭伤。

主穴：耳神门、肾、腰痛点、腰骶椎。

方法：以王不留行药籽贴压各耳穴，每日揉按2～3次。3～5日换贴1次，此治急性腰扭伤。

七十五、落枕

主穴：颈、颈椎、神门、枕、肩。

配穴：肝、脾。

方法：用药籽贴压各耳穴上，以手指按揉2～3分钟，强刺激，每3～5日换药贴1次，5次为1个疗程。

主穴：相应部位（颈、颈椎）、耳神门。

配穴：左右受限者加肝、胆，前后受限者加膀胱、小肠。

方法：药籽贴压耳穴，手指轻压按揉1～2分钟。3～5日换药贴1次，5次为1个疗程。

七十六、耳鸣耳聋

主穴：内耳、外耳、枕、肾、三焦、颞、肝。

配穴：口苦、胸闷者加胆、耳尖。

方法：每次选 3 ~ 5 穴，用药籽贴压耳穴上，以手指轻轻按揉 1 ~ 2 分钟，3 ~ 5 日换药贴 1 次，5 次为 1 个疗程，疗程间隔 1 周左右。耳尖可毫针浅刺放血。

主穴：肾上腺、垂体前叶。

配穴：高音耳鸣加内耳、颞叶，低音耳鸣加中耳腔、咽鼓管。

方法：王不留行药籽贴压，每日自行按揉 3 ~ 5 次，每次 1 ~ 2 分钟，5 次为 1 个疗程。

主穴：内耳、脑干、额叶、语言中枢、毛细血管、肾。

方法：用胶布将药籽贴压耳穴。每穴每日按压数次，每次 1 ~ 2 分钟，3 ~ 5 天换贴。

七十七、聤耳

主穴：内耳、外耳、肾上腺。

配穴：耳尖、颞、皮质下。

方法：先用 5 分毫针在消毒过的耳尖处点刺放血，后用药籽贴压各耳穴上，每天揉按 2 ~ 3 次，每次 1 ~ 2 分钟。2 ~ 3 天后取下药贴。

主穴：内耳、外耳、肾上腺、肝、肾。

配穴：耳尖、肛、皮质下、颞。

方法：选穴 3 ~ 5 个，药籽贴压。手指轻按 1 ~ 2 分钟。每次取 1 侧耳穴，双耳交替用。3 日换药贴 1 次，5 次为 1 个疗程。若有热者，可耳尖针刺放血。

附：药物外用

龙骨 3 克，梅片少许，将药共研为极细末，以一羽毛管取药末少许，吹入患耳中。若耳内有痒感，可于上方加枯矾少许。

七十八、目赤肿痛

主穴：眼、目、肛、耳尖、肝。

配穴：热感者加肺、枕，风热者加心、肺。

方法：先消毒耳尖，用毫针浅刺放血数滴，后用王不留行药籽贴压各耳穴上，按揉 1 ～ 2 分钟，强刺激，隔 3 ～ 5 日换药贴 1 次，5 次为 1 个疗程。

附：药物外用

黄柏 3 克，人乳 5 毫升。将黄柏研为极细末，用人乳浸取汁点眼。1日数次。

七十九、夜盲

主穴：眼、目、肛、肝、肾、脾。

方法：用王不留行药籽贴压各耳穴上，常以手指轻按揉 1 ～ 2 分钟，3 ～ 5 日换药贴 1 次，5 次为 1 个疗程，疗程间隔 1 周左右。

附：药食调理

公羊肝 1 个，谷精草末 120 克。全羊肝不沾水，以竹刀剖开，纳入谷精草末，置瓦罐中煮熟，不拘时，空腹服食，以愈为度。

八十、针眼

主穴：耳尖、眼、肛、脾。

配穴：肝、风溪、神门。

方法：先用毫针浅刺耳尖放血数滴，后用药籽贴压各耳穴上，轻按揉 1 ～ 2 分钟，每日多次按压之。3 ～ 5 日换药贴 1 次，5 次为 1 个疗程。

主穴：耳神门、肝、肾、眼、皮质下、心、目、肛、耳尖。

方法：王不留行药籽贴压。贴压 1 ～ 2 次或 2 ～ 3 次即有疗效。耳尖可用毫针浅刺放血。双耳交替使用。

主穴：目、肛、眼、皮质下、耳郭压痛点。

方法：用王不留行药籽贴压耳穴，每日数次按揉贴压 1 ～ 2 分钟，以加强刺激。可耳尖处用毫针浅刺放血。3 ～ 5 日换药贴 1 次，5 次为 1 个疗程。

八十一、眼睑下垂

主穴：肝、脾、眼、交感、皮质下。

方法：用王不留行药籽贴压各耳穴上，轻按揉 1 ~ 2 分钟，弱刺激。3 ~ 5 日换药贴 1 次，5 次为 1 个疗程，疗程间隔 1 周左右。

附：药物外用

五倍子适量，蜂蜜适量。将五倍子研末过筛，用蜂蜜调匀，涂敷在患处，每日数次。

八十二、近视

主穴：耳尖、肝、脾、肾、眼。

配穴：心阳虚者加心、神门，肝肾两虚者加肝、肾。

方法：每次选 3 ~ 5 穴，用王不留行药籽贴压耳穴上，按揉 1 ~ 2 分钟，每日多次按揉之，3 ~ 5 日换 1 次，5 次为 1 个疗程，疗程间隔 1 周左右。

主穴：①近视、肝、皮质下。②近视、肾、眼。

方法：两组穴位交替使用，用王不留行药籽贴压，每日按揉多次，每次 1 ~ 2 分钟，常刺激耳穴。

主穴：耳穴敏感点

方法：将王不留行粒、麝香、冰片、夜明砂、蚕沙等制成药籽丸，贴压耳部敏感点处。每日按揉数次以刺激穴位。5 次为 1 个疗程。

八十三、斜视

主穴：眼、目。

方法：各耳穴消毒后，用王不留行药籽贴压耳穴上，每天按揉 2 ~ 3 次，每次 1 ~ 2 分钟，3 天后取下。

附：药物外用

松香 1.5 克，乳香、朱砂、铜绿各 0.75 克，蓖麻仁适量。将药共捣研成膏状，取药膏适量敷太阳穴，左斜视贴右侧，右斜视贴左侧。

八十四、鼻渊

主穴：内鼻、肺、肾上腺、风溪、外耳、内分泌、胆。

配穴：风热者加肝、脑点，风寒者加脾、大肠、内分泌。

方法：用药籽贴压所选用的 3 ~ 5 穴，以手按揉，每日 1 ~ 2 次。隔 3 ~ 5 日换药贴 1 次，5 次为 1 个疗程。

主穴：内鼻、外鼻、风溪、肺、内分泌、膈。

配穴：脾、肾、肾上腺。

方法：选穴 3 ~ 5 个，王不留行药籽贴压，手指轻按 1 ~ 2 分钟。3 ~ 5 日换 1 次，5 次为 1 个疗程。

八十五、鼻出血

主穴：内鼻、外鼻、肺。

方法：用胶布将王不留行药籽贴压左耳穴上，病人可自行按压，每日多次。

主穴：内鼻、外鼻、肺、过敏点、胰胆、耳迷根。

方法：王不留行药籽贴压左耳穴，每日按压数次，每次 1 ~ 2 分钟。

主穴：肺、内鼻、外鼻、耳神门。

配穴：内分泌、咽喉、耳、口、眼。

方法：王不留行药籽贴耳穴，每日按揉 5 ~ 6 次，两耳交替按压，3 ~ 5 天换药贴 1 次，4 次为 1 个疗程。

八十六、喉蛾

主穴：咽喉、内鼻、肺。

方法：王不留行药籽贴压，每日数次按压，5 ~ 6 次，每次 1 ~ 2 分钟，强刺激。3 ~ 5 日换药贴 1 次。

主穴：咽喉、下屏尖、脑。

配穴：肺阳不足加肺、对屏尖，肾阳虚加肾、耳神门，胃极热加胃、脾。

方法：耳穴贴压。王不留行药籽贴压主穴，随证加贴相关耳穴上，每日多次按压，强刺激。3 ~ 5 日换药贴 1 次。

八十七、咽喉肿痛

主穴：耳尖、扁桃体、咽喉、内分泌、风溪。

方法：急性咽喉肿痛者可用消毒过的毫针点刺耳尖、扁桃体出血，余穴用王不留行药籽按揉；慢性咽喉肿痛者亦用王不留行药籽贴压各穴。

附：药物处用

谷精草、土牛膝各 30 克。将药捣研取汁，滴入双侧鼻孔中。

八十八、牙痛

主穴：牙、口、三焦、神门、风溪。

配穴：上牙痛加胃，下牙痛加大肠，胃火痛加耳尖，虚火痛加肾。

方法：耳尖点刺出血，余穴用药籽贴压，每 3 日 1 次或隔 5 日换药贴 1 次，5 次为 1 个疗程。

主穴：口、屏尖、上颌或下颌、牙、耳神门。

配穴：胃、大肠、肾。

方法：选穴 3 ~ 5 个药籽贴压，手指轻按 1 ~ 2 分钟。毫针浅刺屏尖放血。每 3 日换 1 次，5 次为 1 个疗程。

八十九、冻伤

主穴：冻伤相应部位、肺、脾、心、交感、皮质下。

方法：用王不留行药籽贴压各穴，以手指按揉 1 ~ 2 分钟，刺激之。3 日换药贴 1 次，5 次为 1 个疗程。

附：药物处用

茄根 7 ~ 8 枝。将药劈碎，每晚临睡前，煎水熏洗患部。每晚 1 次，连续 2 ~ 3 次。

九十、面部色斑

主穴：肾、脾、胃、肝。

配穴：子宫、内分泌、卵巢、色斑相应部位。

方法：选穴 3 ~ 5 个，用王不留行药籽贴在耳穴处，常用手指按揉 1 ~ 2 分钟，以刺激之。每 3 ~ 5 日隔周换药贴 1 次，5 次为 1 个疗程。

主穴：相应部位、肺、肾上腺、内分泌、肝、肾、缘中。

配穴：内生殖器、脾、胃。

方法：先以毫针刺相应部位放血，再选 3 ~ 5 个耳穴，以药籽贴压，手指轻按每穴 1 ~ 2 分钟。3 日换 1 次，5 次为 1 个疗程。双耳交替使用。

九十一、扁平疣

主穴：相应部位、肺、大肠、风溪、皮质下、内分泌。

配穴：肝、耳神门。

方法：选穴 3 ~ 5 个，用药籽贴压，手指轻按 1 ~ 2 分钟。每次 1 侧取穴，两耳交替或双耳同时使用。3 ~ 5 日换药贴 1 次，5 次为 1 个疗程。

主穴：耳尖相应部位，肝、肺、耳神门。

配穴：内分泌、肾上腺、脾、风溪。

方法：先用毫针点刺耳尖出血，再选 3 ~ 5 个耳穴，以药籽贴压，手指轻按每穴 1 ~ 2 分钟。3 ~ 5 日换药贴 1 次，5 次为 1 个疗程。两耳交替或两耳同时治疗。

九十二、酒糟鼻

主穴：外鼻、肺、三焦、内分泌。

方法：用王不留行药籽贴压各耳穴，以手按揉 1 ~ 2 分钟，每日多次，强刺激。3 ~ 5 日换药贴 1 次，5 次为 1 个疗程。坚持多次疗程治疗。

主穴：耳穴、外鼻区、肺、胃。

配穴：脾、内分泌、肾上腺。

方法：先以三棱针或毫针点耳尖放血，再用药籽贴压各耳穴，按揉每穴 1 ~ 2 分钟。3 ~ 5 日换药贴 1 次，5 次为 1 个疗程，每疗程间隔 1 周。

九十三、狐臭

主穴：用王不留行药籽贴压各穴，每日 2 ~ 3 次按揉，每次 2 ~ 3 分钟，

3 天后取下。

附：药物外用

胡粉、藿香、鸡舌香、春木香各 60 克。将药研为细末，以细布包裹，贴于腋下。

九十四、脱发

主穴：相应部位、肺、脾、肾、内分泌、肾上腺、皮质下。

配穴：大肠、肝、膀胱。

方法：在脱发相应部位以针点刺激放血，耳穴选 3 ~ 5 个，药籽压贴，手指轻轻按揉，每穴 1 ~ 2 分钟。3 日治疗 1 次，5 次为 1 个疗程、疗程之间可休息 1 周。即可两耳交替使用，亦可两耳同时应用。

附：药物外用

黑芝麻梗、柳树枝各等份。将药物水煎熬沸，去渣取汁，洗头。

九十五、肥胖

主穴：脾、胃、口、食道、肾上腺。

配穴：头晕头痛加脑、交感，气短多汗加心、耳神门，便秘加大肠、便秘点，抑郁加肝、胆，阳痿、月经不调加肾、内分泌。

方法：每次选 3 ~ 5 穴，用药籽贴压耳穴，经常按揉 1 ~ 2 分钟，加强刺激。3 ~ 5 日换贴 1 次，5 次为 1 个疗程，疗程间隔 1 周，可多疗程治疗。

主穴：肺、脾、胃、大肠、三焦、耳神门、内分泌。

方法：耳穴常规消毒后，用王不留行药籽贴压所选的耳穴上，每日可定期按揉几次，每次 2 ~ 3 分钟，餐前按压。两耳可交替贴压。

九十六、烟瘾

主穴：肺、口、耳神门、皮质下。

配穴：胃、肝、肾、内分泌。

　　方法：选穴 3 ～ 5 个，药籽贴压，手指轻按每穴 1 ～ 2 分钟，每日数次按压。3 日换药贴 1 次，5 次为 1 个疗程，疗程间隙 7 天左右。

　　主穴：肺、胃、耳神门、内分泌、耳部敏感点。

　　配穴：肝、皮质下、口。

　　方法：选穴 3 ～ 5 个，药籽贴压，以手轻柔按压每穴 1 ～ 2 分钟，每日多次按揉。3 ～ 5 日换药贴 1 次，5 次为 1 个疗程，疗程间隔 1 周左右。

第九章　常见耳穴及药物

一、耳郭的形态及解剖

耳郭为外耳的一部分，以弹性软骨为支架，并附以韧带、脂肪、结缔组织及退化的肌肉等结构，外覆皮下组织和皮肤。其真皮无乳头层，皮下组织极薄，血管位置浅表，皮肤与软骨紧密相贴。耳垂位于耳郭下方，没有软骨，只含结缔组织和脂肪。耳郭的肌肉包括附着于耳软骨之间的耳内肌和附着于耳郭和颅骨之间的耳外肌。

（一）耳郭前表面解剖名称

（1）耳轮——耳郭外缘向前卷曲的部分。

（2）耳轮结节——耳轮外上方稍肥厚的结节状突起。

（3）耳轮尾——耳轮外下缘与耳垂交界处。

（4）耳轮脚——耳轮深入到耳腔的横行突起。

（5）对耳轮——与耳轮相对的平行隆起处。

（6）对耳轮上脚——对耳轮向上分支。

（7）对耳轮下脚——对耳轮向下分支。

（8）三角窝——对耳轮上、下脚之间构成的三角形凹陷。

（9）耳舟——耳轮和对耳轮之间的凹沟。

（10）耳屏——耳垂前面的瓣状突起，又称耳珠。

（11）对耳屏——耳垂上部与耳屏相对的隆起。

（12）屏上切迹——耳屏上缘与耳轮脚之间的凹陷。

（13）屏间切迹——耳屏与对耳屏之间的凹陷。

（14）轮屏切迹——对耳屏与耳轮之间的凹陷。

（15）耳甲腔——耳轮脚以下的耳甲部。

（16）耳甲艇——耳轮脚以上的耳甲部。

（17）耳垂——耳郭最下边的皮垂，内无软骨。

（18）耳甲——是由对耳郭和弧形的对耳轮体部及对耳轮下脚下缘围成的凹陷。

（二）耳郭后表面解剖名称

耳郭背后面的解剖有三个方面、四个沟、四个隆起。

1．三个方面

（1）耳轮背面——耳轮外缘是向前卷起的，故此面多向前方。

（2）耳轮尾背面——耳舟隆起与耳垂背面之间的平坦部分。

（3）耳垂背面——耳垂背面的平坦部分。

2．四个沟

（1）对耳轮沟——对耳轮上脚和对耳轮体部背面的凹沟。

（2）对耳轮下脚沟——对耳轮下脚的背面，是一条从内上略向外下行走的凹沟，又称耳后上沟。

（3）耳轮脚沟——耳轮脚的背面。

（4）对耳屏沟——对耳屏背面的凹陷。

3．四个隆起

（1）耳周后隆起——耳周的背面。

（2）三角窝隆起——三角窝的背面，即对耳轮沟与对耳轮下角沟之间。

（3）耳甲艇后隆起——耳甲艇背面之隆起。

（4）耳甲腔后隆起——耳甲腔背面之隆起。

二、耳穴分布定位及主治

耳穴数目很多，常用者有 100 余穴，我们在中国针灸学会受世界卫生组织西太区委托而制定的《耳穴标准化方案（草案）》的基础上，提出的

92 穴，再结合 19 个经验穴列表如下。

表 9-1　常用耳穴位的分布定位及主治

解剖名称	耳穴名称	曾用名	定位	主治举例
耳轮脚及耳轮	耳中	隔	耳轮角	呃逆、皮肤病
	直肠	直肠下段	耳轮起始部近屏上切迹处	便秘、脱肛、痔疮
	尿道		与耳轮下脚下缘同水平的耳轮处	溲频、遗尿、癃闭、夜尿频
	外生殖器		与对耳轮下脚上缘同水平的耳轮处	外阴湿疹、瘙痒、阳痿
	耳尖前	痔核点	与对耳轮上脚下缘同水平的耳轮处	痔疮、脱肛
	耳尖		耳轮顶端	眼疾、发热、皮肤病
	结节	肝阳 1、2	耳轮结节处	食欲缺乏
	轮 1		自耳轮结节下缘至耳垂下缘中点划为 5 等份 6 穴，由上而下依次为轮 1、轮 2、轮 3、轮 4、轮 5、轮 6	肿毒、发热、感冒
	轮 2	扁桃体 2、3		
	轮 3			
	轮 4			
	轮 5			
	轮 6			
穴位数	13 个			
耳周	指		耳周顶端	指痛、扭挫伤、脉痹
	结节处	过敏区、荨麻疹点	指、腕两穴之间	风团疹块
	腕		指与锁骨的耳周部分为五等份共 6 个穴，自上而下，第 2 穴为腕、第 3 穴为肘、第 4 穴为肩、第 5 穴为肩关节	腕痛
	肘			肘痛
	肩			肩痛、落枕
	肩关节			同上

续表

解剖名称	耳穴名称	曾用名	定位	主治举例
耳周	锁骨		与轮屏切迹水平的耳周部	肩凝、落枕、无脉症
穴位数	7个			
对耳轮上角	趾		对耳轮上脚的外上角	指、趾痛
	跟		对耳轮上脚的内上角	足跟痛
	踝	踝关节	跟、膝两穴之中部	踝扭挫伤、踝痛
	膝	膝关节	对耳轮上脚的中部	鹤膝风、膝扭伤
	髋	髋关节	对耳轮上脚的下 1/3 处	髋痛
穴位数	5个			
	臀		对耳轮下脚的外 1/3 处	痛、痹症（坐骨神经痛）
	坐骨神经		对耳轮下脚中 1/3 处	同上
	下脚端	交感	对耳轮下脚的末端	胃脘不适、嗳气反酸
穴位数	3个			
对耳疮	颈椎		轮屏切迹至对耳轮上、下脚分叉出分为五等份，下 2.5 为胸椎、上 2.5 为腰骶椎	颈肩痛
	胸椎			肩背痛
	腰骶椎			髋骶痛、遗尿
	颈		颈椎穴内侧近耳腔缘	落枕
	胸		胸椎穴内侧近耳腔缘	胸肋痛、缠腰龙
	腹		腰骶椎穴内侧近耳腔缘	泄泻、便秘、痛经
穴位数	6个			

解剖名称	耳穴名称	曾用名	定位	主治举例
三角窝	耳神门		对耳轮上、下脚分叉处稍上	不寐、各类痛疾、小腹疼痛、浊淋、妇科病、阳痿、遗精、高血压
	盆腔		对耳轮上、下脚分叉处稍下	
	内生殖器	子宫、精宫、天葵	三角窝底之中部凹陷处	
	角窝上	降压点	三角窝上方	
穴位数	4个			
耳屏	外耳	耳	屏上切迹近耳轮部	耳鸣、聤耳、耳聩
	外鼻		耳屏正中	鼻部患疾
	屏尖	珠顶	耳屏上部隆起的尖端	肿毒、发热、牙痛
	下屏尖	肾上腺	耳屏下部隆起的尖端	痒肿痛毒、发热、出血
	喉咙		耳屏内侧面的上 1/2 处	咽痒痛、声喑、梅核气
	内鼻		耳屏内侧面的下 1/2 处	鼻渊、感冒
穴位数	6个			
对耳屏	对屏尖	平喘腮腺	对耳屏的尖端	哮喘、痄腮、瘙痒
	缘中	脑点	对屏尖与轮屏切迹中点间	不寐、遗尿
	枕		对耳屏外侧的后上方	头晕、头痛、癫痫、抽搐
	颞	太阳	对耳屏外侧的中部	偏头痛、眼痛
	额		对耳屏外侧的前下方	前头痛、嗜睡、眩晕
	脑		对耳屏内测面上 1/2	遗尿、失眠
	皮质下		对耳屏内测下上 1/2	纳呆、失眠多梦、疼痛

续表

解剖名称	耳穴名称	曾用名	定位	主治举例
穴位数	7 个			
耳轮脚周围	口		外耳道口后上方	口疮、牙痛、出血
	食道		耳轮脚下方中 1/3	胸痛、吞咽困难
	贲门		耳轮脚下方外 1/3	恶心、呕吐
	胃		耳轮角消失处周围	胃脘痛、恶心呕吐、食欲缺乏
	十二指肠		耳轮角上方外 1/3	胃脘痛（十二指肠溃疡）
	小肠		耳轮角上方中 1/3	心悸、泻痢
	阑尾		大、小肠两穴之间	肠痛（阑尾炎）
	大肠		耳轮脚上方之内	腹泻、便秘
穴位数	8 个			
耳甲艇	肝		耳甲艇的外下方	巅顶痛、眩晕、目疾
	胰胆		肝肾两穴之间	胆石症
	肾		对耳轮上、下脚分叉处下方	腰痛、耳鸣、耳聩、失眠、多梦
甲艇	输尿管		肾与膀胱两穴之间	淋证
	膀胱		对耳轮下脚的前下方	癃闭、尿频
	艇角	前列腺	耳甲艇内上脚	淋证、癃闭、阳痿
	艇中	脐周	耳甲艇中央	腹胀、腹痛
穴位数	7 个			

续表

解剖名称	耳穴名称	曾用名	定位	主治举例
甲腔	心		耳甲腔中心凹陷处	胸闷气短、脉痹、心悸
	肺		耳甲腔中心凹陷处周围	咳喘、感冒、鼻涕
	气管		外耳道口与心穴之间	眼痛、咳喘
	脾		耳甲腔的外上方	腹胀、食欲缺乏、崩漏
	屏间	内分泌	耳甲腔底部屏间切迹内	消渴、月经不调
	三焦		耳甲腔底部屏间切迹内上方	浮肿、便秘、消渴
穴位数	6 个			
耳垂	目 1		屏间切迹前下方	眼疾
	目 2		屏间切迹后下方	眼疾
	切迹下	升压点	屏间切迹下方	血压低
	牙		从屏间切迹软骨下缘至舌垂下缘划三条等距水平线，再在第二条水平线上引两条垂直等份线，由内向外、自上而下将耳垂分为九个区：1 区为牙，2 区为舌，3 区为颌，4 区垂前，5 区为眼，6 区为内耳，5、6 区交界线周围为颊，8 区为扁桃体	牙痛、牙疾
	舌			口疮、舌痛
	颌			牙痛、面痛
	垂前			
	眼			
	耳			
	颊			
	扁桃体			
穴位数	11 个			

续表

解剖名称	耳穴名称	曾用名	定位	主治举例
耳轮	上耳根	郁中、脊髓1	耳根最上缘	面痛、面瘫
	中耳根	耳迷根	耳根与乳突交界的根部耳轮脚对应处	头痛、鼻塞、蛔虫症
	下耳根	郁中、脊髓2	耳垂与面颊交界下缘	面痛、面瘫
	耳背沟	降压沟	对耳轮上、下脚及对耳轮的耳郭背面呈"Y"型凹沟部分	高血压
	心		耳背上部	同耳郭前面五脏穴位主治
	脾		耳背中部	
	肝		耳背中部外侧	
	肺		耳背中部内侧	
	肾		耳背下部	
穴位数	9个			

三、常用耳郭经验参考穴

表9-2 耳穴分布与定位和主治

解剖名称	耳穴名称	曾用名	定位	主治举例
耳轮	感冒		对耳轮上脚上缘的微前方,耳轮的边缘部	感冒
	肿瘤特异区2	特异区2	耳轮边缘的中上段	癌症
耳舟	荨麻疹区		腕与肘两穴之间的一个区域	荨麻疹、湿疹、牛皮癣
	风湿线		从锁骨穴到肘穴的一条线	风湿痛、全身麻、肩周炎
对耳轮	热穴		腰痛点与腹穴之间,腰痛点穴外下方	疼痛、发热、无脉症、腰扭伤
	晕点		颈与平喘两穴连线的终点	心悸、眩晕
	腹外		对耳轮外侧	结石症
	止痛点		颈与枕两穴连线的中央	止痛

续表

解剖名称	耳穴名称	曾用名	定位	主治举例
三角窝	便秘点		三角窝下缘、对耳轮下脚中段上缘、坐骨神经穴上方	便秘
	喘点		子宫穴外侧	气短、哮喘
	头晕穴		三角窝上缘、神门与降压点两穴之间	眩晕、失眠、多梦
耳甲腔	牙痛奇穴		内分泌、三焦、内鼻三穴的中间，在此区域内寻找敏感点	牙痛
耳屏	渴点		屏间与外鼻两穴中点偏上方	上焦淫邪、消渴
	饥点		在肾上腺与外鼻两穴是中点偏下处	饥饿、脾胃不和、泄泻
	防近点		屏间切迹0.2厘米，皮质下与内分泌两穴之间	视物不清
	鼻眼净		渴点与饥点两穴之中点，外鼻穴内侧	眼鼻之疾
耳垂	肿瘤特异区1	特异区1	轮4至轮6之间的一条弧线	肿瘤
外耳道口	聤宫		外耳道上前沿入耳道2分处	耳鸣、耳聋、耳痛、颈项强痛
耳轮脚后沟	阳维		珠形隆起外侧，耳轮脚后沟上肢交分交叉处、耳迷根穴的外下方	耳聋、而鸣、聤耳

四、耳穴功能分类、常用耳穴定位、主治和配方

表 9-3　耳穴功能分类归纳

功能	耳穴
宣肺解表	肺、肾上腺、内分泌、神门、额、耳尖、屏尖、轮 1～6
止咳平喘	气管、平喘、神门、肺、胸、交感、结节、内分泌、肾上腺、口、肾、耳尖放血
养血安神	神门、枕、皮质下、心、肝、胰胆、垂前、交感、缘中、角窝上、切迹下、耳背沟、耳尖放血
祛风止痒	肺、神门、肝、脾、枕、心、结节、内分泌、耳中、皮质下、相应部位点刺放血
降逆止呃	贲门、胃、枕、皮质下、神门、交感、肝、耳中
健脾和胃	脾、小肠、胰胆、内分泌、皮质下、胃、十二指肠、艇中、大肠、肝、脾、三焦、食道结节、皮质下
行气活血	交感、心、肝、皮质下、热穴、脾、三焦、内分泌、肺
疏肝利胆	胆、三焦、内分泌、交感、肝、胰胆
补肾固涩	内生殖器、神门、脾、三焦、内分泌、肾、肝、外生殖器、睾丸、盆腔、耳尖前
通调二便	肾、脾、肺、三焦、内分泌、艇中、膀胱、缘中、尿道、枕、大肠、皮质下、腹、直肠、神门、便秘点、腹、脑、艇角
通经止痛	神门、交感、颈椎、胸椎、腰、骶椎、颈、胸、颞、额、指、腕、肘、肩、肩关节、锁骨、趾跟、踝、膝、髋、臀、坐骨神经、牙、舌、颌、颊、上耳根、下耳根
理气利咽	口、肺、脾、内分泌、扁桃体
养血明目	耳尖放血、肾、肝、眼、目 1、目 2、枕、心、脾
滋阴益聪	外耳、内耳、胆、三焦、肾
通利鼻窍	内鼻、外鼻、中耳根、肺、肾上腺、额
清热解毒	屏尖、肾上腺、阑尾、交感、神门、轮 1～8、心、肺、三焦、肝、胆、耳尖放血
醒脑开窍	脑、额、心、肝、肾、鼻、眼、耳尖
理气排石	胰胆、肝、腹、交感、输尿管、膀胱、肾、三焦、耳尖

表 9-4　常用耳穴定位、主治和配方

耳穴	定位	功用及主治	治疗法
心： 备注：本穴是真的心病症和小肠病的参考	耳甲腔中心凹陷处	1. 有宁心安神之功。主治不寐、多梦、胡言乱语、神魂颠倒、精神失常 2. 能疏通经脉，活血止痛。主治胸痛、胸闷、气短、心悸、脉痹、脉律失常 3. 有清心火，化瘀行滞之功。主治心火上炎所致口疮、舌烂、卒中偏瘫。舌强不语。气血不足所致面色苍白晦暗，心血瘀阻所致面色青紫 4. 有清心降火，养血安神，补肾益精之功。主治赤痢、心肾不交所致多梦、遗精、阳痿等症	针 2～3 分钟；灸 3～5 分钟；贴压药籽 3～5 天换 1 次；贴压药膏 3～5 天换 1 次；按摩 3～5 分钟；激光照射 3～5 分钟；药物穴位注射等。 配穴： ①不寐：配耳神门、脾、肾 ②心慌、气短：配脑、耳神门、肾上腺 ③胸痛：配肝、胃、耳神门 ④卒中不语：配脑、肝、脾、舌 ⑤口疮：配脾、肾、三焦、耳神门、口、舌 ⑥脱骨疽：配脾、肾、耳神门及相应部位
肺： 备注：本穴是诊断肺与大肠病症、皮肤病的参考穴	耳甲腔内，在心穴上下周围	1. 有养肺气，通血脉之功。主治脉痹、心悸、气短、无脉症 2. 有宣肺平喘，除痰止咳之功。主治咳嗽、喘息 3. 有疏风解表，通鼻开窍之功。主治外感风寒、鼻渊、鼻衄、鼻不闻香臭、鼻不通气 4. 有倾泻腑实，利湿导滞之功。主治泄泻	同心穴 配穴： ①喘息：配对屏尖、气管、脾、肾、耳神门 ②咳嗽：配对屏尖、气管、脾、肾 ③外感风寒：配外鼻 ④鼻衄：配内鼻、肝 ⑤泄泻：配大肠、脾、小肠
肝： 备注：本穴是诊断肝胆病症的参考穴	耳甲艇的外下方，胃的后上方	1. 有养肝益血，祛风除痰，舒筋止痉之功。主治头晕、目眩、卒中偏瘫、月经不调、经闭、舌麻、肢麻、手足痉挛、抽搐等 2. 有疏肝理气，通经止痛之功。主治肝区痛、胁肋痛，绿风内障，缠腰火丹 3. 有补肾养肝，活血益目之功。主治眼疾、云雾移睛、眼底出血 4. 有疏肝利胆之功，主治肝胆疾患所致目黄、胁肋痛等	同心穴 配方： ①卒中偏瘫：配耳神门、心、肾、脑相应部位 ②月经不调：配耳神门、心、肾、脾、内分泌 ③肝郁：配胃、三焦、耳神门 ④眼疾：配心、脾、肾、眼、目 1、目 2

续表

耳穴	定位	功用及主治	治疗法
脾： 备注：本穴是诊断脾胃病症的参考穴	耳甲腔的外上方，胃的后下方	1. 有健脾生肌之功。主治食欲缺乏、肌痹、四肢痿症 2. 有健脾益血之功。主治月经不调，月经量少，出血疾病等 3. 有健脾利湿之功。主治腹胀、便溏、着痹 4. 有补中益气之功。主治久泄、脱肛、子宫脱垂 5. 有清热利湿之功。主治口疮、唇烂 6. 有健脾和胃之功。主治食欲缺乏、胃脘痛等症	同穴 配穴： ①食欲缺乏：配胃 ②月经不调：配肝、肾、子宫 ③脱肛：配直肠、三焦 ④子宫脱垂：配胃、内分泌、子宫 ⑤久泻：配胃、大肠、小肠、肾 ⑥着痹：配肝、肾、三焦相应部位 ⑦口疮：配舌、心、肾
肾： 备注：本穴是诊断肾脏疾患、骨病的参考穴	对耳轮上、下脚分叉处下方，在耳甲艇内	1. 有补肾固精，滋阴壮阳之功。主治阳痿、遗精、不育症，肾阳不足所致不寐、青盲、头昏、目眩 2. 有补肾健脑，益髓增骨之功。主治不寐、健忘、脱骨疽、牙齿松动、尿少、浮肿等 3. 有补肾益肺，补气平喘之功。主治肾不纳气作喘 4. 有补肾聪耳，滋水生发之功 5. 可调理膀胱。主治遗尿、癃闭、五更泻、耳鸣、耳聋、斑秃	同心穴 配穴： ①阳痿及不育症：配脾，肝、心、子宫 ②不寐：配耳神门、内分泌、心、脾 ③脱骨疽：配肝、脾、心、耳神门、内分泌 ④水肿：配心、脾、内分泌、三焦、相应部位 ⑤肾虚喘：配平喘、气管、肺 ⑥耳鸣：配肝、脑、内耳 ⑦斑秃：配肝、脾、脑 ⑧青盲：配眼、肝、脾、心、耳神门
小肠： 备注：本穴是诊断小肠与心病症的参考穴	耳轮脚上方中三分之一处，与食道穴相对应	1. 主消化吸收，分清泌浊。有清热利湿，通便止泻之功。主治赤痢、尿赤、尿痛 2. 有清热止痛之功。主治口舌生疮	同心穴 配穴： ①赤痢：配大肠、心、三焦 ②口疮：配心、舌、脾、肾

续表

耳穴	定位	功用及主治	治疗法
大肠： 备注：本穴是诊断大肠病症和肺部病症的参考穴	耳轮角上方之内三分之一处，与口穴相对	1. 可清热洁腑，通便止泻。主治泄泻、便秘 2. 有止咳平喘之功。兼治咳嗽、喘息	同心穴 配穴： ①泄泻：配脾、肾、小肠 ②便秘：配小肠、肾、三焦 ③咳喘：配肺、气管、平喘穴
胆： 备注：本穴是诊断胆与肝病症的参考穴	肝肾两穴之间	有疏肝利胆，理气止痛之功。主治胁痛、偏头痛、胆结石、目黄、缠腰火丹、疟疾	同心穴 配穴： ①胁肋痛：配三焦、肝 ②偏头痛：配相应部位、太阳穴（颞） ③胆结石：配肝、三焦、交感、大肠 ④缠腰火丹：配心、肝、肺、三焦 ⑤疟疾：配肝、脾、皮下质、内分泌
胃： 备注：本穴是诊断胃与脾病症的参考穴	耳轮脚消失处周围	有健脾和胃，补中益气，疏肝理气，和胃降逆之功。主治食欲缺乏、胃脘痛、恶心、呕吐、呃逆、癫狂症	同心穴 配穴： ①食欲缺乏：配脾 ②胃脘痛：配肝、脾、耳神门 ③恶心、呕吐：配肝、脾、三焦 ④呃逆：配肝、脾、交感 ⑤癫狂：配肝、脾、脑、耳神门
膀胱： 备注：本穴是诊断膀胱与肾病症的参考穴	对耳轮下脚的前下方，大肠血上方	有调理膀胱湿热，补肾益气之功。主治癃闭、尿急、遗尿、石淋	同心穴 配穴： ①癃闭：配肾、三焦、内分泌 ②遗尿：配肾、脾、三焦、交感 ③石淋：配肾、尿道、三焦
三焦： 备注：本穴是诊断三焦病症的参考穴	耳甲腔底部屏间切迹上方	有理气止痛，补心养肺，健脾益胃，补肾利水，滋水止泻之功。主治胁肋痛、消渴、癃闭、遗尿、水肿等症	同心穴 配穴： ①胁肋痛：配但、肝、相应部位 ②消渴：配心、肺、脾、胃、肾、膀胱

续表

耳穴	定位	功用及主治	治疗法
耳尖	耳尖穴在耳尖上，卷耳尖上是穴，耳轮顶端	活血止痛之功。主治感冒发热、暴发火眼、眼生翳膜、痄腮、针眼	三棱针点刺放血2～3滴，灯心草灸1壮，艾条灸3～5分钟配穴：①暴发火眼（目赤肿瘤）：配心、肺②眼生翳膜：配肝、胆③痄腮：配三焦、肺④感冒发热：配肺、三焦
耳尖前：又名痔核点。备注：本穴是诊断痔疾的参考穴	与对耳轮上脚下缘同水平的耳轮处	通经活络，消肿止痛。主治痔疮	针、灸、按摩、贴压药籽配穴：痔疮配大肠
结节：又名肝阳1、2	耳轮结节处	疏肝利胆。主治肝区痛	同心穴配方：肝区痛配肝、胆、脾、胃
耳轮：共6点	自耳轮结节下缘至耳垂下缘中点划为五等份共6点。由上而下分为轮1～6	有清热解毒，活血止痛之功。主治乳蛾、喉痹、头痛、眩晕	针、灸、放血、贴压、按摩配穴：①乳蛾：配肺、三焦、耳尖②头痛：配降压沟、肝、胆
结节内：有名过敏点、荨麻疹点。备注：本穴是诊断风疹块的参考穴	指、腕两穴之间	祛风止痒，养血安神。主治风疹块、痒疹	同心穴配穴：①风疹块：配心、脾、耳神门、相应部位②痒疹：配耳神门、相应部位
膝：又名膝关节。备注：本穴是诊断膝关节痛的参考穴	对耳轮上脚的中部	疏通经络，祛风止痛。主治痹症、膝关节肿痛	同心穴配穴：①痛痹：配肝、肾②着痹：配脾、三焦、肘

耳穴	定位	功用及主治	治疗法
坐骨神经点： 备注：本穴是诊断坐骨神经痛的参考穴	对耳轮下脚中1/3处	坐骨神经点是治坐骨神经痛的经验穴。有疏通经络，活血止痛之功。主治腿疼，下肢偏瘫	同心穴 配穴： ①下肢痛：配胆、三焦、膝 ②下肢偏瘫：配脑、三焦、心肝、肾
下肢端： 又名交感。 备注：本穴是诊断内脏疼痛的参考穴	对耳轮下脚的末端	用于治疗自主神经的经验穴。梳经理气，活血止痛，养血安神，疏肝利胆，通淋排石。主治肝区痛、胆结石、石淋、脱骨、胸痹、心悸、自汗、盗汗、眼疾、胸腹手术耳针麻醉、抑制胃酸	同心穴 配穴： ①肝去痛：配肝、胆、三焦 ②胆结石症：配肝、胆、三焦 ③石淋：配肾、膀胱、输尿管 ④脱骨：配心、肾、脾 ⑤心悸：配心、耳神门 ⑥心缓：配心、脾、内分泌、肾 ⑦胸腹手术：配耳神门、胃、相应部位
耳神门： 备注：本穴是诊断内脏疼、不寐症的参考穴	对耳轮上、下脚分叉处稍上方	耳神门是镇静止痛，安神的经验穴。有养血安神，祛痰止咳，活血止痛之功。主治不寐、脏躁症、咳喘、癫痫、高血压、耳针麻醉	同心穴 配穴： ①不寐：配心、肾、脾、脑 ②脏躁症：配心、肾、三焦、交感 ③喘咳：配肺、平喘、脾 ④癫痫：配肝、心、脾 ⑤高血压：配肝、心、肾、降压沟
又名子宫、内生殖器：精宫、天葵。 备注：本穴是诊断子宫病症和肾虚的参考穴	三角窝底之中部凹陷处	是治疗妇科病和不育症的经验穴。有调理冲任，温经止痛，补肾养肝，健脾利湿之功。主治月经不调、通经、带下、闭经、崩漏、不育症、睾丸抽痛	同心穴 配方： ①月经不调、闭经：配肝、脾、肾、交感 ②带下：配脾、内分泌 ③不育症：配肝、配、肾 ④睾丸抽痛：配肝、肾、耳神门

续表

耳穴	定位	功用及主治	治疗法
角窝上：又名降压点。备注：本穴是诊断高血压头痛的参考穴	三角窝内上方	是降压的经验穴。有补肾调肝，养血安神，祛风止痛之功。主治头痛、眩晕、高血压	同心穴配方：①头痛眩晕：配肝、肾、耳神门、脑②高血压：配降压沟、肝、肾、心、耳神门
对屏尖：又名平喘、腮腺。备注：本穴是诊断哮喘的参考穴	对耳屏的尖端	是治疗喘息及痄腮的经验穴。有宣肺止咳，理直平喘，清热解毒之功。主治喘息、咳嗽、痄腮	同心穴配穴：①咳喘：配肺、脾、肾、交感②痄腮：配耳尖放血或用灯心草灸
下屏尖：又名肾上腺。备注：本穴是诊断癌症的参考穴	耳屏下部隆起的尖端	是调节肾上腺和肾上腺皮质激素功能的经验穴。有清热解毒，活血化瘀，醒脑开窍，止咳平喘，祛风止痒之功。主治感冒伤风、行痹、昏厥、脉痹、喘咳发热、风疹块	同心穴配方：①伤风感冒：配肺、三焦、耳尖放血②脱骨：配肝、心、肾、耳神门③喘息：配平喘、肺、脾、肾④风疹块：配心、肾、交感、相应部位
皮质下：备注：本穴是诊断疼痛、肿瘤、不寐症的参考穴	对耳屏内侧下二分之一	是调节大脑皮层的兴奋和抑制的经验穴。有醒脑开窍，补中益气，活血之功。主治昏厥，内脏下垂	同心穴配穴：①昏厥：配耳神门、交感、心、肾②内脏下垂：配脾、胃、肾、交感
缘中：又名脑点。备注：本穴是诊断脑病的参考穴	对屏尖与轮屏切迹的中点之间	是治疗脑垂体功能障碍的经验穴。有健脾补肾，调理冲任之功。主治健忘症、月经过多、尿崩症	同心穴配穴：①月经过多：配子宫、脾、肝、肾②尿崩症：配肾、交感、三焦、脾③健忘：配肝、肾、脾
屏间：又名内分泌。备注：本穴是诊断生殖系统和内分泌紊乱所引起的病症的参考穴	耳甲腔底部屏间切迹内	是调节内分泌紊乱的各种病症经验穴。有调理冲任，补肾健脾，滋阴壮阳之功。主治月经不调、不育、阳痿、痹症、食欲缺乏、蛔疾、风疹块。	同心穴配穴：①月经不调：配子宫、脾、肝、肾②不育症、阳痿：配肾、脾、肝、子宫③痹症：配肝、脾、肾、三焦、相应部位④蛔疾：配肾上腺、肝、肾、皮质下

续表

耳穴	定位	功用及主治	治疗法
耳中：又名膈。 备注：本穴是诊断膈肌病症的参考穴	耳轮脚	是治疗膈肌痉挛的经验穴。有降逆止呃，止咳定喘，养脏止血之功。主治呃逆、咳喘、内脏出血、崩漏	同心穴 配穴： ①呃逆：配肝、胃、耳神门、三焦 ②咳喘：配肺、平喘、胃 ③出血：配肝、内分泌、肾、子宫
直肠：又名直肠下段。 备注：本穴是诊断直肠病症的参考穴	耳轮起始部，近屏上切迹出	是治疗痔疮、脱肛的经验穴。有活血消肿，补中提肛，清热利湿之功。主治内、外痔脱肛、痢疾引起下坠、便秘	同心穴 配穴： ①内、外痔：配大肠、肺、皮质下 ②脱肛：配脾、胃、脑、大肠 ③痢疾下坠：配大肠、小肠 ④便秘：配大肠、艇中、腹
尿道： 备注：本穴是诊断尿道疾病的参考穴	与对耳轮下脚下缘同水平的耳轮处	是治尿道疾患的经验穴。有清热利湿之功。主治尿急、尿频、癃闭、石淋	同心穴 配穴： ①尿急、尿频：配膀胱、三焦、肾 ②癃闭：配膀胱、三焦、内分泌 ③石淋：配膀胱、三焦、内分泌、肾
外生殖器	与对耳轮下脚上缘同水平的耳轮处	是治疗外生殖器病症的经验穴。有清热利湿，补肾止痒之功。主治阴部肿痛、湿疹、阳痿	同心穴 配方： ①阴部肿痛、湿疹：配肾、三焦、子宫 ②阳痿：配肾、肝、耳神门
外鼻： 备注：本穴是诊断鼻部病症的参考穴	耳屏正中	是治疗鼻、酒渣鼻的经验穴。有清热解表之功。主治鼻、酒渣鼻	同心穴 配穴： ①鼻：配肺、三焦 ②酒渣鼻：配肺、三焦、结节内

续表

耳穴	定位	功用及主治	治疗法
内鼻： 备注：本穴是诊断鼻内部病症的参考穴	耳屏内侧面的下1/2处	是治疗鼻疾及外感的经验穴。有清热解通开窍之功。主治鼻渊、鼻、伤风感冒	同心穴 配方： ①鼻渊：配肺、大肠 ②伤风感冒：配肺、肾上腺
口： 备注：本穴是诊断口部病症的参考穴	外耳道口后上方	是治疗面瘫、口疮的经验穴。有温通经络祛风散寒，活血止痛之功。主治面瘫、口疮	同心穴 配方： ①面瘫：配胃、大肠 ②口疮：配心、脾、肾、三焦
食道： 备注：本穴是诊断食道病症的参考穴	耳轮脚下方中1/2处	是治吞咽困难的经验穴。有通利食道，增进食欲之功。主治吞咽困难、食道处痛、开胸顺气	同心穴 配穴： ①吞咽困难：配胃、三焦 ②食道痛：配胃、脾、肝、三焦
十二指肠： 备注：本穴是诊断十二指肠病症的参考穴	耳轮脚上方的外1/3处，与贲门穴相对	是治疗十二指肠溃疡的经验穴。有理气和胃，活血止痛之功。主治胃脘痛	同心穴 配穴： 胃脘痛：配胃、肝、脾、三焦、耳神门
阑尾： 备注：本穴是诊断阑尾炎的参考穴	大、小肠两穴之间	是治疗阑尾炎的经验穴。有清热解毒，活血止痛之功。主治肠痈	同心穴 配方：与大肠、脾、交感配治肠痈
颊： 备注：本穴是诊断面颊病症的参考穴	5、6区交界线的周围	是治面部病症的经验穴。有温通经络，祛风散邪，活血止痛之功。主治面瘫、面痛、疖腮、面颊肿、痤疮	同心穴 配穴： ①面瘫：配胃、口、大肠、肝、脾 ②面痛：配胃、肝、胆 ③疖腮：配耳尖、三焦、胆 ④面颊肿及痤疮：配内分泌、肺、外鼻
眼： 备注：本穴是诊断眼部病症的参考穴	五区为眼	是治眼疾的经验穴。有清头明目，养血益精之功。主治赤肿痛、针眼、青盲、近视眼等	同心穴，可放血 配穴： ①目赤肿痛：配肺、肝、耳尖放血 ②针眼：配肝、胃、耳尖放血 ③眼生膜：配肝、胆、耳尖放血 ④青盲：配肝、肾、胆、脾、耳神门 ⑤近视：配肝、肾、脾

续表

耳穴	定位	功用及主治	治疗法
耳背沟：又名降压沟。备注：本穴是诊断高血压的参考穴	对耳轮上、下脚及对耳轮的耳郭背面成"Y"形凹沟部分	是降血压的经验穴。有清头降压，补肾调肝，养血安神之功。主治高血压	治法：三棱针放血、贴压药籽、磁珠。配穴：与肝、肾、耳神门、心配治疗高血压
目1：同目2。目2：备注：本穴是诊断眼病的参考穴	屏间切迹前下方为目1，后下方为目2	清头明目，养血益精。主治目赤肿痛，针眼，青盲，视物不清，近视等	治疗法、配穴同眼
颈椎：同腰骶椎。胸椎：同腰骶椎。备注：本穴是诊断颈椎、胸椎、腰骶椎病症的参考穴	轮屏切迹至对耳轮上、下脚分叉出分5等份，下1/5为颈椎，中2/5为胸椎，上2/5为腰骶椎	是治疗颈椎、胸椎、腰骶椎的经验穴。有疏通督脉、活血止痛之功。主治骨痹、颈、胸、腰骶部疼痛	同心穴。配方：①颈椎病：配心、肝、三焦、耳神门②胸椎病：配心、肝、三焦、耳神门③腰骶椎痛：配肾、大肠、三焦、耳神门
耳孔区：是古代灸穴	耳道孔中	是古今治疗口眼的经验穴。有祛风散寒，温经通络之功。主治口眼、面瘫、耳痛	治法：苇管器灸3～21壮。配穴：治面瘫与颊、胃、脾、肝配能提高疗效。

五、常用药籽的功用

1. 王不留行

王不留行为石竹科植物麦蓝菜的成熟干燥种子，产于我国辽宁、黑龙江、河北、山东、山西、湖北等省。

性味：苦，平。

归经：入肝、肾二经。

功效：通乳消肿，行血调经。

主治：乳汁不通，闭经，乳痛，疼痛等病症。

主要化学成分：种子含王不留行皂苷元，糖类。

按：本品是耳穴贴压药籽常用药物之一。其色黑，表面光滑，大小适宜，来源广泛。有补益肾气之功。

用此药作耳穴贴压治疗各种病症。

2. 绿豆

绿豆为豆科菜类植物，种子入药。我国各地均产。

性味：甘，寒。

归经：入心、胃二经。

功用：清热解毒，祛暑止渴。

主治：预防中暑，暑热烦渴。

按：本品是耳穴贴压常用药籽之一。其质硬色绿，表面光滑，来源广泛。有调肝祛风，养心通络，祛暑解毒之功。用于耳穴贴压治疗各种病症。

3. 莱菔子

莱菔子又名萝卜子，为十字科草本植物，种子入药。各地均产。

性味：辛，平。

归经：入脾、胃、肺三经。

功效：下气定喘，化痰消食。

主治：胸腹胀满，食积气滞作痛，痰喘咳嗽，下痢后重。

据以上作用，又取其质硬，表面光滑，来源广泛等优点，故作为耳穴贴压的常用药之一。治疗腹胀、食欲缺乏、咳喘、下痢后重等病症。

4. 白芥子

白芥子为十字花科植物，产于我国四川、山西等地，南欧、亚洲各地均产。

性味：辛，温。

归经：入肺经。

功用：豁痰利气，散结止痛。

主治：咳嗽，胸肋支满，寒痰壅滞，痹证，痰滞经络。

按：李时珍用于利气豁痰，除寒暖中，散肿止痛，止咳喘反胃，脚气，筋骨腰节诸痛。因本药质硬，表面光滑，药源广，故亦为耳穴贴压常用穴之一。

5. 急性子

急性子为凤仙科凤仙花草属植物。种子入药。全国各地均有栽培。

性味：微苦，温。

归经：入心、肝二经。

功效：活血通络，软坚散积。

主治：闭经，月经不调，难产，骨鲠咽喉，肿块积聚，泄泻，痢疾。

其药质硬，表面光滑，药源广，故也是耳穴贴压常用药之一。

第五篇　刮痧疗法

第十章　刮痧疗法简介

一、什么是刮痧疗法

刮痧疗法，就是运用各种工具，如苎麻、麻线、棉纱线团、铜线、银圆、瓷碗、瓷调羹或水牛角板等，蘸上水、香油、桐油、芫荽酒，或具有一定药物治疗作用的润滑剂、润肤露之类，在人体某一部位的皮肤上进行刮摩，使皮肤发红充血，出现一片片或一块块的青紫瘀斑或瘀点，即所谓"出痧"，从而达到预防疾病和治疗疾病的目的。它具有简便易行、治疗范围广泛等优点，是一项值得运用和推广的自然疗法之一。

二、刮痧疗法的起源和发展

刮痧疗法起源于何时，到目前为止，我们不太清楚，据文献所载，这一疗法起源在元代。元代医家危亦林在公元 1337 年撰写的《世医得效方》卷二就有"沙证"（古"沙""痧"通）。说沙证"古方不载……所感如伤寒、头痛呕恶、浑身壮热、手足指末微厥，或腹痛闷乱、须臾能杀人"，又说

"心腹绞痛，冷汗出，胀闷欲绝，俗谓绞肠痧，今考之，此证乃名干霍乱，此亦由山岚瘴气，或因饥饱失时，阴阳暴乱而致"。元代杨清叟撰，明代赵宜真集《仙传外科秘方》中的《救解诸毒伤寒杂病一切等证》里论有"绞肠痧证发，即腹痛难忍，但阴沙腹痛而手足冷，看其身上红点，以灯草蘸油点火烧之；阳沙则腹痛而手足暖，以针刺其十指背，近爪甲处一分半许，即动爪甲而指背皮肉动处，血出即安。仍先自两臂将下其恶血，会聚指头出血为好。又痛不可忍，须臾能令人死，古方名干霍乱，急用盐一两，热汤调灌入病人口中，盐气到腹即定。……"从上两段文字来看，沙证是指心腹绞痛，高热头痛，欲吐不得吐，欲泻不得泻，心中烦闷难耐，冷汗出，手足或冷或暖，短时即可致人死命的一种干霍乱病证，其致病原因是感受了山岚瘴气，或因饥饱失时，阴阳暴乱所致，治疗或用"灯草蘸油点火烧之"，或"以针刺其十指背，近爪甲处一分半许……下其恶血。"

　　明代时有了更具体的运用刮痧疗法治疗痧证的记载及关于痧证的病候论述。《证治准绳》里："干霍乱，忽然心腹胀满，搅痛，欲吐不吐，欲泻不泻，燥乱，愦愦无奈，俗名'绞肠沙'者是也。……刺委中穴并十指头出血亦好。"《万世家传保命歌括》中"干霍乱者，忽然心腹胀满，绞刺疼痛，蛊毒烦冤，欲吐不吐，欲利不利，状若心灵所附，顷刻之间，便致闷绝，俗呼'绞肠沙'者是也。宜用吐法、刺法、灸法。……刺法：委中二穴，以冷水，手拍起青，三棱针刺，去紫黑血，效。如腹痛而手足暖者，此名阳沙，以针刺其手十指头近爪甲处，令其血出，仍先自两臂捋下其恶血，令其指头出血为妙。如腹痛而手足冷者，此名阴沙，看其身上红点，以灯草蘸油，火淬之。"《医学正传》：治痧证，或先用热水蘸搭臂膊而以苎麻刮之，甚者针刺十指出血。或以香油灯照视胸背，有红点处皆烙之。

　　清代出现了具有代表性的著作，那就是《痧胀玉衡》，为郭志邃所写，是关于痧证及痧证治疗的专门著作，在这本书里，它全面论述了痧证的种类以及各种痧证的辨证和治疗，痧证种类有：闷痧、暗痧、落弓痧、噤口痧、伤风咳嗽痧、胎前产后痧、霍乱痧、绞痛痧、蛔结痧、头痛痧等。在治疗上，主张"痧在肌肤者，刮之而愈；痧在血肉者，放之而愈。""凡气分有痧，宜用刮；血分有痧，宜用放，此不易之法，至脏腑经络有痧，若昏迷不醒等症，非放刮所得治，兼用药疗之，无足怪也。"即痧证期间，若病邪浅在肌表、气分时，用刮痧疗法；病邪深在筋肉、血分时，用放痧疗法；若痧毒深入脏腑体内，致昏迷不醒者，则兼用药物治疗之。反映了病邪所在部位的深浅不同，采用的治法亦不相同。而刮痧所用的工具和所刮拭的部位，在《痧胀玉衡》中也叙述得很清楚具体：在"背脊颈骨上下及胸前胁肋两背肩臂痧证，用铜钱蘸香油刮之，或用刮舌刡子脚蘸香油刮之；头额腿上之痧，用棉纱线或麻线蘸香油刮之；大小腹软肉内之痧，用食盐以手擦之。"从上述可见痧证所刮拭的工具有多种，刮拭的部位亦不一样。

在古代，人们治疗痧证，运用了多种工具，诸如苎麻、棉纱线团、麻线、刮刡子脚等，蘸上水、香油、桐油、芫荽酒之类，进行治病活动，取得了很好的效果，并使这一古老疗法一直流传下来，散播在民间当中。过去在农村、山区及边远地方，老百姓们常常用瓷碗、瓷调羹或姜盐等，蘸上水或香油，治疗急性霍乱或突然中暑等疾病，疗效独特，是一种非常经济实效的治病疗法。

三、刮痧疗法的治病原理和治疗作用

刮痧疗法所以能够治疗疾病，是基于中医学的理论思想做指导。我们知道，人体有脏腑、营卫、经络、腧穴。脏腑，是构成人体的重要组成部分，是人体生命活动的根本，脏腑的功能活动是维持人体生命活动的一切；营卫，是人体加脏腑功能活动的产物，循行于人体的经脉内外，运行不止，环周不休，保证人体的内外上下各部组织正常功能活动，维护人体生命，它来源于先天，又不断地从后天得到补充；经络分布于人体全身，大到手足三阴三阳经，小到无数的浮络和孙络，其主要作用是联系脏腑、肢体和运行气血营卫，濡润滋养人身；腧穴，是脏腑、营卫、经络之气输注于体表，并且是它们在体表互为相通的点，人体中的腧穴共有 365 个，分布在各条经脉之上，其主要作用是通调人体营卫气血之气。脏腑、营卫、经络、腧穴四者联结成为一体，就构成了人体从内及外和从外达内的反应通路，而我们运用的刮痧疗法治疗疾病，正是基于人体这四者的关系，把它们连结成为一个从内及外与从外达内的治疗反应通路，运用刮板刮拭人体一定经穴部位上的皮肤，使之产生一定的刺激作用，从而达到疏通经络，通调营卫，和谐脏腑的目的。脏腑协调，营卫通利，经络顺畅，腧穴透达，则人体生命活动正常，人体健康无病。

据《中国民间刮痧术》载：现代医学认为运用刮痧自然疗法，就是通过刮拭手段，对一定的经穴部位或人体某个局部进行一定程度的刺激，使人体神经末梢或感受器产生效应，一方面通过神经反射或神经体液的传递，对中枢神经系统，发出刺激信号，通过中枢神经的分析综合，对机体各部功能产生协调作用并达到新的平衡；另一方面由于刮拭面宽，使局部产生热效应，局部的微血管和毛细血管扩张，致局部的血容量和血流量增加，有利于受损的细胞活化和死亡，促使代谢产物的交换、排出，也有利于受损组织的再修复、更新与功能的恢复，重新建立起人体顺应自然生理循环的医疗保健效应。用通俗的话讲，就是用刮痧术刺激皮肤，使皮下充血，毛细孔扩张，使秽浊之气由里出表，体内邪气宣泄，把阻滞在经络的病源呈现出体表，使病变器官、细胞得到营养和氧气的补充，使全身血脉畅通，促进人体的新陈代谢，使汗腺充血而得到开泄腠理，病邪从汗而解。周身气血畅通，人体损伤细胞活化，五脏六腑平衡协调，人体恢复健康。

四、刮痧疗法的工具和使用

（1）刮具和使用：传统上治疗痧证，使用的工具很多，如前所述。现在使用的工具，是用水牛角精心制作的刮痧板，它具有精致、小巧、光滑、圆润的特点，使用起来很方便，不会伤害皮肤，可以治疗包括痧证在内的许多疾病。

（2）辅助材料及使用：刮痧使用的材料有很多种，如润滑剂、润肤露、活血通络酊、去痛灵、正红花油等，都是采用有油性的调配剂，配上一些天然的具有某些治疗作用的药物，经过科学的工艺方法精制而成的。这些材料应用的目的，一方面起到光滑滋润作用，使刮摩起来不至于伤害皮肤，另一方面也可起到某种治疗作用。

五、刮痧疗法的种类和刮拭手法

（1）种类：刮痧的种类一般分为两种：直接刮痧和间接刮痧。直接刮痧，就是医生用工具直接作用于人体一定部位的皮肤上，通过直接刮拭人体皮肤，使其皮肤发红发紫，出现青紫红色瘀斑痧点来，这种方法多半用于体质较强壮而病证又属于实盛的病人。间接刮痧，就是医生先用毛巾或棉布之类物品，覆盖在病人需要刮拭的某一部位的皮肤上，然后用工具在毛巾或棉布上进行刮拭，使其皮肤发红发紫，或出现紫红色瘀点瘀斑来，这种方法多半用于婴幼儿、年老体弱，以及患有某些皮肤病的患者。

（2）刮拭手法：刮痧的操作手法有平刮、竖刮、斜刮、棱角刮、边角刮等。平刮，就是用刮板的平边，着力于施刮部位上，按一定方向进行较大面积的平行刮拭。竖刮，就是用刮板的平边，着力于施刮的部位上，方向为竖直上下而进行的大面积刮拭。斜刮，就是用刮板的平、边、弯，着力于施刮的部位上，进行斜向刮拭。棱角刮与边角刮，就是用刮板的棱角和边角，着力于施刮的部位上，进行较小面积或沟、窝、凹陷地方的刮拭，如鼻沟处、耳屏处、肘窝处、听宫、听会、神阙、骨骼、关节等等。根据《经络全息刮痧法》：

1）面刮法：用手持刮板，刮拭时用刮板的 1/3 边缘接触皮肤，刮板向刮拭的方向倾斜 30 度至 60 度，以 45 度角应用最为广泛，利用腕力多次向同一方向刮拭，要有一定的刮拭长度。这种手法适用于身体比较平坦部位的经穴部位。

2）角刮法：用刮板角部在经穴上自上而下刮拭，刮板面与刮拭皮肤呈 45 度角倾斜。这种手法多用于肩部、胸部的某些经穴部位。

3）点按法：用刮板角与经穴呈 90 度角垂直，由轻到重，逐渐加力，片刻后猛然抬起，使肌肉复原，多次重复，手法连贯。这种手法适用于无骨骼的软组织或处在骨骼凹陷部位，如人中、膝眼等经穴。

4）拍打法：用刮板一端的平面拍打体表部位的经穴。拍打法多在四肢特别是肘窝和腘窝进行，拍打时一定要在拍打部位先涂上刮痧润滑剂之类。

5）按揉法：用刮板角部20度角倾斜按压在穴位上，做柔和的旋转运动，刮板角平面始终不离开所接触的皮肤，速度较慢，按揉力度应深透至皮下组织或肌肉。常用于对脏腑有强壮作用的经穴，如合谷、足三里，内关等。

6）厉刮法：用刮板角部与经穴呈90度角垂直，刮板始终不离皮肤，并施以一定的压力做短距离（约1寸长）前后或左右摩擦。这种手法适用于头部经穴部位。

7）梳理经气法：按经络走向，用刮板自上而下循经刮拭，用力轻柔均匀，平稳和缓，连续不断。一次刮拭面宜长，一般从肘膝关节部位刮至指趾尖。常用于治疗刮痧结束后或保健刮痧时对经络进行整体调理，松弛肌肉，消除疲劳。

六、刮痧疗法的治疗原则和治疗方法

（1）治疗原则：总体上讲，就是要调整人体内外各组织、器官的功能活动，使它们之间协调一致，维持正常生命活动。具体来说：第一，要因时、因地、因人制宜，不同的时令季节、不同的地理环境、不同的男女大小，治疗都是不相同的；第二，要辨别疾病的虚和实，疾病属虚证，就用补法，疾病属实证，就用泻法；第三，要精选适宜的治疗部位，每一种疾病都可以精选到最具有疗效的经穴部位进行刮拭。

（2）治疗方法：刮痧法有补法和泻法。补法，就是用轻柔和缓的方法，进行较长时间的刮摩，这样可以使人体正气得到补助，是用于疾病虚证的治疗；泻法，就是用强烈有力的手法，进行较短时间的刮摩，这种方法可以祛除病邪，是用于疾病实证的治疗。

七、刮痧疗法的实施步骤

（1）医者手法的练习：首先选择一块棉布料做成口袋子，圆柱形、正方形、长方形的均可，装上大米、或小米、或细小沙粒之类，封住口边，成为纱布米袋子、沙袋子，以此作为操作对象；并再选用一块好的、光滑而小巧的刮板，然后左手持着米袋子或沙袋子，右手拿着刮板进行手法练习，从上到下，从内到外，按同一个方向刮拭，反反复复地练习。

（2）消毒工作：医生刮痧治疗时，要用蘸上75%酒精的棉球，擦拭刮具和要刮拭的部位的皮肤，这样可以防止病菌的感染，免招不良后果。运用的辅助材料，也一定是经过严格的科学鉴定后，方可以使用。

（3）病人的体位：刮痧治疗时，除医生要掌握一定方法外，病人也要有一个正确的姿势和体位，如坐式、卧式、俯式、仰式、侧式、屈曲式等。具体地说：如果刮拭人体头面、颈项、肩胛等部位，可以采取坐式、侧式、仰式和俯卧式等；如果刮拭人体胸腹、胁肋、腰背等部位，可以采取仰卧、侧卧和俯卧等式；如果刮拭人体臀部、四肢、肘窝、腘窝等部位，可以采取坐式、侧卧式、屈曲式等。另外，还有一些经穴部位和一些特殊刮拭部位，必须通过局部运动，以及一定姿势，运用不同的体位方式。

（4）刮拭操作方法：前面已叙述了各种刮拭手法，这里做进一步补充。根据病情，选择好有关的刮拭部位，或是主刮经穴部位，或是配刮经穴部位，然后在相关的经穴部位上涂抹上一些具有药性作用的滑润或润肤剂、润肤露之类，使皮肤光滑滋润，再用消毒过的刮板，在涂抹的皮肤上，以45度的倾斜角度，平面或上或下，或内或外，沿一定方向刮拭。一般是由上而下，由内及外，依次顺刮。在刮拭过程中，由点到线到面，或是由面到线到点，刮拭面或线可以尽量拉大拉长，如果是同一经脉上的经穴部位更是可以这样刮拭。在一些骨骼、关节、肘窝、腿弯等部位上，可以采取棱角刮拭，用力要均匀、适中，不要一时用力过猛，又一时用力过轻，刮至皮肤发红充血，出现青紫瘀点瘀斑，就可以换一个部位刮拭。注意拿刮板方法：用手掌握着刮板，刮拭时刮板厚的一面要对着手掌部位。

八、刮痧之经穴配伍的原则与方法

1）局部取经穴：即在疼痛的部位，或表现出不舒适症状的部位，以及病变邻近部位取经穴。

2）背部取经穴：即取脊背部督脉和膀胱经的腧穴。

3）远端取经穴：即在距离病变处较远的部位取经穴。

4）随症取经穴：即对症取经穴，针对全身性的某些疾病或证候取穴的一种方法。

九、刮痧之候气

刮痧之候气，是指刮拭时，除了让皮肤发红发紫，出现紫红色斑点外，还要有酸、麻、胀、重、沉的感觉，即所谓的"候气"。这种酸麻胀重沉的感觉是呈放射性的、扩散性的，并且是线状和片状的反应。

十、刮痧应用时的总体注意事项

（1）首先要选择一个好的治疗场所，空气流通清新，冬天时房间要暖和，夏天时房间要凉爽。

（2）刮拭过程中，要经常询问病人感受，是否有不适感，如烦躁不安，或面色发白，或冷汗，或脉跳过快，即马上停止刮拭，让病人坐下或平卧休息，喝上一些糖开水或盐开水。

（3）每当刮拭完毕后，擦干病人身上的水渍、油质，让病人穿上衣服。在以后的几天里注意休息，如有疼痛感，属正常反应。

（4）间隔 3 ~ 5 天刮拭 1 次，5 ~ 6 次为 1 个疗程。如果 1 个疗程不解决问题，可以继续第二个疗程，直到病好为止。

（5）刮拭的重点部位是脊椎、颈项、胸腹部、肘窝、腘窝等处；重点经穴有大椎、大杼、膏肓、神堂，即无论是治疗疾病还是预防保健都要首选这 4 个经穴部位刮拭。

（6）不可片面追求出痧，也就是说刮痧治疗时，有的病容易出痧，有的病却不一定，不要因为没有太多的出痧现象，就过分地刮拭，以免使某些病情加重。

（7）对于某些复杂危重的病人，除用刮痧治疗，更应配合其他诸如药物治疗，以免延误疾病。

十一、刮痧疗法的适应证和禁忌证

（1）适应证：刮痧疗法的适应证比较广泛，它可以用于多种病证的治疗，如感冒、咳嗽、哮喘、中暑、呕吐、呃逆、泄泻、痢疾、便秘、眩晕、失眠、健忘、惊悸怔忡、汗证、肺痈、吐衄、黄疸、水肿、积聚、淋证、癃闭、消渴、遗精、阳痿、疝气、卒中、面瘫、头痛、胸痹、胁痛、胃痛、腹痛、腰痛、痹证、痿证、疟证、坐骨神经痛、三叉神经痛、漏肩风；月经不调、痛经、经闭、崩漏、白带、妊娠恶阻、胎位不正、滞产、胞衣不下、乳缺、乳痈、产后恶露不尽、产后腹痛、产后血晕、产后发热；小儿惊风、小儿泄泻、小儿积滞、小儿疳疾、小儿顿咳、小儿发热、小儿疝气、小儿夜啼、小儿尿床、小儿痄腮、小儿鹅口疮、口疮、小儿虫病；丹毒、疔疮、风疹、湿疹、牛皮癣、带状疱疹、肠痈、痔疮、扭伤、落枕、耳鸣耳聋、聍耳、目赤肿痛、夜盲、针眼、眼睑下垂、近视、斜视、鼻渊、咽喉肿痛、牙痛、冻伤、毒蛇咬伤、面部色斑、扁平疣、痤疮、酒糟鼻、脱发、肥胖等。

（2）禁忌证：刮痧疗法尽管可以用于多种病症治疗，但它也有其禁忌证，如有出血倾向的疾病，如血小板减少症、白血病、过敏性紫癜等，不宜用泻法刮拭，甚或不用此疗法；新发生的骨折部位不宜刮拭，恶性肿瘤术后、疤痕处不要刮；化脓性炎症、渗液溃烂之局部皮肤表面，以及传染性皮肤病的病变局部禁止刮拭；原因不明的肿块及恶性肿痛部位不可刮拭；经期、妊娠期下腹部要慎刮或禁刮；某些年老体弱，或久病虚弱，心血管疾患等慎刮之。

第十一章　病症治疗

一、感冒

1. 病症

恶寒，头痛，鼻塞，周身四肢酸楚疼痛，咳嗽吐稀痰，无汗，脉浮紧，舌苔薄白；或发热汗出，微恶风寒，头痛，咳嗽吐稠痰，咽喉痛痒，口中干燥作渴，脉浮数，苔薄微黄。

2. 治疗

主穴：大椎、大杼、膏肓、神堂、风门、风池、合谷、列缺、前胸内外。

配穴：发烧加脊椎、肩胛一带；头痛加太阳；鼻塞不通加迎香；咽痛加少商。

方法：泻法刮拭大椎、大杼、膏肓、神堂等主刮经穴部位，待出现紫红色瘀点多处后，再配合刮拭其他经穴部位，每穴刮 3 ~ 5 分钟，以局部出现瘀点为好。少商经穴用放痧疗法。

附：药食调理

（1）葱酒小米粥：葱白 3 根，白酒、小米适量。加清水适量煮粥，热服取汗。

（2）茶叶薄荷饮：茶叶 5 克、薄荷 2 克。用开水冲泡二味，饮服。

二、咳嗽

1. 病症

以咳嗽为主。如因外感引起的咳嗽则兼有表证；如因内伤引起的咳嗽则兼有相关脏腑失调的病变证候。咳嗽吐痰，咽喉作痒，头痛寒热，脉浮，苔薄；或是咳嗽吐痰，胸脘痞闷，纳呆食少，脉濡滑，苔白腻；或咳嗽胸胁引痛，面赤咽干，苔黄少津，脉弦数。

2. 治疗

主穴：大椎、大杼、风池、身柱、膏肓、神堂、肺俞、脾俞、膻中、曲池、尺泽、列缺、太渊。

配穴：外感发热加合谷；胸闷兼喘加内关、天突、定喘；脾虚痰多加足三里、丰隆。

方法：先泻法刮拭大椎、大杼、风池、身柱、膏肓、神堂等经穴部位，使局部出现紫红色瘀点，再继以泻法刮拭膻中、曲池、尺泽、列缺、太渊各经穴，同样刮至局部发红为度。若咳嗽为肺脾虚者，用补法轻刮肺俞、脾俞经穴部位。

附：药食调理

（1）饴糖豆浆：饴糖1汤匙，豆浆适量。将饴糖倒入大碗中，用滚沸的浓豆浆冲入碗内，搅匀，顿服。

（2）姜枣煎：鲜姜15克、红枣30克、红糖30克。以三大碗水煎服，服后出微汗即愈。

三、哮喘

1. 病症

呼吸急促，胸闷气粗，喉中有哮鸣声，喘息不得平卧，甚则张口抬肩。如风寒引起的兼见痰多清稀色白，形寒肢冷；风热引起的兼见咳稠痰，发热汗出，口渴，小便黄；如病久体虚的，则气短乏力，神疲劳倦，无力气喘，脉弱。

2．治疗

主穴：大椎、大杼、风门、肺俞、膏肓、神堂、天突、膻中、定喘、丰隆、足三里。

配穴：风寒外束加尺泽、列缺；痰热壅肺加合谷、鱼际；肾虚而喘加肾俞、太溪。

方法：背部从大椎经穴部位通过定喘经穴部位直至肺俞经穴部位，胸部自天穴经穴部位至膻中经穴部位，以重手法泻法刮拭 3 ~ 5 分钟，并使每一局部出现紫红色瘀点瘀斑；同时再重刮丰隆、足三里经穴部位，并轻刮肾俞、太溪经穴部位，各 3 ~ 5 分钟。

附：药食调理

（1）醋煮鸡蛋：米醋、鸡蛋。用醋煮熟鸡蛋，去壳，再煮 5 分钟即好。食蛋，每次 1 个，每日 2 次。

（2）杏仁蜜：杏仁 50 克、蜂蜜 50 克，以水煎服。每日 1 次，服用 15 天。

四、中暑

1．病症

头晕头痛，身热，汗出不畅，胸闷烦躁，口渴，恶心呕吐，身体倦怠，神疲无力；甚至高热神昏，心慌，抽搐，汗出气短，面色苍白，两眼发黑，忽然晕倒。

2．治疗

主穴：前胸内外、脊椎、脊背及肩胛一带、两侧腋窝、肘窝、腘窝等处。

配穴：头痛加头维、太阳；呕吐加中脘、内关；昏迷加人中、百会；抽搐加太冲、合谷。

方法：首先重手法刮拭脊椎、脊背及肩胛一带部位，反复多次刮拭，并快速使局部出现大量紫红色痧点和青紫瘀斑，继之以重手法刮拭腋窝、肘窝、腘窝等处，同时稍轻刮拭前胸内外，以每一部位发红发紫为好。太阳、人中经穴部位，可用手扯痧 20 ~ 30 次。

附：药食调理

（1）西瓜汁：西瓜（三白西瓜），去瓤籽，用洁净纱布绞挤汁液，随量代水大量饮用。

（2）绿豆汤：绿豆适量，淘净，加清水，置于大火上煮开，再小火熬 15 ~ 20 分钟，待冷，取汤食用。

五、呕吐

1. 病症

胃寒呕吐，吐出清水稀涎，畏寒喜暖，苔白脉迟；胃热呕吐，吐时酸苦味臭，口中秽气，口渴喜冷饮；食积者，脘腹胀满疼痛，嗳气吞酸，厌食，大便干而多矢气，苔厚腻，脉滑实。

2. 治疗

主穴：大椎、大杼、膏肓、神堂、膻中至中脘、足三里、内关、公孙。

配穴：饮食停滞加天枢；肝气犯胃而呕酸加太冲；痰多加丰隆；脾胃虚弱吐稀涎，畏寒喜暖加脾俞、胃俞；呕吐不止加金津、玉液。

方法：重刮大椎、大杼、膏肓、神堂等经穴部位 3 ~ 5 分钟，然后从膻中至中脘、由上至下以重手法刮拭 3 ~ 5 分钟，待局部出现青紫或痧点为好。足三里、内关、公孙经穴部位亦分别重刮 3 分钟左右；脾俞、胃俞以轻手法刮拭 3 ~ 5 分钟；金津、玉液用三棱针点刺放痧；其余经穴均以中等手法刮拭之。

附：药食调理

（1）蔗姜饮：甘蔗汁 1 杯、生姜汁 8 滴。将二味混合服用，每日 1 ~ 2 次。

（2）萝卜蜜泥：萝卜 1 个、蜂蜜 50 克，将萝卜洗净切丝、捣烂成泥状，加蜂蜜拌食，分 2 次吃完。

六、呃逆

1. 病症

胸闷气逆上冲，喉间呃呃连声，声短而频繁；不能自行控制，甚则妨碍说话、咀嚼、呼吸、睡眠等，其呃声或疏或密，间歇时间没有定时。

2. 治疗

主穴：大椎、大杼、膏肓、神堂、膈俞、胃俞、呃逆穴、缺盆、膻中、内关。

配穴：胃寒而呃逆加中脘；胃热加内庭；胃虚加气海、足三里；阴虚加太溪；肝郁加太冲；痰多加丰隆。

方法：泻法。重手法刮拭大椎、大杼、膏肓、神堂经穴部位，待出现青紫或紫红色痧点瘀斑后，再同样以重手法配合刮拭其他经穴部位，每穴3～5分钟。其中气海、足三里、中脘经穴可用补法刮拭。

附：药食调理

（1）姜米粥：干姜、良姜各6克，粳米适量。将二姜煎煮取汁，再入粳米煮为粥，食之。

（2）丁香糖茶：绿茶1克、丁香9克、冰糖25克。将丁香捣烂，与茶、糖二味拌匀，加清水300毫升，浸泡一段时间即可。每日服2次。

七、泄泻

1. 病症

腹痛、肠鸣、腹泻，大便稀薄，甚至如水样。或恶寒发热，头痛鼻塞；或腹痛即泻，泻后痛减，泻下粪臭便腐；或大便时泻时止，反复发作，胸闷纳差；或黎明时泻，泻后即痛减，四肢不温，舌淡苔白，脉沉细等。

2. 治疗

主穴：大椎、大杼、膏肓、神堂、中脘、天枢、足三里至上巨虚、阴陵泉、内关。

配穴：脾胃虚弱加脾俞、关元俞、胃俞、大肠俞；肾气虚衰加肾俞、命门。

方法：泻法。重手法刮拭大椎、大杼、膏肓、神堂经穴部位 3 ~ 5 分钟，使局部出现青紫或紫红痧点来，然后再以重手法刮拭余者经穴部位 3 ~ 5 分钟，以局部发红为好。脾胃肾气虚弱者可用补法刮拭有关经穴。

附：药食调理

（1）山药薏米粥：山药 500 克、薏米 500 克。将二味煮粥食用。1 日 3 次，不拘量。

（2）板栗茯苓粥：栗子肉 1 两、大枣 10 枚、茯苓 12 克、大米 100 克。四味共煮粥，加白糖适量食用，每日服食。

八、痢疾

1．病症

腹部疼痛，里急后重，下利赤白脓血；或肛门灼热，小便短赤，口渴心烦，畏寒发热；或痢下黏稀白冻，下腹隐痛，胸脘痞闷，神疲肢冷，舌淡，脉细弱；或高热神昏，烦躁不安，甚则昏迷抽搐；或下痢时发时止，发作时便下脓血，里急后重，消瘦，肢体无力，舌淡，苔腻，脉弱。

2．治疗

主穴：大椎、大杼、膏肓、神堂、脾俞、胃俞至小肠俞、中脘、天枢、水分、梁丘、足三里、大敦。

配穴：泻法。重手法刮拭大椎、大杼、膏肓、神堂经穴部位，致局部呈现青紫或紫红色痧点，再以中等手法刮拭其他经穴部位各 3 ~ 5 分钟。如病程日久属虚者，可用补法治疗。

附：药食调理

（1）大蒜醋泥：大蒜数瓣、醋 1 小杯。将大蒜捣烂如泥，入醋中浸渍。缓食之。

（2）葱白粥：葱白 60 克、大米 50 克。将葱切细，合大米共煮粥。空腹食之。

九、便秘

1. 病症

大便数次减少，数日方行 1 次，类便难以解出。如属热壅，则身热口渴，脉滑，苔黄；如属气郁，则胁腹胀满或疼痛，噫气频作，脉弦，苔腻；如属气血虚，则面色㿠白唇爪白无华，头眩心悸，脉弱，舌淡；如属寒气凝滞，则腹中冷痛，脉沉迟，苔白润。

2. 治疗

主穴：大椎、大杼、膏肓、神堂、小肠俞、中髎、次髎、大横、天枢、腹结、外陵、关元、支沟、足三里、上巨虚、公孙。

配穴：热结便秘加曲池、合谷；气滞不通加中脘、行间；气血亏虚加脾俞、胃俞；下焦元气不足加气海。

方法：泻法而刮拭各经穴部位 3 ～ 5 分钟，使每一局部发红发紫为佳。其中补法刮拭气海至关元、脾俞至胃俞经穴部位，时间 5 分钟左右，也可以拉长时间。

附：药食调理

（1）黄豆皮汤：黄豆皮 200 克。用适量水煎黄豆皮。每日服 1 剂，分 3 次服。

（2）冰糖香蕉：香蕉 2 根、冰糖适量。用冰糖煮香蕉食用。每日 1 ～ 2 次，连食数日。

十、眩晕

1. 病症

头晕眩转，两目昏黑，泛泛欲吐，甚者如倒地现象，兼耳鸣耳聋，恶心呕吐，汗出身倦，肢体震颤。如兼肢体乏力，面色㿠光，心悸倦怠者，为气血不足；如兼腰酸脚软，舌红脉弦，又因情志而发作者，为肝阳上亢；如胸脘痞闷，食欲不振，呕吐纳差，苔腻脉滑，为痰浊中阻。

2．治疗

主穴：大椎、大杼、膏肓、神堂、颈侧至肩井（天柱、百会、风府、风池）、太阳、翳风、印堂、曲池、合谷、风市、足三里、三阴交、大敦、侠溪、涌泉。

配穴：气血不足加脾俞、气海；肾阴亏虚加肾俞、太溪；肝阳偏亢加行间、太冲；痰湿中阻加丰隆。

方法：泻法刮拭大椎、大杼、膏肓、神堂、颈侧至肩井一带，待出现紫红痧点瘀斑后，再配合刮拭其他经穴部位，其中太阳、翳风、脾俞、气海等经穴部位轻刮，每穴3～5分钟。

附：药食调理

（1）天麻蛋：天麻（粉）2克、鸡蛋1个。用蛋调匀天麻粉，蒸熟食。每日1～2次。

（2）银杏红枣汤：银杏仁3～6克、红枣适量。将银杏仁炒熟研粉，用红枣煎汤调服。每日1剂，分2次服。

十一、失眠健忘

1．病症

不易入睡或少睡，或睡而易醒，甚至彻夜难眠。其因病不同而各有兼证：或多梦易惊，健忘汗出；或头晕耳鸣，腰酸，舌红，脉细数；或善惊易怒，心悸多梦；或性情急躁烦乱，头晕头痛；或脘闷嗳气，腹部胀满，苔腻脉濡等。

2．治疗

主穴：百会、太阳、天柱、颈侧至肩井一带、膏肓、神堂、至室、内关、神门、三阴交、太溪。

配穴：心脾亏虚加心俞、脾俞；心肾不交加心俞、肾俞；脾胃不和加中脘、足三里；肝火上扰加行间、太冲。

方法：泻法。重手法刮拭各经穴部位3～5分钟。其中太阳经穴轻刮以免伤皮肤；脾俞、心俞、肾俞、中脘、足三里、太溪等用补法，轻刮或中等手法刮拭，各3～5分钟。

附：药食调理

（1）核桃仁粥：核桃仁 50 克、细大米适量。将核桃仁捣碎，大米淘净，加清水煮粥食用。每日用。

（2）五味子酒：五味子 30 克、白酒 0.5 千克。用白酒浸泡五味子 7 天后即成。每日服 1 ~ 2 次，每次 10 ~ 20 毫升。

十二、惊悸怔忡

1. 病症

心中悸动，时发时止，善惊易恐，坐卧不安，多梦易醒。或面色无华，头晕目眩；或心烦少寐，头昏耳鸣；或胸腹痞闷，神疲乏力，形寒肢冷；或心绪烦躁不宁，恍惚多梦等。

2. 治疗

主穴：大椎、大杼、风池、肩井、膏肓、神堂、心俞、前胸部、膻中至巨阙、神门、郄门、内关。

配穴：心血不足加脾俞、足三里；痰火内动加丰隆、阴陵泉；水饮内停加脾俞、三焦俞。

方法：先泻法刮拭大椎、大杼、风池、肩井、膏肓、神堂等经穴部位 3 ~ 5 分钟，再继以补法或泻法刮拭其余经穴部位。

附：药食调理

（1）仙人掌饮：仙人掌 60 克、白糖适量。将仙人掌捣绒取汁，开水冲化，调入白糖服用。

（2）参耳冰糖：白木耳 15 克、太子参 25 克、冰糖适量。二味煎煮熟，加冰糖再熬，食用之。

十三、汗证

1. 病症

自汗，汗出恶风，身体酸楚，寒热。或面色㿠白，畏寒肢冷，动则汗出甚；

或蒸蒸汗出,口渴喜饮,面赤心烦,大便干结。盗汗,睡时汗出,醒时汗止,心悸少寐,面色无华。或潮热盗汗,虚烦少寐,五心烦热,舌红少苔,脉细数。

2. 治疗

主穴:大椎、肺俞、心俞、神阙、关元、合谷、阴郄、复溜。

配穴:外感风寒,身体寒热加风池、列缺;面赤口渴,蒸蒸汗出加曲池、外关、内庭;心悸少寐加神门、三阴交;劳倦内伤加气海、足三里。

方法:以中等适度手法刮拭各经穴部位 3～5 分钟,以每一局部呈现青紫红色或痧点瘀斑为佳。

附:药食调理

(1)参枣茯苓饮:酸枣仁、人参、茯苓等份。三味共为细末,以米汤调服。每日 3 次,每次 6 克。

(2)韭菜根煎:韭菜根 100 克。加水煎煮,1 次服下。

十四、肺痈

1. 病症

咳嗽吐稠痰腥臭,甚者咳吐脓血,胸中疼痛,呼吸不利,口鼻干燥,口渴喜饮,烦躁,小便黄赤,舌红苔黄,脉滑数。

2. 治疗

主穴:大椎、大杼、膏肓、神堂、肺俞、膈俞、孔最、足三里。

方法:泻法刮拭各经穴部位 3～5 分钟。

附:药食调理

(1)猪肺绿白汤:猪肺 250 克、绿豆 200 克、白果 100 克。三味共煮汤,服食。

(2)百合薏米煎:百合 50 克、薏米 200 克。二味加水 5 碗煎煮,至 2 碗半。每日 1 剂,分 3 次服完。

十五、吐衄

1. 病症

口中或鼻中出血，或发热咳嗽；或口渴，烦热便秘；或口苦胁痛，烦躁易怒；或面色㿠白、神疲乏力、头晕、心悸、耳鸣等。

2. 治疗

主穴：大椎、大杼、膏肓、神堂、风池、上星、迎香、上脘、郄门、大陵、神门、合谷、二间、鱼际、厉兑。

配穴：肺热盛加少商；胃热盛加内庭；阴虚火旺加太溪。

方法：泻法，重刮大椎、大杼、膏肓、神堂、风池经穴部位；补法，轻刮太溪、上脘经穴部位；余者经穴以中等强度手法刮拭 3 ~ 5 分钟，其中刮拭迎香穴时当注意手法，不可损伤皮肤。

附：药食调理

（1）麦冬煎：鲜麦冬 0.5 千克。将麦冬捣绒绞汁或榨汁，入白蜜隔水加热至成饴糖状。每日服 1 ~ 2 次，每次 2 ~ 3 匙，温酒或开水化服。

（2）茅根生地煎：鲜茅根 100 克、细生地 50 克。二味水煎服。每日 1 剂，2 次服（注：忌辛辣之品）。

十六、黄疸

1. 病症

目黄、身黄、小便黄赤。若湿热黄疸，则面色黄而鲜明，发热，口渴，小便短少，腹胀便秘，舌红，脉滑数；若寒湿黄疸，则面色黄而晦暗，神疲乏力，食少便溏，畏寒肢冷，脘腹痞胀，舌淡，脉沉迟无力。

2. 治疗

主穴：大椎、大杼、肩井、膏肓、神堂、肝俞、胆俞、三焦俞、日月、水分、中脘、水道、阴陵泉、阳陵泉、足三里、内庭、太冲、胆囊穴。

配穴：恶心呕吐加公孙、内关；腹胀便秘加天枢、大肠俞。

方法：泻法。先重手法刮拭大椎、大杼、肩井、膏肓、神堂经穴部位，待局部出现紫红瘀斑后，再重手法刮拭其他各经穴部位 3 ~ 5 分钟。

附：药食调理

（1）荸荠 250 克，打碎。将荸荠煎汤，代茶饮用，每日用。

（2）泥鳅豆腐：泥鳅、豆腐。将泥鳅洗净，同豆腐炖食吃。每日食之。

十七、水肿

1. 病症

初起面目微肿，或足跗微肿，继则肿于四肢，甚或全身，皮肤光泽，按之没指，小便短少。如属阳证，多为急性发作，兼寒热咳喘，胸闷，或身体困重倦怠；如属阴证，则发病多由渐而始，兼面色苍白，不思饮食，腰酸楚，形寒肢冷，神疲，舌淡，苔白，脉沉。

2. 治疗

主穴：大椎、大杼、膏肓、神堂、肺俞、脾俞、三焦俞、肾俞、水分、气海、足三里、三阴交、合谷。

配穴：面部肿胀加水沟；四肢肿大加偏历、阴陵泉。

方法：重刮大椎、大杼、膏肓、神堂等主刮经穴部位，待出现紫红色瘀点后，再刮拭其他经穴部位；阳证用泻法，重刮水分、三焦俞等 3 ~ 5 分钟；阴证用补法，轻刮脾俞、肾俞等 3 ~ 5 分钟。

附：药食调理

（1）茅根赤豆粥：鲜茅根 200 克、赤小豆 50 克、大米 200 克。将茅根洗净，加水煎煮半小时，去渣，再加入淘净的赤小豆和大米，共煮粥食。1 日之内分餐食用。

（2）麦芽煎：小麦芽 10 克。将小麦芽用瓦焙黄，然后用水煎煮成浓汁，去渣，服之。每日 2 次。

十八、积聚

1. 病症

腹内胀满，按之有结块，或痛或不痛。或胸胁胀痛，情志不遂，易悲易忧；或脘腹胀痞，纳呆，便秘；或时有寒热，面黯消瘦，身体无力。

2. 治疗

主穴：大椎、大杼、膏肓、神堂、气海至中极、八髎、三阴交、蠡沟、中都、太冲、行间、交信。

方法：先泻法刮拭大椎、大杼、膏肓、神堂经穴部位，待局部呈现紫红色瘀斑后，再配合补法刮拭其余经穴部位。

附：药食调理

（1）吴萸硝石生姜酒：吴茱萸 11 克、硝石 40 克、生姜 36 克、黄酒 100 毫升。前三味药破碎，浸泡酒中 6 日，取上清液即得。先服 1 剂 15 毫升，不止痛再服。

（2）木天蓼枝叶酒：木天蓼枝叶 1000 克、黄酒 2000 毫升。前味去皮细切，布袋装，浸于酒中，春夏 7 天，秋冬 14 天即成。每服 10 毫升。

十九、淋证

1. 病症

排尿时茎中涩痛，淋漓不尽。或见少腹胀满，甚或忽然腰痛，有兼尿中见血；或尿中时挟带砂石；或小便浑浊，黏稠如皋；亦有不耐劳累，遇劳则发作者。

2. 治疗

主穴：大杼、大椎、膏肓、神堂、肺俞、三焦俞、大肠俞、关元俞、膀胱俞、中极、气海、水道、曲泉、阴陵泉、太溪、太冲。

配穴：热淋加三阴交、内庭；石淋加水泉；血淋加血海；气淋加气海；膏淋加脾俞、肾俞、百会。

方法：轻刮气海、脾俞、肾俞、百会等经穴部位 3 ~ 5 分钟；重刮其他经穴部位亦各自 3 ~ 5 分钟。

附：药食调理

（1）葡萄藕地饮：葡萄汁、生藕汁、地黄汁各等份。三味汁混合服用，每服半盅，入蜜温服。

（2）柿饼粥：柿饼、糯米各适量。柿饼细切，同糯米煮粥，食用。

二十、癃闭

1. 病症

小便涓滴不利，或点滴全无。少腹急痛，或胀或不胀；或面色㿠白，神气怯弱；或烦热口渴，舌红，苔黄，脉数。

2. 治疗

主穴：大椎、大杼、膏肓、神堂、中极、气海、大赫、曲泉、三焦俞、膀胱俞、水道、阴陵泉、三阴交。

配穴：肾虚不足加肾俞、太溪；中焦不化加足三里、尺泽。

方法：泻法刮拭大椎、大杼、膏肓、神堂经穴部位，待局部出现紫红色瘀点后，再配合刮拭其他经穴部位各 3 ~ 5 分钟，以每一局部发红、发紫为佳。

附：药食调理

（1）葱白煎：葱白适量。将葱白加水煎煮，去渣，分服。

（2）冬葵子蜂蜜：冬葵子 60 克、蜂蜜 60 克。冬葵子加水煎，后兑入蜂蜜，分 3 次服用。

二十一、消渴

1. 病症

口渴引饮，多食消瘦，小便频数而量多，舌红，苔黄，脉数；或大便干结，头昏无力，腰膝酸软。

2. 治疗

主穴：大椎、大杼、膏肓、神堂、肺俞、脾俞、胃俞、肾俞、尺泽、曲池、内关、血海、曲泉、足三里、太溪。

配穴：肺热盛加太渊、鱼际；胃火旺加内庭、厉兑；肾气虚加关元、复溜。

方法：（实证）泻法刮拭以上各经穴部位 3 ~ 5 分钟；（虚证）补法刮拭关元、复溜、肾俞、太溪、足三里等经穴部位 3 ~ 5 分钟。

附：药食调理

（1）水煮豌豆：青豌豆煮熟，淡食之；或用嫩豌豆苗捣烂绞汁，每服半杯，1 日 2 次。

（2）豆叶羊肺汤：羊肺、小豆叶。将羊肺、豆叶共煮熟，食用。

二十二、遗精

1. 病症

梦中遗精，夜寐小安，阳强易举。或头目晕眩，心悸，耳鸣，腰酸，精神不振等证。滑精则不拘昼夜，动念则常有精液滑出，形体瘦弱，脉象细软。

2. 治疗

主穴：大椎、大杼、膏肓、神堂、肾俞、八髎、志室、气海至关元、大赫。

配穴：梦中遗精加心俞、内关、神门；精自滑出加太溪、足三里、三阴交。

方法：泻法刮拭大椎、大杼、膏肓、神堂经穴部位 3 ~ 5 分钟；补法刮拭余者经穴部位 3 ~ 5 分钟，以每一局部发红发紫为佳。

附：药食调理

（1）山茱萸酒：山茱萸 30 ~ 50 克、白酒 500 克。将山萸浸入白酒中泡 7 天后即成。每日 1 ~ 2 次服，每次 10 ~ 20 毫升。

（2）莲子银耳鸡蛋汤：莲子 9 克、淮山药 15 克、银耳 6 克、鸡蛋 1 个或 2 个。将前三味共煎汤，打入鸡蛋，调上适量砂糖，服用。

二十三、阳痿

1. 病症

阴茎萎软无力,不能勃起或勃而不坚。头晕目眩,面色㿠白,神疲乏力,腰膝酸软,脉象细弱。

2. 治疗

主穴:大椎、大杼、膏肓、神堂、关元至气海、大赫、肾俞、次髎、曲泉、三阴交。

配穴:心气不足加心俞、阴郄;湿热下注加阴陵泉、三阴交、脾俞;宗筋弛缓加肝俞。

方法:泻法,以中等强度手法刮拭主刮经穴部位大椎、大杼、膏肓、神堂,使局部呈现紫红色瘀斑;后再以补法刮拭其他经穴部位各 3 ~ 5 分钟或时间稍长些。

附:药食调理

(1)狗肾汤:黄狗肾 1 具、羊肉 500 克。将狗肾、羊肉一起炖煮熟烂,调入食盐即成。吃肉喝汤。

(2)桃核芡实苡仁煎:胡桃核 20 克、芡实 20 克、薏苡仁 20 克。三味,以水煎服之。

二十四、疝气

1. 病症

少腹痛引睾丸,或睾丸阴囊肿大胀痛。如为寒疝,则阴囊冷痛,睾丸坚硬拘急控引少腹;如为湿热疝,则阴囊肿热,睾丸胀痛;如为狐疝,则少腹"气冲"部与阴囊牵连胀痛,立则下坠,卧则入腹,久之形成阴囊偏大。

2. 治疗

主穴:大椎、大杼、膏肓、神堂、关元、三阴交、太冲、大敦。

配穴:寒疝加归来;湿热疝加曲泉、阴陵泉;狐疝加三角灸。

方法：补法刮拭三角灸 3 ~ 5 分钟，余者皆用泻法刮拭，使每一局部发红发紫为度。

附：药食调理

（1）吴萸生姜黄酒煎：吴茱萸 14 克、生姜 7 克、黄酒 200 毫升。将药研碎，用酒煎煮沸，温分服之。

（2）酒煮大蒜：大蒜 1 瓣、黄酒 120 克、烧酒 60 毫升。将大蒜同酒放在 1 个碗内蒸熟。1 日分 3 次服用。

二十五、卒中

1. 病症

中经络：突然口眼㖞斜，肢体麻木，语言不利，口角流涎，甚则出现半身不遂。或兼见恶寒发热，舌苔薄白，脉象弦细或浮数。

中脏腑：突然昏仆，神志不清，半身不遂，舌强语涩，口眼㖞斜。如证见神志昏迷，牙关紧闭，两手握固，面赤气粗，喉中痰鸣，二便闭塞，舌苔黄腻，脉弦滑而数，为卒中闭证；如证见目合口张，鼻鼾息微，手撒遗尿，四肢厥冷，汗出，脉象细微，则为卒中脱证。

2. 治疗

主穴：大椎、大杼、天柱、膏肓、神堂（脊椎及脊柱旁开 1.5 寸处）、天宗、肝俞、肾俞、太冲、劳宫、丰隆。

配穴：卒中闭证加人中、百会、风池、十二井；卒中脱证加百会、关元、气海、足三里。上肢偏瘫加肩髃、曲池至手三里、外关、合谷；下肢偏瘫加环跳、髀关、梁丘、承扶、阳陵泉、足三里、绝骨、解溪。

方法：泻法，重刮以上各经穴部位 3 ~ 5 分钟或 5 ~ 10 分钟，使局部出现紫红瘀斑或渗出血液于皮下。其中人中、十二井穴可用三棱针点刺放痧；卒中脱证之用百会、关元、气海、足三里，以补法轻轻刮拭 3 ~ 5 分钟。

二十六、面瘫

1. 病症

睡眠醒来时，突然一侧面部麻木松弛，不能做蹙额、皱眉、露齿、鼓颊等动作。口角向健侧歪斜，漱口漏水，患侧额纹消失，鼻唇沟平坦，眼睑闭合不全，迎风流泪，少数病人初起耳后、耳下及面部疼痛。

2. 治疗

主穴：大椎、大杼、风池、翳风、太阳、阳白、四白、听会、颊车、颧髎、地仓、迎香、合谷。

配穴：风寒加曲池、列缺；风热加外关、内庭；病程长久加百会、足三里。

方法：泻法，重刮大椎、大杼、风池、曲池、列缺、外关、内庭、合谷等经穴部位，以局部出现紫红色或瘀斑为好；再轻刮面部诸经穴部位 3～5 分钟，以面之局部微红而不损伤皮肤为度。

附：药食调理

（1）防风煎：防风 25 克、蜈蚣 2 条。将蜈蚣研细末，用防风与蜈蚣细末加水同煎。服用、每日 1 次。

（2）千金子散：千金子 5 粒。将其捣细散末，撒在膏药上，涂于瘫侧上眼角及颊车穴位处。

二十七、头痛

1. 病症

头痛。或发作时痛势阵作，如锥如刺，痛有定处，甚则头皮肿起成块；或头两侧痛，目眩，心烦善怒，口苦面赤，脉弦数；或痛势绵绵，头目昏重，神疲乏力，面色无华，畏寒喜暖，脉细弱。临床上以疼痛部位不同，分前头痛、后头痛、头顶痛、偏头痛、全头痛。

2. 治疗

主穴：大椎、大杼、膏肓、神堂、颈侧至肩井一带、百会、足三里、合谷。

配穴：偏头痛加太阳、率谷、风池、头维、丝竹空、禾髎、内关、侠溪至足临泣；前头痛加印堂、阳白、上星至神庭、头临泣、头维、列缺；后头痛加风池、安眠穴、后顶至脑户、天柱、昆仑；头顶痛加通天、风池、行间至太冲、涌泉。

方法：以百会为中心，向前后左右方向，各分别刮拭 3 ~ 5 分钟；然后再以大椎、大杼、风池、膏肓、神堂、颈侧至肩井一带为重点，泻法刮拭之，使其出现青紫或紫红色瘀斑来。其余经穴，根据病证所在位置，或采用补法，或采用泻法，分别轻刮或重刮之。其中头面部经穴部位刮拭时，不要伤其皮肤；印堂经穴可以用手扯痧 20 ~ 30 次。

二十八、胸痹

1. 病症

胸闷如窒，呼吸不畅，咳嗽喘息，心悸，甚则胸痛彻背，背痛彻心，喘息不能眠卧，面色苍白，自汗出，四肢逆冷，舌淡苔白，脉象沉细。

2. 治疗

主穴：大椎、大杼、膏肓、神堂、肩井、肺俞、紫宫、玉堂、膻中、巨阙、中府、郄门至内关、通里至神门、解溪。

配穴：寒凝气滞加心俞、厥阴俞；痰浊壅盛加丰隆、足三里；瘀血阻滞加膈俞、三阴交。

方法：先以泻法，重手法刮拭大椎、大杼、膏肓、神堂、肩井经穴部位；后再以中等强度手法刮拭其余经穴部位，使每一局部呈现青紫色或紫红色为度。

附：药食调理

（1）竹黄酒：竹黄 60 克、白酒 1000 毫升。用白酒浸制竹黄 5 日即成。每日服 2 次，每次 1 小盅。

（2）木香郁金煎：木香、郁金各 10 克，黄酒适量。水煎前二味药，后用黄酒送服，每日 2 次。

二十九、胁痛

1. 病症

一侧或两侧胁肋疼痛。或疼痛攻窜不定，每因情志因素而发，胸闷，食少，嗳气，脉弦。或胁痛，口苦，胸脘痞闷，纳呆，恶心，呕吐，便黄，苔黄腻，脉弦数；或胁痛如刺，痛处不移，入夜更甚，胁下或见癥块，舌紫暗，脉沉涩；或两胁引痛，劳累而发，口干，心中烦热，头晕目眩，舌红少苔，脉弦细。

2. 治疗

主穴：大椎、大杼、膏肓、神堂、肝俞、胆俞、期门、章门、日月、内关、太冲。

配穴：肝气郁结加行间，阳陵泉；胁肋失养加脾俞、肾俞、足三里；闪挫外伤加膈俞、三阴交。

方法：泻法刮拭大椎、大杼、膏肓、神堂经穴部位，使出现紫红色瘀点瘀斑；再泻法刮拭余者经穴部位 3 ~ 5 分钟，其中脾俞、肾俞是用补法轻刮之，以局部发红为度。

附：药食调理

（1）香附子酒：制香附子 30 克、白酒 500 克。将香附子浸入白酒中泡 7 天后即成。每服 20 毫升，每日 3 ~ 4 次。

（2）土豆汁：土豆适量。将土豆洗净，切碎，以洁净纱布绞汁。每日饭前饮 1 汤匙。

三十、胃痛

1. 病症

胃脘疼痛，或突然发作疼痛，身体寒热，局部喜暖怕冷，口淡不渴，苔白；或胃中隐隐作痛，呕恶，泛吐清水，喜暖喜按，手足不温，神疲乏力，脉虚软。如肝气犯胃，则胃脘疼痛胀满，并疼痛牵引两胁下，嗳气频频，呕逆酸苦，苔薄白，脉象沉弦。

2. 治疗

主穴：大椎、大杼、膏肓、神堂、脾俞、胃俞、中脘、天枢、内关、合谷、足三里。

配穴：胃气虚弱加气海、章门；肝气犯胃加太冲、期门、阳陵泉；外感邪气加列缺、风池。

方法：泻法。重手法刮拭大椎、大杼、膏肓、神堂经穴部位，待出现紫红色瘀斑后，再重刮其他经穴部位各 3 ~ 5 分钟，其中脾俞、胃俞、中脘、章门经穴部位是以补法轻刮之。

附：药食调理

（1）糯米红枣粥：糯米、红枣适量。加清水煮二味成粥，食用。
（2）花椒姜糖水：花椒 2 克、老姜 6 克、红糖适量。三味加水煎服。每日 1 ~ 2 次。

三十一、腹痛

1. 病症

腹部疼痛，胀满、拒按，厌食，嗳腐吞酸；或腹部痞痛，痛势急暴，畏寒怕冷，大便溏薄，四肢不温；或腹痛绵绵，时发时止，痛时喜温喜按，神疲乏力，舌淡苔薄白，脉沉细。

2. 治疗

主穴：大椎、大杼、膏肓、神堂、胃俞、大肠俞、中脘、天枢、关元、梁丘、足三里。

配穴：寒邪盛脾阳不振加气海、脾俞；食滞内停加内庭、厉兑；少腹痛甚加三阴交。

方法：泻法，以重手法刮拭主刮经穴部位大椎、大杼、膏肓、神堂，以及胃俞、大肠俞、中脘、天枢、关元、梁丘、足三里等经穴部位；补法，以轻手法刮拭气海、脾俞经穴部位；再以中等量手法刮拭其余经穴部位，时间均为 3 ~ 5 分钟，以每一局部发红发紫为好。

附：药食调理

（1）鲜藕姜汁：鲜藕（去节）500克、生姜50克。将藕、姜洗净、剁碎，用洁净纱布绞取汁液。1日内分数次服完。

（2）羊肉汤：肥羊肉500克，去筋膜，切片，蒸熟或煮熟，加姜、蒜、酱油、食盐等调料，食用之。

三十二、腰痛

1. 病症

腰部一侧或两侧疼痛。如外感寒湿者，则腰部冷痛重着，转侧不利，遇阴雨寒冷则发病或加重。如血瘀气滞腰肌劳损者，则腰痛固定不移，痛如针刺，轻者俯仰不便，重者因痛剧而不能转侧，痛处不可触摸。如肾虚腰痛者，则腰部酸软空虚，隐隐作痛，绵绵不已，腿膝无力，劳累后则更甚，卧则减轻，有的可伴有神疲乏力倦怠，面色㿠白，手足不温，精冷等证；有的可伴有心烦失眠，口燥咽干，手足心热，尿黄，舌红，苔黄，脉数等证。

2. 治疗

主穴：大椎、天柱至大杼、至魄户、至膏肓、至神堂、命门至腰阳关、肾俞至腰眼、委中、委阳、昆仑。

配穴：寒湿盛加阴陵泉、三阴交；劳损腰痛加膈俞、三阴交；慢性腰痛加志室、太溪。

方法：泻法，重手法刮拭以上各经穴部位各3～5分钟，使每一局部出现青红紫色。慢性腰痛刮拭志室、太溪经穴，可以用补法轻轻刮拭之。

附：药食调理

（1）猪肾黑豆汤：猪肾1对、黑豆100克、茴香3克、生姜9克。四味共煮熟。吃肉、豆，喝汤。

（2）羊藿血藤酒：淫羊藿、巴戟天、鸡血藤各30克、白酒1000克、冰糖60克。五味共泡7天后服用。

三十三、痹证

1. 病症

风寒湿痹：肢体关节酸痛，活动则疼痛加剧，或部分肌肉酸重麻木，迁延日久，可致肢体拘急，甚则各部大小关节肿大。如风气偏重者，则疼痛呈游走性；如寒气偏重者，则局部痛甚而冷，得热可减轻；如湿气偏重者，则肢体沉重酸痛。

风热湿痹：关节疼痛，痛处有灼热感，或见红肿，痛不可触摸，得冷则舒缓，关节活动障碍，并兼有发热，口渴，烦闷不安，舌苔黄燥，脉象滑数等证。

2. 治疗

主穴：大椎、天柱至肩井、至大杼、至膏肓、至神堂、膈俞、肾俞、关元俞。

配穴：风寒湿痹加血海、足三里、阴陵泉；风湿热痹加曲池、外关、合谷；上肢痹痛加肩髃、肩髎、肩贞、曲泽、手三里、阳池、大陵、腕骨；下肢痹痛加环跳、委中、犊鼻、足三里、阳陵泉、解溪、昆仑、太溪；腰脊背部痹痛加脊椎部及身柱、命门、腰阳关、水沟。

方法：泻法，重刮以上各经穴部位 3 ~ 5 分钟。各关节部位可以用水牛角板的边角刮拭之；肾俞、关元俞也可用补法轻轻刮之。

三十四、痿证

1. 病症

四肢肌肉弛缓无力，运动障碍，甚则全无，肌肉日渐消瘦，日久不已则肌肉萎缩不用。如为肺热阴伤，则有发热，咳嗽，心烦，口渴，小便短赤；如为湿热蕴蒸，则见有身体发热重，胸闷，小便混浊，苔黄腻，脉濡数；如为肝肾不足，则见有腰脊酸软无力，遗精早泄，头目晕眩，舌质红，脉细数。

2. 治疗

主穴：大椎、大杼、膏肓、神堂、肺俞、肝俞、胃俞、中脘、足三里、肾俞。

配穴：肺热盛加尺泽；湿热不化加脾俞、阴陵泉；精血亏加太溪；上肢痿弱不用加肩髃、曲池、阳溪、外关、合谷；下肢痿弱不用加环跳、伏兔、梁丘、阳陵泉、悬钟、解溪。

方法：以轻手法刮拭肝俞、脾俞、肾俞、太溪经穴部位而为补法外，余者主刮经穴与配刮经穴均以重手法刮拭 5 ~ 10 分钟，使每一局部出现紫青红色瘀斑为止。

附：药食调理

（1）杜仲水酒煎：杜仲 30 克，加半酒半水煎，连服数剂，3 日行，5 日愈。

（2）起痿至神汤：熟地、山药、玄参、甘菊花各 30 克，白芥子 10 克，当归、白芍、台党各 15 克，神曲 6 克。诸味药加水煎服，每日 1 剂，分 2 次用。

三十五、疟证

1. 病症

寒热往来，汗出而息，休作有时。病之初，呵欠乏力，毛孔粟起，旋即寒战鼓颔，肢体酸楚，继而内外皆热，体若燔炭，头痛如裂，面赤唇红，口渴引饮，得汗则热退身凉。舌苔白腻，其脉寒战时弦紧、发热时滑数。间时而作，有一日一发，二日一发，三日一发的；如果久疟不愈，左胁下可出现痞块，按之作痛或不痛，叫作疟母。

2. 治疗

主穴：大椎至陶道、风池至肩井、至大杼、至膏肓、至神堂、间使、后溪。

配穴：热盛加一两个井穴；痰浊凝聚加丰隆；日久体虚加足三里。

方法：发作前及发作时以重手法刮拭以上各经穴部位 3 ~ 5 分钟，其主刮经穴大椎、风池、肩井、大杼、膏肓、神堂等处以出现紫红色瘀斑为佳。其病发作时，舌色现紫红者，可用放痧疗法，用三棱针点刺所选井穴，使血毒排出。

附：**药食调理**

（1）马兰糖饮：马兰 30 克、白糖 15 克。二味放入保温杯中，用开水冲泡，盖严，温浸半小时左右。发病前顿服之。

（2）二姜散：干姜、高良姜各 30 克。二味共研细末散，装瓶备用。每取 9 克，病发前 2 小时温酒送服。

三十六、坐骨神经痛

1. 病症

臀部、大腿后侧、小腿后外侧及足部发生烧灼样，或针刺样疼痛，活动则疼痛加重。如属原发性坐骨神经痛，起病呈急性或亚急性发作，沿坐骨神经有放射痛和明显的压痛点，起病数日最剧烈，经数周或数月则渐渐缓解，常因感受外邪而诱发；如属继发性坐骨神经痛，除原发病症外，咳嗽、喷嚏、排便等均可使疼痛加剧，腰椎旁有压痛及叩击痛，腰部活动障碍，活动时下肢有放射性疼痛感。

2. 治疗

主穴：大椎、天柱至大杼、至膏肓、至神堂、腰 3～5 夹脊、环跳、秩边、殷门、上髎、委中、阳陵泉、承山、昆仑。

方法：泻法刮拭以上各经穴部位 3～5 分钟，使每一局部呈现紫红色度。其中属原发性坐骨神经痛者，不刮拭腰夹脊，而只从患侧部位起始刮拭。

附：**药食调理**

（1）威灵仙散：威灵仙、白酒各适量。将威灵仙研为细末。每服 1 汤匙，白酒送下。

（2）八角刺根皮酒：鲜八角刺根皮 500 克、白酒 1500 毫升。将前味放入锅内炒干，再浸入白酒中泡 1 周后，取药液搽痛处，并早晚各服 15 克。

三十七、三叉神经痛

1. 病症

疼痛突然发作，以面颊和上、下颌部为主，病发时间短暂，数秒钟或数分钟后缓解，一段时间后又可反复发作，并常因触及面部的某一点而诱发，疼痛时呈阵发性闪电样剧痛，其痛如刀割、针刺、火灼，可伴有痛侧面部肌肉抽搐、流泪、流涕及流涎等现象。

2. 治疗

主穴：风池、大椎、大杼、膏肓、神堂、攒竹、阳白、鱼腰、四白、巨髎、颧髎、夹承浆、颊车、下关、合谷、内庭。

方法：泻法，以中等强度手法刮拭以上各经穴部位 3 ~ 5 分钟，其中面部诸经穴部位，用水牛角的边角刮拭，不要伤损面部皮肤。

附：药食调理

（1）芍药甘草煎：芍药（酒制）50 克、甘草（蜜炙）20 克。以水煎服之。

（2）麻黄附子细辛煎：麻黄、黑附子、细辛各 15 克，若左边痛加龙胆草 25 克，若右边痛加生石膏 25 克（先煎）。诸药加水共煎服，每日 2 ~ 3 次服。

三十八、肩关节周围炎

1. 病症

风寒外感者，肩部散漫疼痛，昼轻夜重，动则疼痛加剧，活动受限，局部畏寒，得温痛减，舌淡苔白，脉浮弦或浮紧；经脉失养者，肩痛日久，肩部筋经肌肉失养，挛缩而软短，举臂不及头，后旋不及背，酸痛乏力，局部畏寒，得温则减，受寒则剧，舌淡苔白，脉细。

2. 治疗

主穴：天柱至胸椎、颈侧至肩井、至魄户、至膏肓、至天髎、至天宗、膈关、肩贞、肩髃、中府、压痛点。

配穴：上臂疼痛加曲池至外关。

方法：泻法，以重手法刮拭以上各经穴部位，刮拭以局部出现紫红色瘀斑为止。

附：药食调理

（1）淫羊藿酒：淫羊藿 30 克、酒适量。将淫羊藿浸入酒中泡，夏日 3 天，冬日 10 天，春秋日 5 天，去渣，取酒汁饮，随意用。

（2）当归米酒饮：全当归 60 克，米酒 1000 克。将当归切片，浸入米酒中，泡 7 天后饮用。

三十九、月经不调

1. 病症

月经或先期或后期或先后不定期。先期者，即月经提前而至，甚至经行 1 个月 2 次，经色鲜红而紫，伴有烦热，口干渴而喜冷饮，舌红、苔黄、脉数；后期者，即月经推迟未潮，甚至四五十天 1 次，经色暗淡，畏寒喜暖，小腹发凉，舌淡苔白，脉迟弱；先后不定期者，即月经来潮无固定期限，经量或多或少，经色或紫或淡，体质虚弱，面色萎黄，舌淡，脉象细涩。

2. 治疗

主穴：大椎、大杼、肩井、膏肓、神堂、膈俞、气海至关元、至中极、血海、三阴交。

配穴：月经先期加太冲、太溪；月经后期加归来、足三里；月经先后不定期加肝俞、肾俞、脾俞、照海。

方法：重刮主刮经穴大椎、大杼、肩井、膏肓、神堂；并配合轻刮其余经穴各 3 ~ 5 分钟，使局部发红紫。

附：药食调理

（1）黑红苏木汤：黑豆 50 克、苏木 12 克。将黑豆炒熟研末，苏木水煎。服用时加红糖。

（2）生姜豆腐羊肉汤：豆腐 2 块、羊肉 50 克、生姜 15 克。加盐调味，煮熟食。

四十、痛经

1. 病症

实证：行经不畅，少腹疼痛。血瘀者，腹痛拒按，经色紫红而夹有血块，下血块后痛即缓解，脉象沉涩，舌质紫暗；气滞者，胀甚于痛，或胀连胸胁，胸闷泛恶，脉象弦。虚证：月经净后腹痛，痛势绵绵不休，少腹柔软、喜温喜按，经量减少，并每伴有腰酸肢倦、纳呆、心悸、头晕、舌淡、脉弱等证。

2. 治疗

主穴：大椎、大杼、肩井、膏肓、神堂、气海、关元、中极、胞肓、膀胱俞、次髎、血海、三阴交、地机。

配穴：肝郁胁痛加期门、太冲；气血亏虚加足三里、命门。

方法：泻法刮拭大椎、大杼、肩井、膏肓、神堂等主刮经穴部位，使局部现紫红色瘀斑，再配合补法刮拭其余经穴部位，一般 3 ~ 5 分钟。

附：药食调理

（1）艾叶胡椒煎：炒艾叶 10 克、胡椒 30 粒（捣碎）。二味煎水去渣，加红糖适量调服。

（2）红花糖水：红花 3 克、益母草 15 克、红糖 20 克。先煎前二味，去渣、取汁 50 毫升，加入红糖服用。

四十一、经闭

1. 病症

如果血枯经闭，则经量逐渐减少，终乃闭止，并见有纳呆食少，大便稀溏，面色唇爪色泽不荣，头晕心悸，精神疲倦，舌淡脉细涩；如果血滞经闭，则月经闭止，少腹作胀作痛，并伴有烦热，口渴，胸闷等证，重证时则腹部出现症瘕，大便干结，肌肤甲错，舌质紫暗或瘀点，脉沉弦而涩。

2. 治疗

主穴：大椎、大杼、肩井、膏肓、神堂、气海至关元、血海、三阴交、次髎、章门、阴陵泉、归来。

配穴：血枯经闭加脾俞、足三里；血滞经闭加肝俞、太冲。

方法：先泻法刮拭大椎、大杼、肩井、膏肓、神堂经穴部位，再配合刮拭其他经穴部位，3～5 分钟，以每一局部发红发紫为佳。

附：药食调理

（1）姜枣糖水：红糖 60 克、大枣 60 克、生姜 20 克。三味共煎汤水，代茶饮用。

（2）益母草煎：益母草、黑豆、红糖各 30 克、酒 30 毫升。药与糖、豆加水酒共煎煮。连续服用 1 周。

四十二、崩漏

1. 病症

崩中漏下。初起血量多，颜色紫红，血浓稠而夹有瘀块，腹痛拒按，便秘，口干作渴，是为实热者；血色鲜红，头晕耳鸣，心悸失眠，午后潮热，是为阴虚者；病久漏下，血色淡或晦暗，少腹冷痛，面色㿠白，神疲乏力，倦怠嗜卧，胃纳减少，是为气虚者；漏久不止，或崩血过多. 出现昏厥，面色苍白，冷汗淋漓，呼吸急促，四肢逆冷，脉微欲绝是为血脱者。

2. 治疗

主穴：大椎、大杼、肩井、膏肓、神堂、肝俞、膈俞、气海至关元、次髎、三阴交、隐白。

配穴：肾阴虚加肾俞、太溪；脾气虚加脾俞、足三里；肝郁实热加行间、太冲；崩中漏下较多加百会。

方法：刮拭以上各经穴部位 3～5 分钟。其中气海、关元、肾俞、脾俞经穴部位用补法刮拭。

附：药食调理

（1）翻白草黄酒煎：翻白草 25 克、黄酒适量。将翻白草切碎、用黄酒煎煮，去渣取汁。1 日 2 次服用。

（2）当归山鸡汤：山鸡肉 250 克、当归 15 克、熟地 15 克、女贞子 12 克。药与鸡共炖煮熟、调味。吃肉喝汤。

四十三、白带过多

1. 病症

带下量多，色白气腥，质稠无臭，绵绵不断，伴有腰膝酸重无力，神疲乏力，头晕肢软，食欲不振，便溏腹冷，舌淡苔白或腻或白滑，脉象缓弱或沉迟。

2. 治疗

主穴：大椎、大杼、肩井、膏肓、神堂、脾俞、肾俞、八髎、气海、带脉、三阴交、阴陵泉、太溪。

配穴：带下连绵不绝加冲门、气冲；带下量多加大赫、气穴。

方法：以中等手法刮拭以上各经穴部位各 3 ~ 5 分钟。

附：药食调理

（1）银杏鸡蛋：银杏 3 个、鸡蛋 3 个。二味共煮熟。食蛋与果、并喝汤。

（2）黄精冰糖煎：黄精 30 克、冰糖 30 克。药与糖共煎 1 小时成。饮汤食药，每日 2 次。

四十四、妊娠恶阻

1. 病症

脾胃虚弱者，妊娠四五十天，始觉脘腹痞胀，呕恶不食或食入即吐，四肢倦怠，思睡懒言，舌质淡或边有齿印，苔白，脉滑；肝胃不和者，呕吐苦水或酸水，脘闷胀痛，嗳气叹息，精神抑郁，舌淡苔白，脉弦滑。

2．治疗

主穴：大椎、大杼、膏肓、神堂、背腹部压痛点、幽门、天突、中脘、内关、足三里、阴陵泉、太冲。

配穴：痰湿壅盛加公孙、丰隆；呕吐苦水加阳陵泉；头晕头胀加百会、印堂、太阳。

方法：先刮拭主刮经穴大椎、大杼、膏肓、神堂及背、腹部压痛点 3～5 分钟，再配合刮拭其他经穴部位 3～5 分钟。

附：药食调理

（1）蔗姜饮：甘蔗汁 1 杯、生姜汁适量。二味混合后服用。

（2）生姜砂仁粳米粥：生姜汁、砂仁、粳米各适量。三味共煮粥。食之，每日 2 次。

四十五、胎位不正

1．病症

胎位异于胞宫的正常位置，如臀位、横位等。原因有多种，中医认为气血阻滞、肾阳受损，是导致胎位不正的主要原因。

2．治疗

主穴：大椎、大杼、膏肓、神堂、至阴。

方法：先取坐式，刮拭大椎、大杼、膏肓、神堂经穴 3～5 分钟；后仰卧式，再刮拭双脚至阴经穴 5～10 分钟。在刮拭至阴经穴时，当松解孕妇裤腰带，并随时注意在刮拭过程中孕妇神情的变化，防止孕妇昏晕。

附：药食调理

（1）升麻人参煎：升麻 9 克、人参 3 克。二味加水煎服。每日 1 剂，连服 5 剂。

（2）木枝甘草煎：柞木枝 60 克、甘草 10 克。二味加水煎服。每日 1 剂，分 2 次服。

四十六、滞产

1. 病症

孕妇临产时浆水已下，阵痛减弱，胎儿却不能娩出，并伴有精神疲倦、脉象沉细，甚或散乱。

2. 治疗

主穴：大椎、大杼、膏肓、神堂、合谷、三阳交、至阴、独阴。

方法：以中等强度手法先刮拭大椎等经穴部位（坐式、侧卧式），再配合刮拭合谷、三阴交、至阴、独阴经穴部位。刮拭时间可视具体情况而定。

附：药食调理

（1）神验保生无忧散：当归（酒洗）5克，川贝母3克，黄芪、荆芥穗各2.5克，厚朴（姜汁炒）、艾叶各2克，菟丝子4克，川芎4克，羌活1.5克，枳壳（麸炒）2克，甘草2克，白芍（酒洗炒）3克。上诸味药加生姜3片，清水适量共煎煮，空腹温服。

（2）芎归汤：当归、川芎各12克。二味水煎服，每日1剂，分2次服用。

四十七、胞衣不下

1. 病症

如果是气虚，产后胞衣不下，少腹微胀，按之不痛，有块不坚，阴道流血量多，色淡，并伴有面色㿠白，头晕心悸，神疲气短，畏寒喜暖，舌淡苔薄白，脉虚弱；如果是血瘀，产后胞衣不下，小腹疼痛，拒按，按之有块而硬，恶露甚少，色黯红，面色紫暗，舌质黯红，脉沉弦或沉涩。

2. 治疗

主穴：大椎、大杼、膏肓、神堂、气海、合谷、三阴交。

方法：先刮拭大椎等主刮经穴部位，再刮拭气海、合谷、三阴交经穴，时间3～5分钟，均以泻法刮之。

附：药食调理

（1）干姜艾叶米醋煎：干姜、艾叶各9克、米醋100毫升。前二味水煮后去渣，入米醋再煎片刻，温服之。

（2）白蜜饮：白蜜适量。用开水冲化，饮服之。

四十八、乳缺

1. 病症

乳少甚至全无，乳汁清稀，乳房柔软而无胀痛感，面色唇爪无华，心悸气短，纳少便溏，舌淡红，脉细弱；或乳汁不行，乳房胀硬而痛，胸胁胀满，食欲减退，大便干结，小便短赤，舌苔薄黄，脉弦或弦数。

2. 治疗

主穴：大椎、大杼、肩井、膏肓、神堂、膻中至天溪、乳根、关元、气穴、曲骨一带、足三里、脾俞。

配穴：乳汁分泌过少加尺泽；乳房胸胁胀满甚加内关、期门、太冲。

方法：重刮主刮经穴大椎、大杼、肩井、膏肓、神堂3～5分钟，待出现紫红色瘀斑后，再用补法刮拭足三里、脾俞、膻中、乳根等经穴部位3～5分钟，余者经穴部位以重手法刮拭，使局部发红为度。

附：药食调理

（1）红糖豆腐：豆腐250克、红糖100克。水煎，待红糖溶解后，加米酒50克。1次性服完，连服5天。

（2）沙参炖肉：南沙参30克、瘦猪肉500克。药与肉共炖煮熟。饮汤吃肉。

四十九、乳痈

1. 病症

乳房结块，并红、肿、热、痛，证重时则腐烂化脓外溃。本病往往发生在产后哺乳期间，尤以初产妇为多见。

2．治疗

主穴：大椎、大杼、肩井、天宗、膏肓、神堂、膺窗、乳根、膻中、曲泽、足三里。

配穴：胃经积热加上巨虚；肝郁气结加太冲。

方法：泻法。重手法刮拭以上各经穴部位各 3 ～ 5 分钟，使每一局部发红或出现紫红色瘀斑。

附：药食调理

（1）生绿豆粉：生绿豆 50 克，研细末。每次 9 克服用，开水吞服。

（2）猪蹄通草羹：猪蹄 2 只、通草 2 克。二味用纱布包裹共煮熟，做羹食之。

五十、产后恶露不下

1．病症

"恶露"，是指产妇分娩后，由阴道内排出的余血和浊液。临床上常见有气滞和血瘀两种。产后恶露不下，或下亦甚少，小腹胀痛，胸胁胀满，舌淡苔薄白，脉象弦，是为气滞；产后恶露甚少或不下，色紫暗，小腹疼痛拒按，痛处有块，舌紫暗，脉涩，是为血瘀。

2．治疗

主穴：大椎、大杼、肩井、膏肓、神堂、气海至关元、至中极、地机、间使、太溪。

方法：泻法，重刮以上各经穴部位 3 ～ 5 分钟。

附：药食调理

（1）红曲黄酒煎：红曲 10 ～ 12 克、黄酒适量。二味煎汁，温服之。

（2）黄酒蒸活蟹：活蟹 200 克、黄酒 100 毫升。二味共放锅内蒸熟食。吃蟹喝汤，每日 1 次吃完。

五十一、产后腹痛

1. 病症

产后小腹隐隐作痛，腹软而喜按，恶露量少色淡，头晕耳鸣，大便干燥，舌淡苔薄，脉虚细；或产后小腹疼痛、拒按；或得热稍减，恶露量少，涩滞不畅，色紫暗而有块；或胸胁胀痛，面色青白，四肢不温，舌质暗，苔白滑，脉沉紧或弦涩。

2. 治疗

主穴：大椎、大杼、天宗、膏肓、神堂、气海至关元、八髎、三阴交。

配穴：血虚加膈俞、足三里；寒凝气滞加命门、血海、太冲。

方法：泻法刮拭大椎、大杼、天宗、膏肓、神堂经穴部位 3 ～ 5 分钟，待出现紫红色瘀点瘀斑后，再以中等强度手法刮拭其他经穴部位各 3 ～ 5 分钟，以局部发红为好。膈俞、足三里可用补法刮拭。

附：药食调理

（1）羊肉生姜炖：羊肉适量、老生姜 60 克。二味共炖煮熟烂、食之。

（2）鸡冠花酒煎：白鸡冠花 10 克、酒 1 杯。鸡冠花以酒煎煮，去渣，饮酒。

五十二、产后血晕

1. 病症

产后阴道出血量多，人突然昏晕，面色苍白，心悸，愦闷不适，昏不知人，甚则四肢厥冷，冷汗淋漓，舌淡无苔，脉微欲绝或浮大而虚。

2. 治疗

主穴：风池、天柱、百会、大椎、大杼、膏肓、神堂、膻中、上脘、下脘、足三里、三阴交、大敦、侠溪、涌泉、内关、中冲。

方法：昏厥时用泻法，重刮以上各经穴部位 3 ～ 5 分钟，并可采用放痧疗法，用三棱针点刺中冲、涌泉或商阳经穴；待醒或平时可用补法刮拭以上各经穴部位。

附：药食调理

（1）糯米粥：糯米适量、葱数茎。糯米煮粥，临熟时加入葱茎，煮二三沸后食用。

（2）生姜煎：生姜 60 克，加水煎服之。

（3）童便酒饮：童便、酒各适量。二味混合调匀成汁，饮服。

五十三、产后发热

1. 病症

产后身体发热，或发热恶寒，小腹疼痛拒按，恶露有臭气；或寒热时作，恶露量少或不下，小腹疼痛拒按；或恶寒发热，肢体疼痛，咳嗽流涕；或产后失血过多，微热自汗，头晕目眩，心悸失眠等。

2. 治疗

主穴：大椎、大杼、膏肓、神堂、曲池、外关、合谷、三阴交。

配穴：外感邪气加风池、列缺；产后血虚不足加气海、血海、足三里、脾俞。

方法：泻法刮拭大椎、大杼、膏肓、神堂、曲池、合谷、三阴交、风池、列缺等经穴部位 3 ~ 5 分钟；补法刮拭脾俞、气海、血海、足三里经穴部位 3 ~ 5 分钟。

附：药食调理

（1）藕地汁：生藕汁 1 升、生地汁适量。二味汁混合，服之。

（2）黑豆葱头煎：黑豆适量、连根葱头 5 个。将黑豆炒至烟起，入葱头同炒，随入酒、水各适量煎煮，温服。

五十四、小儿惊风

1. 病症

急惊风：初起壮热面赤、摇头弄舌，咬牙错齿，睡中惊悸，手足乱动，烦躁不宁；继则神志昏迷，两目直视，牙关紧闭，角弓反张，四肢抽搐、颤动，或阵发或持续不已；或呼吸急促，便秘尿赤，脉象浮数紧弦，指纹青紫相兼。

慢惊风：面黄肌瘦，精神委顿，肢体倦怠，呼吸气缓，口鼻气冷，不思饮食，囟门低陷，昏睡露睛，四肢厥冷，或有吐逆，尿清便溏，或完谷不化，时有颈项强直，手足抽搐，脉象沉迟无力，舌淡苔白，指纹青淡。

2. 治疗

主穴：第七颈椎前后左右四处、脊柱两旁、胸背胁肋间隙、双肘窝、双腘窝。

配穴：急惊风加人中、印堂、合谷、涌泉；慢惊风加合谷、太冲、筋缩、足三里。

方法：泻法，中等强度手法刮拭以上各有关部位和经穴部位 3～5 分钟。由于小儿皮肤娇嫩，刮拭时不可太重，以免伤及皮肤。其中人中、太冲、涌泉经穴可用放痧疗法，印堂可用扯痧疗法。

附：药食调理

（1）甘遂乳香散：甘遂、乳香各 15 克。二药同研散末。每服 5 克，用乳香汤送下，或小便亦可。

（2）蝉芍黄芩煎：蚱蝉 0.9 克（去翅足、炙）、赤芍药 0.9 克、黄芩 0.6 克。上药加清水 2 大杯，煎至 1 杯，温服。

五十五、小儿泄泻

1. 病症

腹痛泄泻，便黄气臭，或泻下急迫如注，口渴，身热，小便短少；或便下稀溏色淡，臭气轻或为腥气，腹痛喜温喜按；前者为有热，后者为有寒。如果伤食而泻，则腹胀腹痛，泻后痛胀减轻，口臭纳呆，便腐秽酸臭、状如败卵；如果脾胃虚弱而致泄泻，则为久泻不愈，大便清稀如水样，并伴有不消化食物，面黄肌瘦，精神不佳等现象。

2. 治疗

主穴：脊椎两旁、手臂内侧直至肘窝、腘窝、身柱、大肠俞、天枢、水分、足三里。

配穴：呕吐加内关；腹胀加内庭；发热加合谷、曲池；泄泻甚加阴陵泉。

方法：补法，轻刮以上有关部位和经穴处3分钟左右。

附：药食调理

（1）丁香蜜米饮：丁香2克、陈皮3克。二味煎水取汁，加适量蜂蜜、米汤，服。

（2）炮姜大米粥：炮姜5克、大米30克。二味共煮成粥，加盐或糖食用。

五十六、小儿积滞

1. 病症

伤乳者，呕吐乳片，口中有乳酸味，不欲吮乳，烦躁不安，腹痛哭啼，苔白厚，指纹紫滞；伤食者，呕吐酸馊食物残渣，脘腹胀痛拒按，烦躁，纳呆厌食，大便臭秽，脉弦滑；如有脾虚者，兼见有面色萎黄，纳呆不欲食，便溏稀薄，腹胀满，舌淡苔白而厚腻，脉象细弱，指纹青淡。

2. 治疗

主穴：脊椎两旁、大椎至长强、脾俞、胃俞、大肠俞、中脘、气海、足三里。

方法：以中等强度手法刮拭以上有关部位和经穴处3分钟左右。

附：药食调理

（1）山楂煎：焦山楂10克、红糖适量。加清水煎服之。

（2）隔山消白糖饮：隔山消30克、白糖适量。隔山消煎水，加糖当茶饮。每日3～5次。

五十七、小儿疳积

1. 病症

发病缓慢，初起身微发热，或午后潮热，喜食香咸、酸味等物，口干腹膨，便泻秽臭，尿如米泔，烦躁不安，啼哭，不思饮食；继则积滞内停，肚大脐突，面色萎黄，形体消瘦，肌肤甲错，毛发稀疏；久延则见神疲肢软，面色㿠白，气虚乏力等证。

2. 治疗

主穴：第七至十七椎两旁、身柱、大杼、中脘、足三里、四缝。

配穴：腹胀便溏加天枢；夜卧不宁加间使；虫积加百虫窝。

方法：放痧，用三棱针点刺四缝经穴，放出少量黄水；并轻刮其他各经穴部位 3 分钟左右。

附：药食调理

（1）炒蚕蛹：蚕蛹适量，炒熟，调蜜吃。

（2）香姜牛奶：丁香 2 粒、姜汁 1 茶匙、牛奶 250 毫升。三味同放锅内煮沸，除去丁香，加白糖少许，即可食用之。

五十八、小儿顿咳

1. 病症

初咳时期，症似外感，常有咳嗽，流涕，微热，以后外感证消失，而咳嗽逐日加重；痉咳时期，咳嗽频频阵作，咳后有回吼声，反复不已，入夜尤甚，痰多而黏，吐后阵咳暂止；末咳时期，咳嗽次数减少，且持续时期缩短，咳嗽无力，气短声怯，咳痰清稀而少，面色淡白，纳食减少，舌淡，脉虚弱。

2. 治疗

主穴：大椎、大杼、风门、肺俞、膏肓、神堂、身柱、尺泽、列缺、太渊、丰隆、足三里。

方法：中等强度手法刮拭以上各经穴部位 3 分钟左右。

附：药食调理

（1）姜蒜红糖煎：大蒜 15 克、生姜 3 克、红糖 6 克。三味加水煎煮，分服之。

（2）饴糖萝卜汁：白萝卜汁 30 毫升、饴糖 20 毫升。将萝卜汁、饴糖、沸水适量一起混合、搅匀。顿服，每日 3 次。

五十九、小儿发热

1. 病症

小儿身体发热，或恶寒头痛，鼻塞流涕，咳嗽胸闷，吐痰，咽干，口渴喜饮，苔薄脉浮；或发热少气，肢体无力倦怠；或发热，午后、夜间加重，消瘦，盗汗，颧红，头晕；或发热腹胀满，嗳腐吐酸，纳差，苔腻等。

2. 治疗

主穴：风池、大椎、曲池、合谷、外关。

配穴：食积发热加天枢、中脘、足三里；咽喉肿痛加太渊、少商。

方法：中等强度手法刮拭以上各经穴部位 3 分钟左右，其中少商经穴用三棱针点刺放痧。

附：药食调理

四叶二皮煎：南瓜叶、丝瓜叶各 2 片，苦瓜叶 4 片，荷叶 1/4 片、梨皮 15 克、西瓜皮 30 克。均用鲜品洗净，加水煎 2 次，当茶饮用。

六十、小儿疝气

1. 病症

睾丸、阴囊肿胀疼痛，以及小腹牵引作痛，甚则痛剧难忍；或寒热，苔黄白，脉弦或沉细。

2. 治疗

主穴：大椎、大杼、膏肓、神堂、百会、气海、关元、三阴交、大敦、太冲。

方法：先以中等强度手法刮拭百会、大椎、大杼、膏肓、神堂经穴部位，待局部呈现紫红色时，再继以中等强度手法刮拭其余经穴部位 3 分钟左右，其中气海、关元经穴可用补法刮拭。

附：药食调理

（1）茴香无花果：无花果 2 个、小茴香 9 克。二味加水煎服。

（2）纸煨麻雀：生麻雀 3 只、茴香 9 克、胡椒 3 克、缩砂仁、肉桂各 6 克。将麻雀去毛及内脏，把药与佐料装入雀肚内，湿纸裹，煨熟，空腹酒下。

六十一、小儿夜啼

1. 病症

小儿睡喜伏卧，入夜则曲腰啼哭，四肢不温，食少便溏，面色青白，唇舌淡而舌苔白，脉象沉细，指纹青红；或睡喜仰卧，见灯火则啼哭愈甚，烦躁不安，小便短赤，面唇红赤，舌红，苔白，脉数，指纹青紫；或小儿时受惊骇恐惧，睡中时作惊惕，紧偎母怀；或夜间脉来弦急而数。

2. 治疗

主穴：大椎、大杼、膏肓、神堂、身柱、中脘、足三里、中冲。
方法：中等强度手法刮拭以上各经穴部位 3 分钟左右。

附：药食调理

（1）百合蜂蜜：百合 15 ～ 30 克、蜂蜜适量。二味煮熟，食用。

（2）葱白生姜煎：葱白 3 段、生姜 5 片。二味加水煎服。

六十二、小儿尿床

1. 病症

睡梦中尿床，轻者数夜一次，重者一夜数次，醒后方始察觉。常伴有面色㿠白，精神疲软，四肢无力，纳差消瘦等证。

2. 治疗

主穴：脊柱两旁、身柱、百会、三焦俞、肾俞、膀胱俞、次髎、中极、关元、命门、曲骨、三阴交、足三里。

方法：先泻法后补法，刮拭以上各经穴部位 3 分钟左右。

附：药食调理

（1）茶叶白糖红枣：茶叶 5 克、白糖 10 克、红枣 10 枚。红枣加水煮烂，入白糖、茶叶，搅匀后饮食之。

（2）韭菜烙饼：韭菜籽 15 克、面粉适量。将韭菜籽研细末，合于面里，烙饼吃。

六十三、小儿痄腮

1. 病症

发热，以耳垂为中心出现的弥漫性肿胀疼痛，甚则肿处拒按，咀嚼困难，口渴烦躁，伴有寒热头痛，倦怠无力，舌红苔黄，脉浮数等证。

2. 治疗

主穴：大椎、风池至肩井、大杼、角孙、翳风、颊车、手三里、外关、合谷、少商。

配穴：睾丸肿痛加太冲、曲池；惊厥抽搐加人中、涌泉。

方法：泻法。先放痧，点刺少商经穴，使其出血；后刮痧，重手法刮拭以上各经穴部位 3 ~ 5 分钟，以局部发红为度。

附：药食调理

（1）绿豆菜心粥：绿豆 100 克、白菜心 3 个。绿豆洗净、加水适量煮烂成粥，加入白菜心，再煮 20 分钟成。1 天分 2 次食用，连吃 4 天。

（2）板蓝甘草煎：板蓝根 25 克、双花 20 克、蒲公英 15 克、甘草 10 克。四味加水同煎服。每日 1 剂，分 2 次服。

六十四、小儿鹅口疮、口疮

1. 病症

鹅口疮：口腔内出现白屑，逐渐蔓延，白屑互为堆积，状为凝乳块，随插随生，不易清除，伴有烦躁不安，啼哭不休，甚则妨碍饮食，吞咽困难，呼吸不利。

口疮：唇舌或颊内、齿龈等处黏膜有大小不等、数目不一的黄白色或白色溃烂点，兼有发热、颧红、烦躁、小便短赤、舌红苔黄、脉数等证。

2. 治疗

主穴：大椎、大杼、膏肓、神堂、地仓、廉泉、曲池、合谷、通里、劳宫、足三里。

方法：泻法，以中等强度手法刮拭以上各经穴部位 3 ~ 5 分钟，使每一局部发红为好。

附：药食调理

（1）茶叶含漱：茶叶 5 克。用 200 毫升沸开水冲泡加盖，待温后含漱口腔。每 10 余次，治愈止。

（2）米泔水擦：米泔水适量。每日用干净棉纱布蘸米泔水（即淘米水）涂擦患处。

六十五、小儿虫证

1. 病症

脐腹周围疼痛，时作时止，食欲不振，恶心呕吐、口角流涎，面黄不泽，消瘦，睡中错齿，鼻孔作痒；或饮食异常，夜间睡眠不安，肛门周围及会阴部瘙痒，大便时排出有虫体。

2. 治疗

主穴：大椎、大杼、膏肓、神堂、天柱、中脘、足三里、阳陵泉、内关。
配穴：蛔厥加迎香、四白、胆囊穴、人中；蛔入阑尾加阑尾穴。

方法：泻法，先以中等强度手法刮拭大椎、大杼、膏肓、神堂经穴部位，待出现青紫色或紫红色瘀斑后，再以中等强度手法刮拭其余经穴部位3～5分钟，使局部发红发紫。

附：药食调理

（1）独蒜牛乳羹：牛乳250克、独大蒜25克。二味共煮成羹，温服。

（2）白矾葱椒煎：白矾1.5克、红葱3寸、花椒21粒。三味加水煎服。每日1剂，分2次服。

六十六、丹毒

1. 病症

发病迅速突然，患处皮肤焮红灼热疼痛，按之更甚，局部边缘清楚而稍突起，很快向四周蔓延，中间由鲜红转为暗红，经数天后脱屑而愈。或发生水泡，破烂流水，疼痛作痒；亦有烦渴身热，便秘，小便短赤，甚至见有壮热、呕吐、神昏谵语，痉厥等邪毒内攻之证。

2. 治疗

主穴：大椎、大杼、膏肓、神堂、曲池、合谷、血海、委中、阴陵泉。

方法：泻法刮拭以上各经穴部位5分钟左右，以局部出现青紫红色为度。

附：药食调理

（1）大蒜泥：大蒜适量。捣大蒜如泥状。用时敷患处。

（2）葱白汁：葱白适量。将葱白捣烂取汁。用时涂抹患处。

六十七、疔疮

1. 病症

初起状如粟粒，颜色或黄或紫，或起水泡，脓疮，根结坚硬如钉，自觉麻、痒而疼痛微，继则红肿灼热，肿势蔓延，疼痛增剧，多有寒热，甚则壮热躁烦，呕吐，神志昏聩。

2. 治疗

主穴：大椎、大杼、膏肓、神堂、灵台、曲池、手三里、养老、合谷、足三里、阳陵泉、筑宾及局部。

方法：泻法。先以重手法刮拭大椎、大杼、膏肓、神堂经穴部位，使之出现紫红色瘀斑，再继以重手法刮拭其余经穴部位 3 ～ 5 分钟，使其同样出现紫红色。病变之局部处当轻刮之。

附：药食调理

（1）白芷生姜煎：白芷 3 克、生姜 30 克。二味加水酒煎煮，去渣，顿服。

（2）菊花甘草汤：白菊花 120 克、甘草 12 克。二味加水煎，顿服，渣可再煎服。

六十八、风疹

1. 病症

发病迅速突然，身上突现疹块，数十分钟或数小时后自行消退，或退后又发，发时皮肤瘙痒异常，局部成块成片，可伴有呼吸困难、腹痛等症状。

2. 治疗

主穴：大椎、风池至肩井、大杼、膏肓、神堂、曲池、合谷、血海。

配穴：恶心呕吐加内关；腹痛腹泻加天枢；疹色鲜红加膈俞、委中；疹色淡白加气海、足三里。

方法：泻法刮拭大椎、风池、肩井、大杼、膏肓、神堂经穴部位，待局部发红充血，出现紫红瘀斑后，再配合刮拭曲池、合谷、血海经穴部位 3 ～ 5 分钟，使其皮肤发红为度。

附：药食调理

（1）鸡冠花饮：白鸡冠花、向日葵各 9 克，冰糖 50 克。药煎汁，冰糖调味炖服之。

（2）薄荷蝉蜕散：薄荷、蝉蜕等份为末。温酒调服，每次 3 克。

六十九、湿疹

1. 病症

周身或胸背、腰腹四肢都出现红色疹粒，或皮肤潮红而有集簇或散发性粟米大小的红色丘疹或丘疹水泡，瘙痒，抓破流黄水，或皮肤损坏溃烂；常伴有心烦、口渴、便干尿赤等证。慢性的经常反复发作，绵绵不愈，日久皮肤逐渐增厚，皮纹增粗，出现鳞屑，苔藓样改变。

2. 治疗

主穴：大椎、大杼、膏肓、神堂、肺俞、脾俞、曲池、内关、合谷、足三里、三阴交。

方法：泻法。先刮拭大椎、大杼、膏肓、神堂；再刮拭肺俞、脾俞、曲池、内关、合谷、足三里、三阴交，以每一经穴部位发红发紫为度。

附：药食调理

（1）绿豆海带汤：绿豆、海带、海藻、云香（臭草）。四味加水煎，入红糖调服。

（2）绿豆鸡蛋清：绿豆60克、鸡蛋清1只。将绿豆研末，和鸡蛋清调匀，涂敷患处。

七十、牛皮癣

1. 病症

皮疹发生及发展迅速，皮肤潮红，皮疹多呈对称性点滴状，鳞屑较多，表层易剥离，基底有点状出血，瘙痒，并伴有口舌干燥，心烦易怒，大便干结，小便赤黄，舌红苔黄或腻，脉弦滑或数。病程日久则皮疹色淡，皮损肥厚，颜色暗红，经久不退，舌质紫暗或见瘀点、瘀斑，脉涩或细缓。

2. 治疗

主穴：风池、大椎、大杼、膏肓、神堂、肺俞、肝俞、肾俞、曲池、内关、神门、血海、足三里、三阴交、飞扬。

方法：泻法刮拭以上各经穴部位 3 ~ 5 分钟。不要伤及患处。

附：药食调理

（1）皂角醋：皂角、醋各适量。将皂角去皮研碎，加醋煎煮少许，用时涂抹患处。每日用 4 次。

（2）茶树根：茶树根 50 ~ 100 克。将茶树根切片，加水煎浓。每日 2 ~ 3 次口服。

七十一、带状疱疹

1. 病症

初起皮肤发热灼痛，或伴有轻度发热，疲乏无力，食欲不振；继则皮肤潮红，出现绿豆或黄豆大小的簇集成群水疱，累累如串珠，聚集一处或数处，排列成带状。疱液初起透明，五六天后转为浑浊。轻者仅皮肤刺痛，无典型水疱，重者小疱变成大疱或血疱，疼痛剧烈，后期（二三周），疱疹逐渐干燥、结痂，最后结痂退掉而愈。

2. 治疗

主穴：大椎、大杼、膏肓、神堂、太阳、头维、曲池、外关、合谷、血海、足三里、三阴交、阳陵泉、侠溪、内庭。

方法：泻法刮拭以上各经穴部位 3 ~ 5 分钟。

附：药食调理

（1）马齿苋糊：鲜马齿苋适量。将其洗净，捣烂成糊状。用时涂抹患处。

（2）雄黄烟袋油：雄黄末适量、烟袋油少许。将二味混合调匀。用时涂敷患处，每日涂 3 ~ 4 次。

七十二、肠痈

1. 病症

初起脘脐部作痛，旋即移至右下腹部，以手按之则疼痛加剧，痛处固定小移，腹皮微急，右腿屈而难伸，并有发热恶寒，恶心呕吐，便秘尿黄，苔薄黄而腻，脉数有力等证。若痛势剧烈，腹皮拘急拒按，局部或可触及肿块，壮热自汗，脉象洪数，则为重证。

2. 治疗

主穴：大椎、大杼、膏肓、神堂、天枢、阑尾穴、足三里至上巨虚、曲池。

配穴：发热加合谷、外关；腹胀便秘加中脘、支沟。

方法：泻法刮拭以上各主刮经穴与配刮经穴部位 3 ~ 5 分钟，使局部出现紫红瘀斑为好。

附：药食调理

（1）红藤紫花地丁：红藤 10 克、紫花地丁 10 克。二味加水煎服。每 2 小时服 1 次。

（2）花地川军煎：川军 6 克、双花 20 克，生地、花粉、丹皮、蒲公英、紫花地丁各 4 克，连翘 3 克。诸药加水共煎服。每日 1 剂，2 次服。

七十三、痔疮

1. 病症

自觉肛门处有异物感，实为痔核突起，出血，但血量不等，其颜色鲜红或暗红，疼痛或不痛，严重时可致局部肿胀、糜烂、坏死。

2. 治疗

主穴：第七胸椎两旁、大杼、膏肓、神堂、腰骶部、肾俞至长强、百会、孔最、足三里、三阴交。

配穴：湿热壅聚加阴陵泉、三阴交；气虚日久加关元、气海。

方法：泻法刮拭以上各经穴部位 3 ~ 5 分钟，除长强经穴外，以每一经穴处刮拭发红充血为止。

附：药食调理

（1）益母草粥：益母草叶适量、粳米适量。以上加清水煮粥食用。

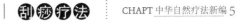

（2）猪肉槐花汤：瘦猪肉 100 克、槐花 50 克。二味煮汤服食。

七十四、扭伤

1. 病症

临床表现为受伤部位肿胀、疼痛、关节活动障碍等。

2. 治疗

主穴：大椎、大杼、膏肓、神堂、肩井。

配穴：颈部扭伤加后溪、风池、悬钟；肩部扭伤加肩髃、肩髎、肩贞、肩内陵；肘部扭伤加手三里、曲池、小海、天井、曲泽、四渎；腕部扭伤加阳溪、阳池、阳谷、外关、阿是穴；腰部扭伤加肾俞、大肠俞、腰阳关、承山、委中、后溪、人中；骶部扭伤加大椎、命门、长强、哑门；髋部扭伤加环跳；膝部扭伤加梁丘、血海、犊鼻、阳陵泉、足三里；踝部扭伤加解溪、申脉、昆仑、丘墟、悬钟，太溪、照海。

方法：泻法，重手法刮拭以上各经穴部位 3 ~ 5 分钟，尤其重刮患处经穴部位。

附：药食调理

（1）三七散：三七适量，研细末散，用酒冲服。每日 2 次，每次 1 克。

（2）骨脂延胡散：补骨脂、延胡索各等份。二味共研细末散。每次服 6 克，每日 2 次，用开水或酒送下（此用于腰扭伤）。

七十五、落枕

1. 病症

多在早晨起床后，一侧项背发生牵拉疼痛，甚则向同侧肩部及上臂扩散，头向一侧歪斜，颈项活动受到限制，并常在一侧颈肩部或肩胛间有明显压痛点和肌肉痉挛现象。

2. 治疗

主穴：大椎、大杼、风池、风府、天宗、颈侧至肩井一带、外关、合谷、液门、光明、悬钟。

方法：泻法，重手法刮拭以上各经穴部位 3 ~ 5 分钟，尤其颈部经穴部位要刮至局部紫红色瘀斑为好。

附：药食调理

（1）黑豆枕：黑豆适量。将黑豆洗净，蒸融布包，作枕头用。

（2）硼砂散：煅硼砂适量。将其研细末散。同时以灯心草蘸药末点眼内四角，泪出即松，连续点药 3 次。

七十六、耳鸣耳聋

1. 病症

实证者，暴病耳聋，或耳中觉胀，鸣声不断，按之不减，兼见面赤口干，烦躁易怒，脉弦；或兼见寒热头痛，脉浮等。虚证者，久病耳聋，或耳鸣时作时止，过劳则加剧，按之鸣声减弱，多兼有头昏，腰酸，遗精，带下，脉虚细等。

2. 治疗

主穴：大椎、大杼、膏肓、神堂、耳门、听宫、听会、翳风、少海、中渚、侠溪、解溪。

配穴：肾虚加肾俞、太溪；肝胆火盛加液门、浮白；外感风邪加风池。

方法：泻法，刮拭大椎、大杼、膏肓、神堂经穴部位，待出现紫红瘀斑后，再配合中等强度手法刮拭其余各经穴部位 3 ~ 5 分钟，其中轻刮太溪、肾俞经穴以为补法。

附：药食调理

（1）黑豆狗肉汤：狗肉 250 克、黑豆 30 克、盐、姜、五香粉、糖各少许。肉、豆、佐料共煮熟食之。

（2）猪肾参防粥：猪肾、党参、防风、葱白、薤白、糯米等各适量，共煮粥食。

七十七、聤耳

1. 病症

耳内流脓。如果是肝胆湿热，则起病迅速，耳痛剧烈，耳鸣耳聋，头目疼痛，或兼有发热，口苦、咽干、便秘、尿黄等证；如果是脾胃虚弱，则耳内流脓日久，时发时止，脓液或黏稠或稀如蛋清，耳鸣耳聋，或兼有身体倦怠，纳呆食少，腹胀便溏等证。

2. 治疗

主穴：大椎、大杼、膏肓、神堂、听宫、听会、翳风、风池、关元、气海、列缺、少商、三阴交、足三里。

配穴：肝胆湿热加阳陵泉、丘墟；脾肾虚弱加脾俞、肾俞、太溪。

方法：先泻法刮拭大椎、大杼、风池、膏肓、神堂经穴部位。再根据病情虚实，实证配合泻法，重手法刮拭有关经穴部位如翳风、列缺、少商、阳陵泉、丘墟等；虚证配合补法，轻手法刮拭有关经穴部位如关元、气海、足三里、脾俞、肾俞、太溪等。注意头面经穴部位听宫、听会、翳风刮拭时用水牛角边角，手法不要太重，以免损伤皮肤。

附：药食调理

（1）三黄散：雄黄、硫黄、雌黄各等份。三味共研细末散。用时将耳内擦净，卷小细纸筒，把药末吹入耳内。

（2）蚯蚓末：蚯蚓 3 条。将其焙干研末。用时先清洗耳道，后将药末少许吹入耳内患处。

七十八、目赤肿痛

1. 病症

目赤肿痛，畏光，流泪，眵多难睁。或兼有头痛、发热，脉浮教证；或兼有口苦，烦热，脉弦数证。

主穴：大椎、大杼、风池、膏肓、神堂、太阳、攒竹至睛明、少商、合谷、太冲、侠溪。

方法：先放痧少商经穴，使其出血数滴，后泻法刮拭以上各经穴部位3～5分钟，尤其颈项部位经穴，重刮至皮下出现紫红色瘀斑为好。

附：药食调理

（1）桑菊薄竹饮：桑叶、菊花各5克，苦竹叶、白茅根各30克，薄荷3克。五味药共放壶内，用沸开水冲泡，盖严，温浸10分钟，频饮之。

（2）猪油炒苦瓜：苦瓜250克，洗净去子切丝，用猪油于锅中爆炒，调上葱姜、食盐少许，佐餐随量食用。

七十九、夜盲

1. 病症

视力白天正常，傍晚则变模糊不清，常伴有头晕头痛，耳鸣，眼睛干涩，健忘少寐，腰膝酸软等证。

2. 治疗

主穴：大椎、大杼、膏肓、神堂、肝俞、肾俞、睛明、光明、养老。

方法：先刮拭大椎、大杼、膏肓、神堂经穴部位，再补法刮拭肝俞、肾俞、睛明、光明、养老诸经穴部位3～5分钟，以局部发红为度。

附：药食调理

（1）绿茶花蜜煎：绿茶1克、密蒙花5克、蜜糖25克。前二味加水350毫升煮沸3分钟，过滤去渣，加入蜜糖再煎沸。分3次饭后服，每日1剂。

（2）菠菜猪肝汤：猪肝100克、菠菜50克。二味煮汤食用。

八十、针眼

1. 病症

初起眼睑部位生一小结，局部轻微痒痛，继则红肿热痛而拒按，轻者数月内可自行消散，较重者经3～4个月后出现脓点，溃破排脓后始愈，如严重时可致整个眼睑部位漫肿，作胀剧痛。

2. 治疗

主穴：大椎、大杼、风池、肺俞、膏肓、神堂、太阳、攒竹、瞳子髎、承泣、曲池、合谷、阴陵泉、行间、内庭。

方法：泻法，刮拭以上各经穴部位 3 ~ 5 分钟，其中面部经穴刮拭时不要伤及皮肤，余者经穴部位刮拭紫红为度。

附：药食调理

（1）蒲公英煎：蒲公英 50 克。加水煎药服之（或用紫花地丁 50 克，同法）。

（2）全蝎大黄散：全蝎 3 克、大黄 1.5 克、双花 9 克、甘草 1 克。四药共研细末散。每次服 1 克，早晚各服 1 次，白开水送下。

八十一、眼睑下垂

1. 病症

轻者上眼睑下垂半掩瞳孔，重者遮盖整个黑睛，无力睁开。日久额皮皱褶，眉毛高耸、甚则需用手指拈起上眼胞才能视物。双侧下垂者，每有仰头视物的姿态，亦有晨起较轻，午后、疲劳或连续眨眼而下垂加重。

2. 治疗

主穴：大椎、大杼、风池、膏肓、神堂、攒竹至丝竹空、阳白至鱼腰、太阳、瞳子髎、合谷、足三里、三阴交。

配穴：如为先天不足或脾肾气虚加肾俞、脾俞、气海、关元。

方法：泻法，先重手法刮拭大椎、大杼、风池、膏肓、神堂、合谷经穴部位；再中等强度手法刮拭头面诸经穴部位及足三里、三阴交；补法，刮拭肾俞、脾俞、气海、关元经穴部位，各穴刮拭 3 ~ 5 分钟。

附：药食调理

五倍子散蜜：五倍子适量。将其研细末散，用蜜调匀之。用时，涂敷患处，每日数次。

八十二、近视

1. 病症

就近处视物尚清楚,远处望去却模糊,久视则目珠隐胀而痛,干涩不适,伴有头晕耳鸣,腰膝酸软,脉沉细,舌质淡红少苔。如为先天所致,则望远朦胧,阅近较清晰,但久视亦昏,伴见有双影,兼见面色不华,畏寒肢冷,腰膝酸软,舌淡苔白,脉沉缓等证。

2. 治疗

主穴:大椎、大杼、膏肓、神堂、太阳至风池、睛明、攒竹、鱼腰、丝竹空、合谷、足三里、光明。

配穴:肝肾亏虚加脾俞、肝俞、肾俞。

方法:泻法,重手法刮拭大椎、大杼、膏肓、神堂、合谷、足三里、光明诸经穴部位 3 ~ 5 分钟;再中等强度手法刮拭余者头面诸经穴部位 3 分钟,以不损伤皮肤为原则。

附:药食调理

(1)猪肝羹:猪肝 1 具(细切、去筋膜)、葱白 1 根(去须、切)。二味共以豉汁煮做羹,临熟时打入鸡蛋 1 个,食之。

(2)羊肝粥:羊肝 1 具(去膜、细切)、葱子 1 勺,水煮熟,去渣,入米煮粥,食用。

八十三、斜视

1. 病症

如为风痰阻络,则发病骤然,目睛偏斜一方,并兼有恶心呕吐,步履不稳,头晕目眩,舌苔白腻,脉弦滑等证;如为脾肾亏虚,则目睛偏斜且逐渐加重,并伴有视物不清,不耐久视,神情呆木,体倦乏力,舌淡脉细弱等证。

2. 治疗

主穴：大椎、大杼、膏肓、神堂、风池、足临泣、瞳子髎、丝竹空。

配穴：眼睛向内斜视加球后、合谷；眼睛向外斜视加睛明、攒竹；斜视向内或向外而为脾肾亏虚者加百会、脾俞、肾俞。

方法：补法刮拭百会、脾俞、肾俞经穴部位 5 分钟左右；泻法刮拭大椎、大杼、风池等其余经穴部位 3 ~ 5 分钟，其中头面部经穴刮拭时注意不要伤害皮肤。

附：药食调理

二香砂铜麻仁药膏：松香 1.5 克、乳香 0.75 克、朱砂 0.75 克、铜绿 0.75 克、蓖麻仁适量。将诸药研末捣烂，制成膏药。用时摊于油纸上，贴太阳穴，左贴右，右贴左，瞳正即去。

八十四、鼻渊

1. 病症

时流浊涕，色黄腥秽，鼻塞不闻香臭，或兼有咳嗽，头额隐痛，舌红苔白腻，脉数等证。

2. 治疗

主穴：大椎、大杼、风池、肺俞、膏肓、神堂、迎香、印堂、鼻通穴、列缺、合谷。

配穴：头痛加太阳、头维；眉棱骨痛加鱼腰、攒竹。

方法：泻法刮拭大椎、大杼、风池、肺俞、膏肓、神堂、列缺、合谷等经穴部位 3 ~ 5 分钟，再以中等强度手法刮拭迎香、印堂、鼻通、太阳、头维、鱼腰、攒竹等经穴部位，同样 3 ~ 5 分钟时间，不要伤损局部皮肤。

附：药食调理

（1）刀豆散：老刀豆适量，小火焙干，研为细末散。每次 9 克服，以酒冲服。

（2）葱汁滴：葱汁适量。每用时以葱汁滴入鼻腔内。

八十五、咽喉肿痛

1. 病症

实热者，咽喉红肿疼痛，局部灼热，食物时吞咽不利，伴有咳嗽，口渴，便秘等；如为阴虚者，则咽喉稍见红肿，疼痛较轻，或吞咽时感觉痛楚，微有热象，入夜则见症较重。

2. 治疗

主穴：大椎、大杼、膏肓、神堂、风池、天容、尺泽、合谷、少商、内庭。

配穴：慢性咽喉肿痛加照海、太溪。

方法：先放痧点刺少商经穴，后泻法刮拭以上各经穴部位 3～5 分钟，以每一局部现紫红色为佳。

附：药食调理

（1）淡盐汤：食盐 1～2 克、温开水 1 杯，兑成淡盐汤水。每日早晨空腹饮之。

（2）饴糖拌萝卜：红皮萝卜 1 个，切片，拌上饴糖，溶成糖水饮服。

八十六、牙痛

1. 病症

牙痛剧烈，或呈阵发性，遇冷痛减，受风或热则痛势增剧，头痛，口渴欲饮，口臭，舌苔黄腻，脉洪数；抑或牙齿隐隐作痛，时作时息，牙齿松动，头晕眼花，腰膝酸痛，口干不欲饮，舌红无苔或少苔，脉细数。

2. 治疗

主穴：大椎、大杼、风池、肩井、膏肓、神堂、颧髎、下关、巨髎、禾髎、大迎、颊车、合谷、内庭。

配穴：肾阴虚加肾俞、太溪。

方法：泻法刮拭主刮经穴大椎、大杼、膏肓、神堂及风池、肩井、合谷、手三里、内庭等经穴部位，使皮肤发红发紫；再以中等强度手法刮拭头面部诸经穴，以不损伤皮肤为度。以较轻手法补刮太溪、肾俞经穴部位 3 ~ 5 分钟。

附：药食调理

（1）姜艾葱椒煎：生姜、连须葱白、艾叶、食盐各 18 克、花椒 15 克、黑豆 30 克。诸味水煎去渣，取煎汁常漱口。

（2）茶醋汁：茶叶 3 克、陈醋 1 杯。开水冲泡茶叶 5 分钟，滤出茶叶，以茶汁加醋饮用，每日饮 3 次。

八十七、冻伤

1. 病症

手足、鼻尖、面颊等部受冻，初起皮肤苍白，麻冷感觉，继则成肿、青紫，形成瘀斑，自觉灼热，痒痛，有时出现大小不等的水疱，如果水疱破损，无感染则逐渐干枯，结成黑痂，不久脱落可愈。如有水疱破损并受感染，则局部糜烂或溃疡。

2. 治疗

主穴：大椎、大杼、膏肓、神堂、曲池、外关及局部、足三里、三阴交。

方法：以中等强度手法刮拭以上各经穴部位，使其皮肤发红发热。其中局部处不要损伤皮肤肌肉。

附：药食调理

（1）姜汁煎膏：生姜适量，捣烂取汁，煎膏涂于患处。

（2）花椒酒：花椒 15 克、生姜汁 3 毫升、甘油 6 毫升、白酒 30 毫升。用白酒浸花椒，1 周内去掉花椒，加入姜汁、甘油，涂于患处。

八十八、毒蛇咬伤

1. 病症

局部症状：患处有较粗大而深的毒牙齿痕。毒蛇咬伤后，或局部不红不肿，无渗液，痛感轻，麻木；或伤口剧痛、肿胀，起水泡；或伤口中心麻木，周围有红肿热痛和水泡。

全身症状：轻者头昏头痛，出汗，胸闷，肢软；重者或瞳孔散大，视力模糊，语言不清，牙关紧闭，呼吸困难，昏迷，脉弱；或寒战发热，全身肌肉疼痛，皮下或内脏出血，甚者中毒性休克，循环衰竭。

2. 治疗

主穴：大椎、大杼、膏肓、神堂、筑宾、肾俞、大肠俞、血海及局部。

配穴：中毒而昏迷不醒加人中、委中、十宣；病情转危为安可加各背俞经穴。

方法：先施放痧疗法，用不锈钢三棱针点刺受伤之处，放出血毒；后再用水牛角刮板以泻法重刮各经穴部位，直到每一经穴部位出现紫红色瘀斑为止。如果中毒深而致昏迷不醒加刺人中、委中、十宣经穴以苏厥。

附：药食调理

（1）凤仙大蒜泥：凤仙花、大蒜。二味共捣烂成泥状，外敷患处。

（2）干姜散：干姜30克，研细末散，以胶布敷贴患处。

八十九、面部色斑

1. 病症

面部色斑，其色黄褐或深褐，斑片大小不等，且形状不规则，边界清楚，常分布于颧颊，口鼻周围一般无任何自觉症状。间或有胸胁胀痛，经血不调，脉弦缓或弦滑；抑或有腹胀纳呆，气短肢乏，头晕耳鸣，腰膝酸软等证。

2. 治疗

主穴：大椎、大杼、膏肓、神堂、肝俞、脾俞、足三里、三阴交、阴陵泉、太冲。

配穴：肾虚则面黑褐色斑加肾俞、太溪。

方法：泻法刮拭以上各经穴部位3～5分钟，使局部发红发紫。肾虚则用补法刮拭肾俞、太溪经穴3～5分钟。

附：药食调理

（1）二白贝母膏：白及、白附子、浙贝母各等份。三味共研细末，在一叶兰软膏基质中，每盒加本散末 40 克，备用。每日早、晚各取此膏药涂擦 1 次。

（2）花粉蛋清膏：天花粉、鸡蛋清各适量。花粉研细末、蛋清调匀成膏。用时先洗净脸部，热毛巾将其捂热，涂上此膏。睡前用，起床后洗去，连用 1 ~ 3 个月。

九十、扁平疣

1. 病症

皮肤扁平丘疹，大小如针尖至粟粒样，呈圆形或不规则形，表面光滑，略高出皮肤表面，触之较硬，呈浅褐色、灰白色或正常皮色，疣体大小不等，数目有多有少，略有痒感，无其他自觉症状。本病病程进展缓慢，有自愈性，亦可有复发现象。

2. 治疗

主穴：大椎、大杼、膏肓、神堂、风池、曲池、合谷、血海、行间、侠溪。

配穴：面部多发者加太阳、阳白；疣体色红瘙痒者加鱼际、风市。

方法：泻法，重刮以上各经穴部位 3 ~ 5 分钟，以局部发红发紫为度。

附：药食调理

（1）薏米粥：薏苡米 50 克、白糖适量。薏米加水煮烂成粥，调入白糖，1 顿食用。每日 1 次，连食 1 月。

（2）清水黄豆芽：黄豆芽，随食量定，加水适量煮熟烂，食用。吃豆喝汤，连续 3 日作为主食用（注：忌食油与其他粮食）。

九十一、痤疮（粉刺）

1. 病症

颜面、前额、颧部、下巴等处可见散在性针头或米粒大小的皮疹，重者亦可见于胸背部，其色红或稍红，皮疹顶端有黑头，挤压时可出粉刺，有时还可见脓头，常伴有口渴引饮，便结尿赤等证。日久或经年不退，其色暗红或紫暗，舌质黯红或有瘀斑，脉沉细或涩。

2. 治疗

主穴：大椎、大杼、膏肓、神堂、肺俞、肾俞、曲池、合谷、足三里、三阴交。

配穴：痰瘀而皮肤痤疮反复发作、经久不消者加丰隆、血海、地机。

方法：泻法刮拭以上各经穴部位 3 ~ 5 分钟，以局部皮肤发紫发红为佳。

附：药食调理

（1）二黄散：大黄、硫黄各等份，茶叶适量。前二味研为细末散，用时以茶水调搽。

（2）白牵牛散：白牵牛、白酒各适量。牵牛浸酒，研为细末散、外搽。

九十二、酒糟鼻

1. 病症

鼻尖及鼻翼部发红充血。如为肺胃其皮肤光亮，鼻部油腻、赤热，口干渴饮；如为血热集聚，则鼻部颜色深红，血丝显露，丘疹脓疮；如为血瘀凝滞，则鼻部颜色暗红或紫红，肥厚增大，增生如瘤。

2. 治疗

主穴：大椎、大杼、膏肓、神堂、印堂、迎香、承浆、养老、支沟、曲池、合谷、内庭。

配穴：脉络瘀滞不通加血海、足三里、三阴交。

方法：泻法刮拭以上各经穴部位 3 ~ 5 分钟，其中面部经穴部位印堂、迎香、承浆用刮板边角刮拭，手法不要太重，以免伤及皮肤。

附：药食调理

（1）百部酒：百部 1 克、白酒 2 毫升。将百部浸入酒中泡 5 ~ 7 天。搽用，每日 2 或 3 次，1 个月为 1 疗程。

（2）枇杷叶散：枇杷叶去毛，茶水适量。将枇杷叶焙干研细末散，用茶送服。每次 6 克，每日 3 次。

九十三、脱发

1. 病症

如为虚引起，则脱发呈稀疏状，少数患者亦可呈片状脱落，毛发枯槁无光泽，神疲乏力，腰膝酸软，舌红少苔，脉沉无力；如为实引起，则脱发可呈稀疏状，也可呈片状，甚至全脱，头皮灼热瘙痒，舌红苔黄、脉弦滑数。

2. 治疗

主穴：大椎、大杼、肩井、膏肓、神堂、肺俞、肝俞、肾俞、外关、足三里、阳陵泉。

方法：先泻法刮拭大椎、大杼、肩井、膏肓、神堂经穴部位 3 ~ 5 分钟，再分别泻法刮拭外关、阳陵泉；补法刮拭肺俞、肝俞、肾俞、足三里各 3 ~ 5 分钟，以局部皮肤呈现紫红色斑点为度。

附：药食调理

（1）归柏生发蜜：全当归、柏子仁各等份。二味研粉，蜂蜜水送服。每次 6 克，每日 3 次。

（2）侧柏酒：鲜侧柏叶 30 ~ 60 克，用 60% 的酒精浸泡（以淹过药面为好）7 天。搽患处，每日 3 次。

九十四、肥胖

1. 病症

形体肥胖，肌肉松弛，嗜睡倦怠，动则气短，口淡食少，或乳房肥火，腰酸腿软，女子月经不调，量少，男子阳痿早泄，舌淡而胖，脉缓弱或濡细。

2. 治疗

主穴：大椎、大杼、膏肓、神堂、膻中、中脘上下部位、气海、肾俞、足三里、丰隆、三阴交。

方法：泻法。重手法刮拭以上各经穴部位 3 ~ 5 分钟，使局部皮肤红紫为度。刮拭膻中穴时不要损伤皮肤。

附：药食调理

（1）玉米须茶：玉米须适量，用开水冲泡成茶，饮用之。

（2）海带绿豆粥：海带、绿豆各 100 克。二味煮粥食用。每日 1 次，久服之。

第六篇 针灸疗法

第十二章 针灸疗法简介

一、什么是针灸疗法

针灸疗法是运用针刺和艾灸通过人体穴位防治疾病的一种治疗方法，它是祖国医学的重要组成部分。其中"针"是指采用不同的针具刺激人体的一定部位或穴位激发经气，以调整人体功能，达到治疗疾病的目的；"灸"则是采用艾绒等各种药物以烧灼、熏熨体表的一定部位或穴位，也是通过经络的作用而取得治疗效果的。长期以来，针和灸在临床上常结合使用，故合称针灸。

二、针灸疗法的起源和发展

针灸的起源很早，早在新石器时代，人们就利用了一种叫"砭石"的小石片刺入人体的某一部位治疗疾病，这是针刺治疗疾病的最早记录；灸疗是在人类发现和利用火之后所产生的，人们在用火的过程中，逐渐发现身体的某一部位受到火的烤灼后，感觉舒适或意外减轻病痛，或疾病痊愈，通过长期的实践观察，逐渐认识到了用某一种材料熏烤人体的某一部位可以治疗某一种疾病，从而总结出一套规律而形成灸治疗法。随着人类智慧和社会生产工艺技术的不断发展和进步，针刺灸疗也不断地随之发展，其针刺用具和灸疗材料逐步改进。针具由古老的石针、骨针、竹针改变为铜针、铁针以及今天的不锈钢针；灸疗材料也选择了一种易于点燃、火力温和，并具有温通经络血脉的艾绒作为施灸的主原料。

古人们通过不断实践，还认识到针刺灸疗人体各个部位的重要性：某一疾病用针灸疗法作用某一部位效果明显；而另外疾病用针灸疗法作用另外的某一部位，就会使疾病痊愈。故又总结出了针灸腧穴，所谓“以痛为腧”以及远隔部位病痛取穴逐步固定下来了。

从文献记载考察，最早出土的关于针灸方面内容书籍有“足臂十一脉灸经”“阴阳十一脉灸经”，记录了灸法治疗疾病。《黄帝内经》则更为详述了针灸的各个问题，其中《灵枢经》就记载了针具的种类、形状、功能和用途。晋代时，出现了针灸专门著作《针灸甲乙经》。在这本书里，总结了《内经》有关针灸方面的内容，并加以系统的整理、分类汇编，并参考古书、依照人体各部位特点，总结并确定了人体腧穴 349 个穴名，并对针灸手法、针灸治疗疾病，以及适宜、禁忌、顺逆都做了全面的论述，是一部集大成著作、奠定了针灸学科的理论基础。后代的孙思邈《千金方》、王涛《外台秘要》、王维一《铜人腧穴针灸图》、滑伯仁《十四经发挥》、杨继洲《针灸大成》、吴谦《刺灸心法》等等，都是在前代的基础上发展总结出来的，《千金方》论述了针灸医学并绘制了人体彩图；《外台秘要》介绍了灸疗法；宋代的王维一还亲自铸造了我国最早的针灸模型“针灸铜人”；《针灸大成》则又是一部总结性的集大成书籍，直到今天，仍是学习针灸的一部极有参考价值的重要著作。

针灸疗法源远流长，几千年来，它对人民的医疗保健事业发挥了重大作用，它不仅从古流传到今天，而且还从中国流向国外。公元 6 世纪，针灸就传到了朝鲜；公元 562 年，我国的《明堂图》《针灸甲乙经》，就东渡到了日本国；公元 17 世纪末叶，针灸医学就远传到了欧洲的一些国家。特别是今天，中国的针灸疗法也已被世界的许多国家和地区极广泛的运用，治疗了许多疾病，发挥着重要的作用。

针灸疗法所以能够流传并广泛运用，其原因是它具有操作简便、适应性广、疗效迅速、明显，且经济安全等优点。因而数千年来深受广大人民群众的欢迎。

三、针灸疗法的治病原理和治疗作用

中医学认为，针灸疗法治病原理和治疗作用可以总结为 3 点。

（1）调整阴阳、补偏救弊：即调整人体，纠正其阴阳的偏盛偏衰，使之恢复相对的平衡状态，而收到治愈疾病作用。

（2）调和气血、疏通经络：因为一切疾病的发生和发展，都与气血失调、经络阻塞有关，故而通过针刺灸疗，可以气血调和、经络通利，而致机体恢复正常。

（3）补虚泻实、扶正祛邪：疾病发展过程，即是邪正交争过程，正虚邪盛则病甚，邪去正安则病愈，故而针灸治疗可以扶助正气，祛逐邪气，从而使正胜邪去，病自康愈。

现代医学认为，针灸治病，其一可以镇痛，其二可以调整。镇痛作用，体现在神经系统的作用和体液因素的作用。经络系统的作用，通过现代研究，说明经气通畅，可以达到镇痛效果；神经系统的作用，研究证明，针刺的信号通过脊髓入脑，经过复杂的整体活动，可兴奋内在的抗痛系统，一方面上行抑制束旁核，另一方面下行抑制脊髓背角，从而发挥镇痛效应；体液因素的作用，大量研究资料显示，中枢神经递质在针刺灸疗镇痛中具有重要作用，它可以使致痛物质降低，提高痛阈和针灸疗效。调整作用，体现在它对人体各个系统的功能活动中，都具调整修复，如对组织器官的直接作用，对呼吸系统功能的影响作用，对循环系统功能的影响作用，对消化系统功能的影响作用，对泌尿系统功能的影响作用，对血液系统功能的影响作用，对内分泌系统功能的影响作用，对生殖系统功能的影响作用，对神经系统功能的影响作用，对免疫系统功能的影响作用等等，不仅可以控制临床症状，而且还促使病理变化恢复正常，从而可以治疗全身各个系统中的许多病症。

四、毫针的结构与规格

1. 结构

毫针是用不锈钢制成的，其可分为针尖、针身、针根、针柄、针尾 5 个部分。

针身的尖端锋锐部分称为针尖，是接触腧穴刺入机体的前锋。

针尖至针柄间的主体部分称为针身，针身宜光滑、挺直，富有弹性，是刺入机体的主要部分。

针身与针柄连接的部分称为针根，是折针时最容易出问题的地方。

用金属丝缠绕以便持针的部分称为针柄。

针柄的末端称针尾，是温针装置艾绒的部位。

2. 规格

毫针的规格，主要是指针身的粗细和长短。目前所用毫针的粗细与长短规格如下。

其中，28 ～ 30 号的毫针最常用。

其中，1.0 ～ 3.0 寸的毫针最常用。

五、毫针的练习与消毒

1. 练习

针刺练习，主要是对指力的锻炼。如果没有一定的指力，就很难在针刺时，穿过皮肤，减少刺痛，对手法的操作，也不能运用自如，这样就会影响疗效，其练法如下。

用草纸折叠成约长 8 厘米、宽 5 厘米、厚 3 厘米的纸块，用线扎紧，做成纸垫。练习时，左手平持纸垫，右手拇、食、中三指持针柄，如持毛笔状，持紧 1.5 寸，28 号针，使针尖一垂直放在纸垫上，然后使右手拇指与食、中指前后交替地捻转针柄，并逐渐加一定的压力，待针穿透纸垫后另换一处，反复练习，直至进针自如，不痛，也可用棉团练针。

2．消毒

针刺前必须做好消毒工作，包括针具、腧穴部位和医生手指的消毒。

针具消毒可任选下述之一种：①将所用的针具分别用纱布包扎好，置于高压蒸汽锅内，在 15 磅气压，120℃高温下 15 分钟，可达消毒目的；②或将包扎好的针具，放入清水锅中，煮沸 30 分钟；③也可将针具直接置于 75% 的酒精内，浸泡 30 分钟，取出拭干待用，对某些传染病患者用过的针具，最好消毒后仍用于他本人。

腧穴和医生手指消毒，即将针刺的腧穴部分可用 75% 的酒精棉球消毒，消毒时由腧穴部位的中心向四周绕圈擦拭，消毒后切忌接触污物；同时，施术前，医生应先用肥皂将手洗刷干净，待干后再用 75% 的酒精棉球擦拭。

六、针刺进针法与针刺角度和深度

1．进针法

临床上一般用右手持针操作，主要是以拇、食、中三指挟持针柄，其状如持毛笔，故右手称为"刺手"，刺手的作用，是掌握针具，施行手法操作。进针时，运指力于针尖，使针迅速刺入皮肤，行针时，进行左右捻转、上下提插，以及出针时的操作等；左手以爪切按压所刺部位或辅助右手进针，故称左手为"押手"，押手的作用，主要是固定腧穴位置，夹持针身，使针身有所依附，保持针身垂直，以利于进针。临床常用的进针方法有以下几种。

（1）指切进针法：用左手拇指或食指端切按在腧穴位置的旁边，右手持针，紧靠左手指甲面，将针刺入腧穴。此法适宜于短针进针。

（2）夹持进针法：用左手拇、食二指持消毒干棉球，夹住针身下端，将针尖固定在所刺腧穴的皮肤表面，右手捻动针柄，迅速将针刺入腧穴。此法适宜于长针的进针。

（3）提捏进针法；用左手拇、食二指将所刺腧穴部位的皮肤捏起，右手持针，从捏起的上端将针刺入。此法适宜于皮肤肌肉浅薄部位的腧穴进针。

（4）舒张进针法；左手拇、食两指将针刺部位的皮肤向两侧撑开，使之绷紧，右手将针刺入。此法适宜于皮肤松弛或有皱纹部位的进针。

2．角度和深度

针刺的角度，是指进针时针身与皮肤表面所形成的夹角，它是根据腧穴所在位置而定的，一般有以下 3 种角度。

直刺：是指针身与皮肤表面呈 90° 的角垂直刺入，此法用于大多数腧穴。

斜刺：是指针身与皮肤表面呈 45° 左右角倾斜刺入，此法用于肌肉较浅薄，或内有重要脏器，或不宜直刺、深刺的腧穴。

平刺：是指针身与皮肤表面呈 15° 左右角沿皮刺入，此法用于皮薄肉少的腧穴。

针刺的深度，是指针身刺入人体内的深浅度数，针刺的深度一般以"寸"为单位，每个腧穴进针的深度，将在治疗中介绍。

七、针刺的行针与得气

1．行针

行针亦称运针，是为得气而施行的一种手法。行针的基本手法，常用的有以下两种：

（1）提插法：是将针刺入腧穴一定的深度后，使针在穴内进行上、下进退的操作方法。针由浅层刺入深层为插，由深层向上提到浅层为提。至于提插幅度的大小、频率的快慢、操作时间的长短等，均应根据病人的体质、病情的需要和腧穴的部位而灵活掌握。

（2）捻转法：是将针刺入腧穴的一定深度后，以右手拇指和中、食二指持住针柄，进行一前一后的来回旋转捻动的操作方法。 至于捻转角度的大小、频率的快慢、操作时间的长短，也应根据病人的体质、病情和腧穴特点，灵活运用。

以上两种手法，临床上常配合运用。而达到得气的目的。

2．得气

得气，亦称针感，是指将针刺入腧穴后所产生的经气感应，当这种感应产生时，患者会感觉到一种酸、麻、沉、胀、重的反应沿着一定部位，向一定方向进行扩散和传导。同时，医生会感到针下沉紧。此时，我们认为患者已经得气；若不得气，针后患者毫无反应，医者亦觉针下空虚无物。得气与否直接关系针刺效果，运针便是为了帮助患者能较好地得气的一种手法。

八、针刺注意事项与异常情况的处理

1．注意事项

（1）患者过饥、过饱、酒后、过于劳累、过于紧张，均不宜立即针治，对于体弱的患者，针刺时最好取卧位。且手法不宜过强。

（2）妇女怀孕 3 个月，不宜针小腹部腧穴，3 个月以上者，不宜针腰骶及腹部腧穴，对三阴交、合谷、至阴等增强宫缩的腧穴，怀孕期间均禁刺。

（3）皮肤有感染、溃疡、瘢痕或疖肿的部位不宜针刺。

（4）小儿囟门未闭合时，头顶部的腧穴不宜针刺。

（5）对于穴下有重要脏器或大血管的部位不宜直刺、深刺。

2．异常情况的处理

针刺治病，一般比较安全，但如操作不慎或对人体解剖部位缺乏了解，临床亦可能出现一些不应有的异常情况，现介绍如下。

（1）晕针：是在针刺过程中，病人突然发生晕厥的现象。导致晕针的原因多为患者精神过于紧张，或疲劳、饥饿，或体位不当，或医者手法过重，或针刺滞留时间过长，或患者体质过于虚弱等多种因素。轻度晕针时，患者仅觉疲倦、头晕、胸闷、心慌、恶心等不适感，重者则突然昏倒、四肢厥冷、血压下降、大汗淋漓、唇甲青紫、脉微细欲绝。出现以上情况后，应立即起出全部针具，使患者平卧，给饮温开水或糖水，同时指掐人中、内关，一般情况下，病人很快便可恢复，如若不行，可考虑配合其他急救措施。

（2）滞针：是指在行针或出针时，针下紧涩、不动，同时病人感觉剧痛。导致滞针的原因，或患者过于紧张，或行针手法不当，使病人局部肌肉强烈收缩，以致肌纤维缠绕针体，有时，留针时间过长，亦可导致滞针。解除滞针的方法，可在针刺附近进行循按，或用针柄在腧穴周围划动，或在滞针的腧穴旁再刺一针，以缓解肌肉的紧张。同时分散患者的注意力，在针下稍有松动时，顺势轻缓地取出针来。

（3）血肿：是指针刺部位皮下出血、肿胀、疼痛。多为针刺时损伤皮肉，或刺伤血管所致。对此，一般不必特殊处理，出针后，做轻微的揉摩即可，以后自行消退，若肿胀较大，疼痛较剧，影响活动功能，可先做冷敷止血后，再作热敷，以促使局部血肿吸收。

九、施行灸疗的材料

施灸的材料，古今均以艾叶为主。关于艾叶的性能，《本草从新》记："艾叶苦辛，生温，纯阳之性，能回垂绝之阳，通十二经，走三阴，理气血，逐寒湿，暖胞宫，灸火能透诸经而除百病。"艾叶经过加工，制成细软的艾绒，更有利于捏搓成形，易于燃烧，气味芳香，热力温和，易于穿透皮肤，直达深部等优点。又因为艾产于我国各地，价值低廉，易于采获，所以几千年来，一直为灸疗中的主要材料。

此外，其他火热灸法材料还有用硫黄、黄蜡、烟草、灯心草、桑枝、桃枝等的；也有用毛茛叶、吴茱萸、斑蝥、白芥子、蓖麻子、甘遂等作为天然灸材料的。

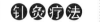

十、灸疗的种类及方法

1. 种类

灸的种类很多，方法亦各不相同。

2. 方法

根据种类的不同，有不同的灸法，现将常用的灸法介绍于下。

（1）艾炷灸：是将纯净的艾绒，用手捏成大小不同的圆锥形，称为艾炷。常用的艾炷大小有如麦粒、有如莲子、有如红枣，灸时每燃完一个艾炷，叫作一壮。艾炷灸时或直接置于皮肤上，或用药物将艾炷与皮肤隔开，直接置于皮肤上的称直接灸，间隔药物的称间接灸。

直接灸又分为瘢痕灸和无瘢痕灸两种。

瘢痕灸时，先在需灸的腧穴皮肤上涂以少量蒜汁，然后将大小适宜的艾炷置于穴位上，用火点燃艾炷，每壮艾炷必须燃尽，再易新炷，待规定壮数灸完为止，由于艾炷烧伤了皮肤，施灸部位便化脓形成灸疮，5～6 周后，灸疮自行痊愈，结痂脱落而留下瘢痕，故称瘢痕灸。

若施灸时，不让艾炷燃尽，待燃剩 1/3 或 1/4 时，便易炷再灸，直至规定壮数灸完，此时局部皮肤尽红晕而不起泡，因无灼伤皮肤，故不化脓、不留瘢痕，称为无瘢痕灸。

此外，在用艾炷灸时，可先在需灸的腧穴上置一药物，然后将艾炷置于药物上，点燃艾炷，灸完再易，直至将规定的壮数灸完为止。

常用的药物有姜片，即将鲜姜切成直径 2～3 厘米、厚 0.2～0.3 厘米的姜片，中间以针刺数孔，隔于艾炷与腧穴之间，称为隔姜灸；隔蒜灸，则是将独蒜切成 0.2～0.3 厘米厚的片，以针刺孔待用；隔盐灸，是将食盐直接填敷于脐部，或将食盐炒热后敷于脐上，再置一定数量的艾炷施灸；隔药饼灸，是将附子或其他药物碾粉，以酒或醋调和制饼，中间以针刺孔，待用。

艾炷灸是古代最常用的灸法。

（2）艾条灸：艾条灸分为温和灸和雀啄灸两种。

温和灸是将点燃的艾条，对准施灸部位上方2～3厘米处，不停地做旋转运动，使患者局部有温热感而无灼痛，一般每处灸5～10分钟。

雀啄灸是将点燃的艾条在施灸部位一上一下，像鸟啄食一样地运动，其与施灸部位不保持固定距离，直至施灸部位灼热、红晕。一般说，温和灸多用于慢性病，而雀啄灸多用于急证。

艾条灸是目前临床使用较多的灸法。

（3）温针灸：是将针刺入腧穴得气后，再将细软的艾绒捏在针尾上，或用一段长2厘米的艾条，插在针柄上，点燃艾绒或艾炷，燃后除去灰烬，将针取出。这是一种简而易行的针灸并用的方法。

（4）灯草灸：是将灯草一根，麻油浸之，迅速按压在需灸的腧穴上，待听到"叭"的一声后，即离开皮肤。

（5）白芥子灸：亦称"天灸"，是将白芥子或其他刺激性药物，碾细水调，或捣乱成泥，敷于一定的穴位上，贴后局部发泡，借以达到治病的目的。

十一、灸疗的注意事项

（1）临床上一般施灸分先后，即先灸上部，后灸下部；先灸阳部，后灸阴部；壮数少先灸，多则后灸；小艾炷先灸，大者后灸。

（2）对颜面、五官和有大血管的部位，不宜瘢痕灸。

（3）孕妇的腹部及腰骶部最好不灸。

十二、三棱针与梅花针

1. 三棱针

三棱针，是以针尖为三棱形而得名。其操作方法是：针具及皮肤消毒后，以右手拇、食两指持住针柄，中指扶住针尖部位，露出针尖1～2分，左手固定针刺部位，迅速刺破皮肤使之出血，或挑破已选好的痣点，然后用碘酒消毒已刺破的局部。

2．梅花针

梅花针，又称"皮肤针""七星针"，是以叩击皮肤为治疗方法的一种工具。它的操作方法是：手握针柄后部，食指压在针柄上，将针具及皮肤消毒后，针尖对准叩刺部位，手腕用力，将针尖垂直叩打在皮肤上，立即弹起，反复进行。叩刺的轻重根据病人的情况而定，或局部潮红，或局部渗血。

注意：使用的梅花针，针尖必须平齐、无钩，叩刺时针尖应垂直向下，避免斜、钩、挑。叩刺以后的皮肤应清洁、消毒，以防感染。

十三、耳针

耳针是指用针或其他方法刺激耳郭上的穴位，以防治疾病的一种方法。它具有操作简便、取效迅速的特点。

耳穴是耳郭表面与人体脏腑、经络、组织器官、四肢百骸互相沟通的部位，也是脏腑经络之气在耳部所输注的地方。所以耳穴能反应机体的生理功能和病理变化，同时也是临床诊断疾病的反映点和治疗疾病的刺激点。

耳穴在耳郭上的分布是有其规律性的，它在耳郭内的排列像一个在子宫内倒置的胎儿，头部朝下，臀部及下肢朝上，胸部及躯干在中间。具体分布如下。

耳垂相当于头面部。

对耳屏相当于头和脑部。

轮屏切迹相当于脑干。

耳屏相当于咽喉、内鼻、肾上腺。

屏上切迹相当于外耳。

对耳轮相当于躯干。

对耳轮上脚相当于下肢。

耳舟相当于上肢。

三角窝相当于盆腔、内生殖器。

耳轮脚相当于膈肌。

耳轮脚周围相当于消化道。

耳甲艇相当于腹腔。

耳甲腔相当于胸腔。

屏间切迹相当于内分泌腺系统。

耳穴的刺激方法较多，现介绍临床最常用的几种：

1. 毫针刺法

先将耳郭用 2% 碘酒消毒，然后用 75% 的酒精脱碘，严格消毒后，术者用左手拇指二指固定耳郭，中指托着针刺部的耳背，右手拇、食、中三指持针在选好的耳穴处进针，针刺的方向与角度视不同的耳穴而定，一般以穿入软骨但不透过对侧皮肤为度。

毫针一般留针 10 ~ 30 分钟，痛证可留 1 ~ 2 小时，或更长。留针其间可间歇捻针。

2. 埋针法

严格消毒耳郭皮肤，左手固定耳郭，绷紧埋针处皮肤，右手用镊子夹住消毒的皮内针柄，轻轻刺入所选穴位皮内，针柄留在皮外，用胶布固定。每日自行按压 3 次，留针 2 ~ 3 天。

3. 耳穴贴压法

用硬而光滑的药物种子或药丸、磁珠等物在耳穴表面贴压，贴压前先用 75% 的酒精消毒耳郭，然后将已选好的材料，如油菜籽、小米、绿豆、莱菔子、磁珠、王不留行籽等，尤以后者为多，贴附在小方块胶布上，然后持带籽的胶布对准穴位按压下去，耳穴贴压时要逐渐在穴位处施加压力，注意刺激强度。一般 1 次贴压一耳，保留 3 ~ 4 天,嘱患者每日自行按摩 2 ~ 3 次，然后换贴另一耳郭。

4. 刺血法

刺血法是用三棱针使耳穴处出血的一种刺法，刺前先按摩耳郭，使其充血，在严格消毒的条件下，用手固定耳穴，右手持针，迅速刺破表皮，挤压出血数滴。

　　注意事项：针刺耳穴者，应严格消毒耳郭，以免感染。

　　耳郭有炎症或冻疮时，不宜埋针或贴压。

　　夏季埋针或耳穴贴压，时间均不宜过长。

　　孕妇耳贴压法要轻刺激。

　　贴压后，让患者自行按摩，每日3～4次，每次2～3分钟，以按压为主，切勿搓揉，以免破皮。

第十三章　病 症 治 疗

一、感冒

1. 病症

恶寒、头痛、鼻塞，流清涕，周身四肢酸楚疼痛，咳嗽吐稀痰，无汗，脉浮紧，舌苔薄白。或发热汗出，微恶风寒，头痛、咳嗽吐稠痰，咽喉痛痒，口中干燥作渴，脉浮数，舌苔薄微黄。

2. 治疗

【针】

主穴：风池、合谷、列缺、大椎。

配穴：发热加外关、曲池；咽痛加少商；鼻塞加迎香；正虚加足三里。

方法：风池穴向鼻尖方向斜刺 1 ~ 1.2 寸；合谷穴直刺 1.2 寸；列缺穴向上斜刺 1 寸；大椎穴斜刺 1.2 寸；外关穴直刺 1.2 寸；曲池穴直刺 1.5 寸；迎香穴向鼻柱方向斜刺 0.5 寸；少商穴以三棱针点刺出血数滴；足三里直刺 1.5 寸。

【灸】

主穴：风门、大椎、肺俞、风池、合谷。

方法：以艾条温和灸，每穴 3 ~ 5 分钟。此灸法多用于风寒型感冒。

附：耳针

方法：五分针浅刺风溪、肺、内鼻、口、咽喉或用耳穴贴压。

二、咳嗽

1. 病症

以咳嗽为主。如因外感引起的咳嗽则兼有表证；如因内伤引起的咳嗽则兼有相关脏腑失调的病变证候。咳嗽吐痰，咽喉作痒，头痛寒热，脉浮，苔薄；或是咳嗽吐痰，胸脘痞闷，纳呆食少，脉濡滑，苔白腻；或咳嗽胸胁引痛，面赤咽干，苔黄少津，脉弦数。

2. 治疗

【针】

主穴：肺俞、列缺、合谷、太渊。

配穴：痰中带血加尺泽、孔最；痰多加丰隆；胸闷加膻中。

方法：肺俞穴斜刺 1 寸；列缺穴向上斜刺 1 寸；合谷穴直刺 1.2 寸；太渊穴避开动脉直刺 0.5 寸；尺泽、孔最两穴直刺 1.2 寸；丰隆穴直刺 1.5 寸，膻中穴向下平刺 1.2 寸。

【灸】

主穴：肺俞、大椎、合谷、风门、大杼。

配穴：痰多加脾俞；胸脘痞闷加膻中、天突；气虚加足三里。

方法：艾条温和灸，每穴 5 分钟左右，或小艾炷灸，每穴 3 ~ 5 壮。此法多用于慢性咳嗽。

三、哮喘

1. 病症

呼吸急促，胸闷气粗，喉中有哮鸣声，喘息不得平卧；甚则张口抬肩。如风寒引起的兼见痰多清稀色白，形寒肢冷；风热引起的兼见咳吐黄稠痰，发热汗出，口渴，小便黄；如病久体虚的，则气短乏力，神疲劳倦，无力气喘，脉弱。

2. 治疗

【针】

主穴：大椎、风门、肺俞、尺泽、太渊。

配穴：痰多加丰隆；喘甚加天突、定喘；肾不纳气加关元、气海。

方法：大椎穴斜刺 1.2 寸；风门、肺俞穴斜刺 1 寸；尺泽穴直刺 1.2 寸；太渊穴避开动脉直刺 0.5 寸；丰隆穴直刺 1.5 寸；定喘穴斜刺 0.8 寸；关元、气海穴直刺 1.2 寸；天突穴直刺 0.1 ~ 0.2 寸；入皮后，针柄紧贴皮肤沿胸骨柄内缘向下斜刺 1 寸左右。

【灸】

主穴：大椎、大杼、风门、肺俞、膏肓、膻中。

方法：麦粒灸，每穴每次 3 ~ 5 壮，间日 1 次，5 次为 1 疗程；或以艾条灸，每日每次 3 ~ 5 分钟，间日 1 次，7 次为 1 疗程。

四、中暑

1. 病症

头晕头痛，身热汗出不畅，胸闷烦躁，口渴，恶心呕吐，身体倦怠，神疲无力；甚至高热神昏，心慌、抽搐，汗出气短，面色苍白，两眼发黑，忽然昏倒。

2. 治疗

【针】

主穴：大椎、曲池、合谷、内关。

配穴：壮热昏厥加人中、涌泉、十宣；呕吐、腹泻加曲泽、委中；小腿肚抽筋加承山、昆仑。

方法：先针大椎、斜刺 1.2 寸；中强度刺激，出针后，再刺曲池 1.5 寸；合谷 1.2 寸；内关 1 寸；留针 15 ~ 20 分钟；人中、涌泉、十宣、曲泽、委中均以三棱针点刺出血；承山穴直刺 1.5 寸；昆仑穴直刺 1 寸。

【灸】

主穴：大椎、曲池、关元、气海、神阙。

配穴：抽筋加承山、承筋。

方法：艾条温和灸，每穴 3 ~ 5 分钟，或艾炷灸，每穴 3 ~ 5 壮，关元、气海、神厥最好隔姜灸。此法多用于气虚欲脱型。

五、呕吐

1. 病症

胃寒呕吐，吐出清水稀涎，畏寒喜暖，苔白脉迟；胃热呕吐，吐出酸苦味臭，口中秽气，口渴喜冷饮；食积者，脘腹胀满疼痛，嗳气吞酸、厌食，大便干而多矢气，苔厚腻，脉滑实。

2. 治疗

【针】

主穴：中脘、内关、足三里、公孙。

配穴：急性呕吐加金津、玉液；发热加合谷、曲池；慢性呕吐加脾俞、胃俞。

方法：中脘、内关直刺 1.2 寸；足三里直刺 1.5 寸；公孙直刺 1 寸；金津、玉液点刺出血；合谷直刺 1.2 寸；曲池直刺 1.5 寸；脾俞、胃俞斜刺 1 寸左右。

【灸】

主穴：中脘、足三里、神阙、脾俞、胃俞。

方法：艾条温和灸，每穴 3 ~ 5 分钟，或每穴每次 3 ~ 5 壮，每日 1 次。

附：耳针

穴位：胃、肝、膈、脾、交感、皮质下、枕。

方法：每次 2 ~ 3 穴，捻转强刺激，留针 20 ~ 30 分钟，每日 1 次。

六、呃逆

1. 病症

胸闷气逆上冲，喉间呃呃连声，声短而频繁；不能自行控制，甚则妨碍说话、咀嚼、呼吸、睡眠等，其呃声或疏或密，间歇时间没有定时。

2. 治疗

【针】

主穴：中脘、内关、足三里、膈俞。

配穴：胃寒加关元、梁门；胃热加内庭；胸胁满闷加太冲。

方法：中脘、内关、梁门、关元直刺 1.2 寸；足三里直刺 1.5 寸，膈俞直刺 1 寸；太冲向上斜刺 1.2 寸；内庭斜刺 0.5 寸。

【灸】

主穴：膈俞、中脘、足三里。

方法：每穴每次灸 5 ~ 10 分钟，或每穴灸 5 壮。日灸 1 ~ 2 次。

附：耳针

穴位：膈、胃、肝、交感、皮质下、神门。

方法：强刺激以上各穴，留针 20 ~ 30 分钟，或用耳穴贴压法，呃逆不止加耳迷根。

七、泄泻

1. 病症

腹痛、肠鸣、腹泻，大便稀薄，甚至如水样。或恶寒发热，头痛鼻塞；或腹痛即泻，泻后痛减，泻下粪臭便腐；或大便时泻时止，反复发作，胸闷纳差；或黎明时泻，泻后即痛减，四肢不温，舌淡苔白，脉沉细等。

2. 治疗

【针】

主穴：天枢、曲池、足三里、阴陵泉。

配穴：急性泄泻配曲泽、委中；慢性泄泻配大肠俞、脾俞、胃俞；五更泄配命门、关元；呕吐配内关、公孙。

方法：天枢直刺 1.2 寸；曲池、足三里、阴陵泉直刺 1.5 寸；曲泽、委中点刺出血；大肠俞、脾俞、胃俞斜刺 1 寸；命门、关元、内关直刺 1.2 寸；公孙直刺 1 寸。

【灸】

主穴：中脘、神阙、天枢、足三里。

配穴：久泄加脾俞、胃俞、大肠俞；五更泄加关元、气海、命门。

方法：艾条温和灸每穴 5 分钟或艾炷灸每穴 3 ~ 5 壮。

附：耳针

方法：取大肠、直肠、脾、胃、交感等穴，毫针浅刺，留针 20 ~ 30 分钟，每日 1 次。

八、痢疾

1. 病症

腹部疼痛，里急后重，下痢赤白脓血；或肛门灼热，小便短赤，口渴心烦，身体寒热；或痢下黏稀门冻，下腹隐痛，胸脘痞闷，神疲肢冷，舌淡，脉细弱；或高热神昏，烦躁不安，甚则昏迷抽搐；或下痢时发时止，发作时便下脓血，里急后重，消瘦，体无力，舌淡、苔腻、脉弱。

2. 治疗

【针】

主穴：合谷、天枢、上巨虚、曲池。

配穴：湿热痢加阴陵泉、内庭；寒湿痢加中脘、气海；噤口痢加中脘、内关；休息痢加脾俞、胃俞、大肠俞。

方法：合谷、天枢直刺1.2寸；上巨虚、曲池、阴陵泉直刺1.5寸；中脘、气海、内关直刺1.2寸；内庭向上斜刺0.5寸；脾俞、胃俞、大肠俞斜刺1寸。

【灸】

主穴：天枢、中脘、气海、上巨虚。

配穴：寒重加神阙、关元；湿重加阴陵泉；呕恶加内关；里急后重甚加中膂俞。

方法：每日灸1次，每次每穴艾条温和灸5分钟，或灸5～8壮，其中神阙以隔盐或隔姜灸。此法多用于寒湿型。

九、硬秘

1. 病症

大便数次减少，数日方行一次，排便时困难，难以解出、如属热秘，则身热渴，脉滑、苔黄；如属热滞，则胁腹胀满或疼痛，噫气频作，脉弦、苔腻；如属气虚，则面部唇爪㿠白无华，头昏目眩，心悸，脉弱、舌淡；如属寒邪凝滞，则腹冷痛，喜暖，脉沉迟，苔白润。

2. 治疗

【针】

主穴：天枢、大肠俞、支沟、上巨虚。

配穴：寒结加关元、气海；气滞加中脘、太冲；气血虚加脾俞、胃俞。

方法：天枢、支沟、合谷、关元、气海、中脘均直刺1.2寸；上巨虚、曲池直刺1.5寸；太冲、脾俞、胃俞斜刺1寸。

【灸】

主穴：大肠俞、天枢、上巨虚、支沟。

配穴：气滞加期门、太冲；脘腹胀痛加解溪。

方法：艾条温和灸每穴 5 分钟，或每穴 3 ~ 5 壮，日 1 次。此法多用于寒秘型。

十、眩晕

1. 病症

头晕旋转，两目昏黑，泛泛欲吐，甚者如倒地现象，兼耳鸣耳聋，恶心呕吐，汗出身倦，肢体震颤 如兼肢体乏力，面色㿠白，心悸倦怠者，为气血不足；如兼腰酸脚软，舌红脉弦，又因情志而发作者，为肝阳上亢；如胸脘痞闷，食欲不振，呕吐纳差，苔腻脉滑，为痰浊中阻。

2. 治疗

【针】

主穴：风池、百会、曲池、足三里、太冲。

配穴：气血亏虚配脾俞、胃俞；痰湿中阻加丰隆、内关；肝阳上亢加行间、太溪。

方法：风池、太冲、脾俞、胃俞均斜刺 1 寸；曲池、足三里、丰隆直刺 1.5 寸；内关、太溪直刺 1 寸；行间斜刺 0.3 寸。

【灸】

主穴：百会、中脘、足三里。

配穴：痰阻中焦加中脘、内关；气血虚加脾俞、胃俞。

方法：艾条温和灸每穴 3 ~ 5 分钟，或艾炷灸，每穴 3 ~ 5 壮。此法主要用于痰浊型。

十一、失眠健忘

1. 病症

不睡或少睡，睡时难以成眠，甚至通宵达旦。其因不同而各有兼证：或多梦易惊，健忘；或头晕耳鸣，腰酸，脉细数；或善惊易怒，心悸多梦；

或性情急躁烦乱，头晕头痛；或脘闷嗳气，腹部胀满，脉浮等。

2. 治疗

【针】

主穴：内关、神门、神庭、三阴交。

配穴：血不养心加心俞、厥阴俞；心肾不交加心俞、肾俞、太溪；肝阳上亢加风池、太冲。

方法：内关、三阴交、太溪直刺 1.2 寸；神门直刺 0.5 寸；神庭平刺 0.5 寸；心俞、厥阴俞、肾俞斜刺 1 寸；风池向鼻尖方向斜刺 1.2 寸；太冲向上斜刺 1 寸。

【灸】

主穴：内关、风池、百会。

配穴：心脾两虚加心俞、脾俞；心肾不交加心俞、肾俞。

方法：艾条温和灸 3 ~ 5 分钟，或每穴 3 ~ 5 壮，每日 1 次。

附：耳针

方法：首先耳尖放血数滴，再选心、神门、皮质下、枕、神经衰弱点、耳尖等其中 3 ~ 4 穴，中强刺激，留针 20 分钟。

十二、惊悸怔忡

1. 病症

心中悸动，时发时止，善惊易恐，坐卧不安，多梦易醒，或面色无华，头晕目眩；或心烦少寐，头昏耳鸣；或胸腹痞闷，神疲乏力，形寒肢冷；或心绪烦躁不宁，恍惚多梦等。

2. 治疗

【针】

主穴：内关、郄门、神门、三阴交。

配穴：心血不足加心俞、厥阴俞、心气虚加膻中、巨阙；水气凌心加脾俞、三焦俞、丰隆。

方法：内关、郄门、三阴交直刺 1.2 寸，神门直刺 0.5 寸；心俞、厥阴俞、脾俞、三焦俞斜刺 1 寸；膻中、巨阙均向下平刺 1 寸；丰隆直刺 1.5 寸。

【灸】

主穴：内关、神门、巨阙、心俞、厥阴俞。

配穴：心气不足加关元、膻中；水气凌心加三焦俞、阴陵泉。

方法：艾条温和灸每穴 10 分钟，日 1 次，10 次为 1 疗程，中间休息 3～5 天。

附：耳针

方法：选心、小肠、皮质下、交感、神门等其中 3～4 穴，毫针浅刺，适当捻转后，留针 20～30 分钟。

十三、汗证

1. 病症

自汗，汗出恶风，身体酸楚，寒热。或面色㿠白，畏寒肢冷，动则汗出甚；或蒸蒸汗出，口渴喜饮，面赤心烦，大便干结。盗汗，睡时汗出，醒时汗止，心悸少寐，面色无华。或潮热盗汗，虚烦少寐，五心烦热，舌红少苔，脉细数。

2. 治疗

【针】

主穴：合谷、复溜、百会、神庭、内关。

配穴：肺气虚加肺俞、太渊；肾阴虚加太溪、肾俞；心阴虚加心俞、厥阴俞。

方法：合谷、复溜、内关、太溪均直刺 1.2 寸；百会、神庭平刺 0.5～0.8 寸；太渊直刺 0.5 寸；肺俞、肾俞、心俞、厥阴俞斜刺 1 寸。

【灸】

主穴：合谷、复溜、心俞、膏肓俞、肾俞、阴郄。

方法：每次选 4 ~ 5 穴，艾条温和灸缚穴 5 ~ 10 分钟，或艾炷灸每穴 3 ~ 5 壮，此法多用于自汗证。

附：耳针

方法：毫针浅刺心、交感、缘中、皮质下、神门、枕、肾，留针 20 ~ 30 分钟。

十四、衄血

1. 病症

口中或鼻中出血，或发热咳嗽；或口渴，烦热便秘；或口苦胁痛，烦躁易怒；或面色㿠白，神疲乏力，头晕、心悸、耳鸣等。

2. 治疗

【针】

主穴：迎香、上星、合谷。

配穴：肺中蕴热加少商；胃热炽盛加内庭；阴虚火旺加太溪、太冲。

方法：迎香向鼻柱斜刺 0.8 寸；上星向下平刺 0.8 寸；合谷，太溪直刺 1.2 寸；少商点刺出血；内庭斜刺 0.3 寸；太冲斜刺 1 寸。

附：耳针

穴位：内鼻、肺、肾上腺、额。

方法：毫针浅刺，中等刺激，捻转 1 ~ 2 分钟，留针 30 分钟。

十五、黄疸

1. 病症

目黄、小便黄赤。若湿热黄疸，则面色鲜明，发热、口渴、小便短少，腹胀便秘，舌红、脉滑数；若寒湿黄疸，则面色晦暗，神疲乏力，食少便溏，畏寒肢冷，脘腹痞胀，舌淡、脉沉迟无力。

2. 治疗

【针】

主穴：足三里、太冲、阳陵泉、胆俞。

配穴：热甚加内庭；寒甚加命门；湿甚加阴陵泉；呕恶加内关、公孙；腹胀便秘加天枢、大肠俞；腹泻加天枢、关元；身黄不退加至阳、丘墟。

方法：足三里、阳陵泉直刺 1.5 寸；太冲、胆俞斜刺 1 寸；强刺激足三里、阳陵泉、太冲，并留针 30 分钟以上，中间运针 3 ~ 5 次，日 1 ~ 2 次；内庭斜刺 0.3 寸；命门、至阳、大肠俞均斜刺 1 寸；阴陵泉直刺 1.5 寸；内关、公孙、天枢、关元直刺 1.2 寸；丘墟斜刺 1 寸。

【灸】

主穴：足三里、太冲、阴陵泉、肝俞、胆俞、脾俞、胃俞。

配穴：呕恶配内关。

方法：艾条温和灸每穴 5 ~ 10 分钟，日 1 次，或艾炷灸每穴 3 ~ 5 壮。此法主要用于寒湿型黄疸。

十六、水肿

1. 病症

初起面目微肿，或足跗微肿，继则肿及四肢甚或全身，皮肤光泽，按之没指，小便短少。如属阳证，多为急性发作，兼寒热咳喘、胸闷，或身体困重倦怠；如属阴证，则发病多由渐而始，兼面色苍白，不思饮食，腰酸楚，脚寒肢冷神疲，舌淡、苔白、脉沉。

2. 治疗

【针】

主穴：水分、阴陵泉、三阴交、照海、三焦俞。

配穴：阳水加肺俞、合谷、人中；阴水加脾俞、足三里、肾俞、关元。

方法：水分、三阴交、合谷、关元直刺 1.2 寸；阴陵泉、足三里直刺 1.5 寸；照海直刺 0.3 ~ 0.5 寸；三焦俞、脾俞、肺俞、肾俞斜刺 1 寸；人中向上斜刺 0.2 ~ 0.3 寸。

【灸】

主穴：水分、水道、阴陵泉、照海。

配穴：阴水加肾俞、脾俞。

方法：艾条温和灸，每穴 5 ~ 10 分钟，或艾炷灸，每穴 5 ~ 8 壮。

十七、淋证

1. 病症

排尿时茎中涩痛，淋漓不尽。或见少腹胀满，点滴难下，甚或忽然腰痛，有兼尿中见血；或尿中时挟带砂石；或小便浑浊，黏稠如膏；亦有不耐劳累，遇劳则发作者。

2. 治疗

【针】

主穴：中极、阴陵泉、三阴交、膀胱俞。

配穴：发热配合谷、外关；结石配委中、水泉；尿血配血海；气虚配气海、水道；小便如膏配气海俞、百会。

方法：中极、外关、三阴交、合谷、血海、气海、水道均直刺 1.2 寸；阴陵泉、委中直刺 1.5 寸；膀胱俞、气海俞斜刺 1 寸；水泉直刺 0.5 寸；百会平刺 0.5 寸。

【灸】

主穴：中极、膀胱俞、三焦俞、阴陵泉、太溪。

配穴：气淋配太冲、行间；劳淋配气海；膏淋配气海俞。

方法：每次选 3 ~ 5 穴，艾条温和灸每穴 5 ~ 10 分钟，日 1 次，或每穴艾炷灸 3 ~ 5 壮。此法主要用于气虚型。

附：耳针

穴位：膀胱、尿道、三焦、肾、神门、内分泌、艇中。

方法：毫针强刺激，每次 3 ~ 5 穴，留针 20 ~ 30 分钟，每日 1 次。

十八、癃闭

1. 病症

小便点滴不利，或点滴全无。少腹急痛，或胀或小胀；或面色㿠白，神气怯弱；或烦热口渴，舌红，苔黄，脉数。

2. 治疗

【针】

主穴：中极、三阴交、阴陵泉、膀胱俞、次髎。

配穴：肾气虚加关元、肾俞；湿热下注加然谷；外伤加血海。

方法：中极、关元、三阴交、血海直刺 1.2 寸；阴陵泉直刺 1.5 寸；膀胱俞、肾俞、次髎斜刺 1 ~ 1.5 寸；然谷直刺 1 寸。

【灸】

主穴：中极、关元、水道、脾俞、肾俞、三焦俞。

配穴：虚证配命门、足三里。

方法：艾条温和灸每穴 3 ~ 5 分钟，或艾炷灸每穴 3 ~ 5 壮。

附：耳针

穴位：膀胱、肾、三焦、尿道。

方法：毫针强刺激，留针 15 ~ 20 分钟，捻针 3 ~ 4 次。

十九、消渴

1. 病症

口渴引饮，多食消瘦，小便频数而量多，舌红、苔黄、脉数；或大便干结，头昏无力，腰膝酸软。

2. 治疗

【针】

主穴：胰俞、肺俞、胃俞、肾俞、足三里、太溪、阴郄。

配穴：肺热加鱼际；胃火加内庭；肾气虚加关元。

方法：胰俞、肺俞、胃俞、肾俞均斜刺 1 寸；足三里直刺 1.5 寸；太溪、关元直刺 1.2 寸；阴郄、鱼际直刺 0.5 寸；内庭斜刺 0.2 寸。

附：耳针

主穴：胰腺点、内分泌、丘脑、缘中、皮质下、三焦、耳迷根。

配穴：渴甚加渴点、口；饥甚配饥点；尿多配膀胱、尿道；皮肤瘙痒加风溪。

方法：每次取 3 ~ 5 穴，毫针轻刺，留针 20 分钟，间日 1 次，10 次为 1 疗程。

二十、遗精

1. 病症

梦中遗精，夜寐不安，阳强易举。或头目晕眩，心悸，耳鸣、腰酸，精神不振等证。滑精则不拘昼夜，动念则常有精液滑出，形体瘦弱，脉象细软。

2. 治疗

【针】

主穴：关元、志室、三阴交、次髎。

配穴：梦遗加内关、神门；滑精加肾俞、太溪。

方法：关元、三阴交、内关、太溪直刺 1.2 寸；志室斜刺 0.8 寸；次髎斜刺 1.5 寸；神门直刺 0.5 寸；肾俞直刺 1.2 寸。

【灸】

主穴：关元、志室、三阴交、内关、次髎。

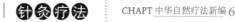

配穴：肾气不固加肾俞、太溪、命门。

方法：每次选 3 ~ 5 穴，艾条温和灸每穴 5 分钟，或每穴艾炷灸 3 ~ 5 壮。

附：耳针

穴位：精宫、内分泌、心、肾、神门、皮质下。

方法：每次取 3 ~ 5 穴，毫针浅刺，留针 20 分钟，捻针 2 ~ 3 次。

二十一、阳痿

1. 病症

阴茎萎软无力，不能勃起或勃而不坚。头晕目眩，面色㿠白，神疲乏力，腰膝酸软，脉象细弱。

2. 治疗

【针】

主穴：命门、肾俞、关元、三阴交。

配穴：肾阳虚加腰阳关、次髎；心脾虚加心俞、足三里；湿热下注加阴陵泉、行间。

方法：命门、心俞斜刺 1 寸；肾俞、关元、三阴交直刺 1.2 寸；腰阳关、次髎斜刺 1.2 寸；足三里，阴陵泉直刺 1.5 寸；行间斜刺 0.2 寸。

【灸】

主穴：命门，肾俞、次髎、关元。

配穴：肾阳虚加腰阳关；气血虚加足三里。

方法：艾条温和灸每穴 5 ~ 10 分钟，或艾炷灸每穴灸 5 壮。

附：耳针

主穴：外生殖器、睾丸、内生殖器、兴奋点、缘中、额。

配穴：肝、肾、神门。

方法：毫针轻刺，留针 15 ~ 20 分钟，每日 1 次。

二十二、疝气

1. 病症

少腹痛引睾丸，或睾丸阴囊肿大胀痛，如为寒疝，则阴囊冷痛，睾丸坚硬拘急引少腹；如为湿热疝，则阴囊肿热，睾丸胀痛；如为狐疝，则少腹"气冲"部与阴囊牵连胀痛，立则下坠，卧则入腹，久之形成阴囊偏大。

2. 治疗

【针】

主穴：关元、大敦、曲泉、三阴交。

配穴：寒疝加归来；湿热疝加阴陵泉；狐疝加三角灸。

方法：关元、归来、三阴交直刺 1.2 寸；大敦斜刺 0.2 寸；曲泉、阴陵泉直刺 1.5 寸；三角灸用灸法。

【灸】

主穴：归来、关元、大敦、三阴交、三角灸。

配穴：中气不足加足三里、气海、百会。

方法：艾条温和灸每穴 5 ~ 10 分钟，或每穴艾炷灸 5 ~ 8 壮。

附：耳针

穴位：外生殖器、小肠、肝、交感、神门。

方法：每次 3 ~ 4 穴，毫针强刺激，留针 10 ~ 20 分钟，每日 1 次，或用耳穴贴法。

二十三、脑卒中

1. 病症

中经络：突然口眼㖞斜，肢体麻木，语言不利，口角流涎，甚则出现半身不遂。兼证见身体寒热，舌苔薄白，脉象弦细或浮数。

中脏腑：突然昏仆，神志不清，半身不遂，舌强语涩，口眼㖞斜。如证见神志昏迷，牙关紧闭，两手握固，面赤气粗，喉中痰鸣，二便闭塞，舌苔黄腻，脉弦滑而数，为卒中闭证；如证见目合口张，鼻鼾息微，手撒遗尿，四肢厥冷，汗出，脉象细微，则为卒中脱证。

2. 治疗

【针】

主穴：水沟、十二井、劳宫、涌泉、丰隆。

卒中脱证：关元、神阙、百会、足三里。

卒中偏瘫：肩髃、曲池、手三里、合谷、外关、秩边、环跳、阳陵泉、足三里、解溪。

配穴：肘挛加曲泽、尺泽；腕挛加大陵、内关；膝强配曲泉；语蹇配廉泉、通里；流涎配地仓、承浆。

方法：水沟、十二井点刺出血；劳宫、涌泉直刺 0.5 寸；丰隆直刺 1.5 寸；关元、神阙、百会、足三里艾条灸每穴 10 ~ 15 分钟；肩髃向下刺 1.5 ~ 2 寸；曲池、手三里、阳陵泉、足三里、曲泽、尺泽直刺 1.5 寸；合谷、外关、内关、曲泉直刺 1.2 寸；大陵、通里、解溪直刺 0.5 寸；秩边、环跳直刺 2.5 寸；廉泉向舌根方向斜刺 1.2 寸；地仓、承浆刺向患侧分别为 1.2、0.8 寸。

二十四、面瘫

1. 病症

睡眠醒来时，突然一侧面部麻木松弛，不能做蹙额、皱眉、露齿、鼓颊等动作。口角向健侧歪斜，漱口漏水，患侧额纹消失，鼻唇沟平坦，眼睑闭合不全，迎风流泪，少数病人初起时有耳后、耳下及面部疼痛。

2. 治疗

【针】

主穴：翳风、牵正、阳白、鱼腰、四白、颧髎、地仓、颊车、合谷。

配穴：眼裂增大配太阳、攒竹；鼻唇沟浅配迎香；上唇歪配人中；下唇歪配承浆。

方法：翳风向前斜刺 0.8 寸；牵正、颧髎、太阳直刺 0.5 寸；阳白透鱼腰、地仓透颊车；四门向下斜刺 0.8 寸；攒竹、人中、承浆向患侧平刺 0.5 ~ 0.8 寸；迎香向鼻柱斜刺 0.5 寸；合谷直刺 1.2 寸。

【灸】

主穴：翳风、牵正、颊车、地仓、阳白、足三里。

方法：艾条温和灸每穴 5 ~ 8 分钟，每日 1 次。

附：耳针

方法：毫针中等刺激三焦、面颊、脑干、皮质下、肾上腺，留针 20 ~ 30 分钟。

二十五、头痛

1. 病症

头痛。或发时痛势阵作，如锥如刺，痛有定处，甚则头皮肿起成块；或两侧头痛，目眩，心烦善怒，口苦面赤，脉弦数；或痛势绵绵，头目昏重，神疲乏力，面色无华，畏寒喜暖，脉细弱。临床上以疼痛部位不同，分前头痛、后头痛、头顶痛、偏头痛、全头痛。

2. 治疗

【针】

主穴：

前头痛：上星、印堂、阳白、头维、合谷。

偏头痛：率谷、太阳、风池、和髎、液门。

后头痛：后顶、天柱、后溪、昆仑。

头顶痛：百会、通天、前顶、行间。

配穴：肝阳上亢加太冲；气血不足加足三里；血瘀加膈俞。

方法：上星、印堂、阳白、头维、前顶、百会、通天均向前平刺 0.5 ~ 0.8 寸；合谷、天柱、昆仑直刺 1.2 寸；率谷向前平刺 1.2 寸；太阳、和髎直刺 0.5

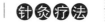

寸；风池斜刺 1.2 寸；液门、行间向上斜刺 0.3 寸；后顶向后平刺 0.5 寸；后溪直刺 0.5 寸；太冲、膈俞斜刺 1 寸；足三里直刺 1.5 寸。

【灸】

主穴：百会、太阳、头维、上星、后顶、合谷。

配穴：寒胜加关元；血瘀加膈俞。

方法：艾条灸每穴 3 ~ 5 分钟。此法主要用于风寒型。

二十六、胸痹

1. 病症

胸闷如窒，呼吸不畅，咳嗽喘息，心悸，甚则胸痛彻背，背痛彻心，喘息不能平卧，面色苍白，自汗出，四肢逆冷，舌淡苔白，脉象沉细。

2. 治疗

【针】

主穴：内关、心俞、阙阴俞、膈俞、膻中、巨阙。

配穴：阳虚加关元；痰浊加丰隆；血瘀加三阴交。

方法：内关、关元、三阴交直刺 1.2 寸；心俞、阙阴俞、膈俞斜刺 1 寸；膻中、巨阙平刺 0.5 ~ 0.8 寸；丰隆直刺 1.5 寸。

【灸】

主穴：心俞、厥阴俞、膈俞、膻中、巨阙。

配穴：内关、三阴交、郄门。

方法：每次选 3 ~ 5 穴，艾条温和灸每穴 5 分钟或艾炷灸每穴 3 ~ 5 壮。

附：耳针

穴位：心、胸、交感、皮质下。

方法：每次选 3 ~ 5 穴，毫针强刺激，留针 30 分钟，间日 1 次，2 周为 1 疗程，或用耳穴贴压法。

二十七、胁痛

1. 病症

一侧或两侧胁肋疼痛。或疼痛攻窜不定，每因情志因素而发，胸闷，食少，嗳气，脉弦。或胁痛，口苦，胸脘痞闷，纳呆，恶心，呕吐，便黄，苔黄腻，脉弦数；或胁痛如刺，痛处不移，入夜更甚，胁下或见症块，舌紫暗，脉沉涩；或两胁引痛，劳累而发，口干，心中烦热，头晕目眩，舌红少苔，脉弦细。

2. 治疗

【针】

主穴：内关、期门、阳陵泉、太冲。

配穴：肝血不足配肝俞、肾俞、足三里。

方法：内关直刺 1.2 寸；期门斜刺 0.8 寸；阳陵泉、足三里直刺 1.5 寸；太冲、肝俞、肾俞斜刺 1 寸。

【灸】

主穴：期门、支沟、肝俞、太冲。

配穴：气滞配膻中、内关；血瘀加膈俞、三阴交；肝络失养加肾俞、血海。

方法：每次选穴 3 ~ 5 个，艾条温和灸 10 分钟，或每穴艾炷灸 3 ~ 5 壮。

附：耳针

穴位：胸、肝、胆、神门、枕、交感。

方法：毫针强刺激，留针 30 分钟，或用耳穴贴压法。

二十八、胃痛

1. 病症

胃脘疼痛。或突然发作疼痛，身体寒热，局部喜暖怕冷，口淡不渴，苔白；

或胃中隐隐作痛，呕恶，泛吐清水，喜暖喜按，手足不温，神疲乏力，脉虚软。如胃气犯胃，则胃脘疼痛胀满，并疼痛牵引两胁下，嗳气频频，呕逆酸苦，苔薄白，脉象沉弦。

2. 治疗

【针】

主穴：中脘、神阙、关元、足三里。

配穴：肝气犯胃加太冲、期门；脾胃虚寒加脾俞、胃俞。

方法：中脘、内关、梁丘直刺 1.2 寸；足三里直刺 1.5 寸；太冲、脾俞、胃俞直刺 1 寸；期门沿肋间隙平刺 1 寸。

【灸】

主穴：中脘、神阙、关元、足三里。

配穴：食滞加下脘；脾胃虚寒加脾俞、胃俞；便溏加天枢。

方法：每次选 4 ~ 5 穴，艾条温和灸每穴 5 ~ 10 分钟，或艾炷灸，每穴 5 壮。

附：耳针

穴位：胃、脾、皮质下、神门、肝、交感。

方法：每次选 3 ~ 4 穴，毫针强刺激，留针 20 分钟。

二十九、腹痛

1. 病症

腹部疼痛，胀满、拒按、厌食、嗳腐吞酸；或腹部病痛，痛势急暴，畏寒怕冷，大便溏薄，四肢不温；或腹痛绵绵，时发时止，痛时喜温喜按，神疲乏力，舌淡苔薄白，脉沉细。

2. 治疗

【针】

主穴：中脘、神阙、天枢、足三里。

配穴：寒凝配关元；食滞配里内庭；脾阳虚配脾俞、胃俞。

方法：神阙隔盐灸 5 ~ 10 壮，中脘、天枢、关元直刺 1.2 寸；足三里直刺 1.5 寸；里内庭直刺 0.2 寸；脾俞、胃俞斜刺 1 寸。

【灸】

主穴：中脘、神阙、天枢、足三里、脾俞、胃俞。

配穴：腹胀加公孙；胸闷加膻中。

方法：每次 3 ~ 5 穴，艾条温和灸，每穴 5 ~ 10 分钟，或艾炷灸，每穴 5 壮。

附：耳针

主穴：大肠、小肠、脾、胃、交感、腹。

配穴：艇中、神门、枕。

方法：每次选 3 ~ 5 穴，毫针中等刺激，留针 10 ~ 20 分钟。

三十、腰痛

1. 病症

腰部一侧或两侧疼痛。如外感寒湿者，则腰部冷痛重着，转侧不利，遇阴雨寒冷则发病或加重。如衄瘀气滞腰肌劳损者，则腰痛固定不移，痛如针刺，轻者俯仰不便，重者因痛剧而不能转侧。如肾虚腰痛者，则腰部酸软空虚，隐隐作痛，绵绵不已，腿膝无力，劳累后则更甚，卧则减轻，有的可伴有神疲乏力倦怠，面色㿠白，手足不温，精冷等证；有的可伴有心烦失眠，口燥咽干，手足心热，尿黄，舌红，苔黄，脉数等证。

2. 治疗

【针】

主穴：肾俞、腰阳关、腰夹脊、委中。

配穴：急性腰扭伤配腰痛点。

方法：先针腰痛点，活动 20 分钟后再针其他穴；肾俞直刺 1.2 寸；

腰阳关向上斜刺 1.2 寸；腰夹脊向脊柱方向斜刺 1 ～ 1.2 寸；委中直刺 1.5 寸。

【灸】

主穴：肾俞、志室、腰阳关、委中。

配穴：湿胜加阴陵泉，劳损加阿是穴，肾阳虚加命门。

方法：艾条温和灸，每穴 5 ～ 10 分钟，或艾炷灸，每穴 5 ～ 10 壮，重灸局部。

三十一、痹症

1. 病症

风寒湿痹：肢体关节酸痛，活动则疼痛加剧，或部分肌肉酸重麻木，迁延日久，可致肢体拘急，甚则各部大小关节肿大。如风气偏重者，则疼痛呈游走性；如寒气偏重者，则局部痛甚而冷，得热可减轻；如湿气偏重者，则肢体沉重酸痛。风热湿痹：关节疼痛，痛处有灼热感，或见红肿，痛不可触近，得冷则舒缓，关节活动障碍，并兼有发热，口渴，烦闷不安，舌苔黄燥，脉象滑数等证。

2. 治疗

【针】

主穴：

肩部：肩髃、肩贞、肩前。

肘部：曲池、肘髎、手三里、少海。

腕部：阳溪、阳池、腕骨、外关。

髀部：环跳、居髎、髀关。

膝部：犊鼻、鹤顶、足三里、阳陵泉。

踝部：申脉、昆仑、丘墟、太溪、照海、商丘。

配穴：行痹加膈俞、风池；痛痹加关元、气海；着痹加阴陵泉、三阴交；热痹加大椎、曲池。

方法：膈俞斜刺 1 寸；风池向鼻尖斜刺 1.2 寸；关元、气海直刺 1.2 寸；

大椎向前斜刺1.2寸；关节附近诸穴，根据肌肉丰厚的不同分别直刺或斜刺1～2.5寸。除热痹外，以上各穴均可用艾条温和灸，每个关节部位5～10分钟。

三十二、痿证

1. 病症

四肢肌肉弛缓无力，运动障碍，肌肉日渐消瘦，日久则肌肉萎缩不用。如为肺热阴伤，则有发热，咳嗽，心烦，口渴，小便短赤；如为湿热蕴蒸，则见体重，胸闷，小便混浊，苔黄腻，脉濡数；如为肝肾不足，则见有腰脊酸软无力，遗精早泄，头目晕眩，舌苔红，脉细数。

2. 治疗

【针】

主穴：肩髃、曲池、手三里、合谷、阳溪、髀关、伏兔、梁丘、足三里、解溪。

配穴：肺热加尺泽、肺俞；胃热加内庭，中脘；湿热加内庭、阴陵泉。

方法：肩髃向下斜刺1.5寸；曲池、手三里、足三里、尺泽、阴陵泉直刺1.5寸；合谷、中脘、梁丘直刺1.2寸；阳溪、解溪直刺0.5寸；髀关、伏兔直刺2寸；肺俞斜刺1寸；内庭向上斜刺0.5寸。

【灸】

主穴：肩髃、肩髎、曲池、合谷、阳溪、髀关、梁丘、足三里、悬钟。

方法：每次选4～5穴，艾条温和灸每穴5～10分钟，或艾炷灸，每穴5～10壮。此法主要用于后遗症期。

三十三、疟疾

1. 病症

寒热往来，汗出而息，休作有时。病之初，呵欠乏力，毛孔栗起，旋即寒战鼓颌，肢体酸楚，继而内外皆热，体若燔炭，头痛如裂，面赤唇红，口渴引饮，得汗则热退身凉，舌苔白腻，其脉寒战时弦紧，发热时滑数，间时而作，有一日一发，二日一发，三日一发的。如果久疟不愈，左肋下可出现痞块，按之作痛或不痛，叫作疟母。

2. 治疗

【针】

主穴：大椎、后溪、间使。

配穴：热甚加十宣；痉厥加人中、内关；痞块加章门、痞根。

方法：疟疾发作前 1 ~ 2 小时针刺，十宣穴点针出血，大椎斜刺 1.2 寸；后溪直刺 0.5 寸；间使、内关直刺 1.2 寸；人中向上斜刺 0.3 寸；章门直刺 1 寸；痞根直刺 1.2 寸。

【灸】

主穴：章门、痞根。

方法：艾条灸，每穴 5 ~ 10 分钟，或 5 ~ 10 壮，连灸 3 天。

三十四、坐骨神经痛

1. 病症

臀部、大腿后侧，小腿后外侧及足部发生烧灼样，或针刺样疼痛，活动则疼痛加重。如属原发性坐骨神经痛，起病呈急性或亚急性发作，沿坐骨神经有放射痛和明显的压痛点，起病数日最剧烈，经数周或数月则渐渐缓解，常因感受外邪而诱发。如属继发性坐骨神经痛，除原发病症外，咳嗽、喷嚏、排便等均可使疼痛加剧，腰椎旁有压痛及叩击痛，腰部活动障碍，活动时下肢有放射性疼痛感。

2. 治疗

【针】

主穴：腰 2 ~ 5 夹脊、秩边、环跳、殷门、承山、委中、昆仑。

配穴：承扶、风市、阳陵泉、悬钟。

方法：每次选 3 ~ 5 穴压痛明显的穴位针刺，腰夹脊向脊柱斜刺 1.2 寸；秩边、环跳、殷门、承扶均直刺 2 ~ 2.5 寸；委中、承山、风市、阳陵泉均直刺 1.5 ~ 2 寸；昆仑、悬钟直刺 1 ~ 1.5 寸。

【灸】

主穴：腰夹脊、肾俞、秩边、环跳、殷门、承山、阳陵泉、昆仑。

方法：以腰臀部穴位为主，每次选 3 ~ 5 穴，艾条灸每穴 5 ~ 10 分钟，或艾炷灸每穴 5 ~ 10 壮。

三十五、三叉神经痛

1. 病症

疼痛突然发作，以面颊和上、下颌部为主，病发时间短暂，数秒钟或数分钟后缓解，一段时间后又可反复发作，并常因触及面部的某一点而诱发，疼痛时呈阵发性闪电样剧痛，其痛如刀割、针刺、火灼，可伴有痛侧面部肌肉抽搐、流泪、流涕及流涎等现象。

2. 治疗

【针】

主穴：神庭、百会、合谷、三间、内庭。

配穴：第一支痛加攒竹、阳白、鱼腰；第二支痛加四白、巨髎、颧髎；第三支痛加夹承浆、颊车、下关。

方法：主穴重刺激，配穴轻刺激。神庭、百会、攒竹、阳白、鱼腰均平刺 0.5 ~ 0.8 寸；合谷直刺 1.2 寸；三间、内庭、巨髎、颧髎、颊车、下关均直刺 0.5 ~ 0.8 寸；四白向下斜刺 0.5 寸；夹承浆斜刺 0.5 寸。

【灸】

主穴：翳风、下关、颊车、颧髎、地仓、阳白、合谷。

配穴：寒甚加关元。

方法：艾条温和灸，每穴 3 ~ 5 分钟。此法多用于风寒型。

三十六、漏肩风（肩关节周围炎）

1. 病症

风寒外感者，肩部散漫疼痛，昼轻夜重，动则疼痛加剧，活动受限，局部畏寒，得温痛减，舌淡苔白，脉浮弦或浮紧；经脉失养证者，肩痛日久，肩部筋经肌肉失养，挛缩而软短，举臂不及头，后旋不及背，酸痛乏力，局部畏寒，得温则减，受寒则剧，舌淡苔白，脉细。

2. 治疗

【针】

主穴：肩髃、肩髎、肩贞、曲池、外关。

配穴：肩内廉痛加天府、尺泽；肩外廉痛加膈俞、小海；肩前廉痛加臂臑；项强加天柱、风池；病早期加阳陵泉、条口。

方法：先刺阳陵泉，强刺激 20 分钟，并嘱患者活动上肢；后刺激余穴如下；肩髎、肩髃向下斜刺 1.5 寸；肩贞、外关、天府、膈俞、臂俞直刺 1.2 寸；曲池、尺泽直刺 1.5 寸；小海平刺 1.5 寸；天柱直刺 1 寸；风池斜刺 1.2 寸；阳陵泉、条口直刺 2 ~ 2.5 寸。

【灸】

主穴：肩髎、肩髃、肩贞、臂臑。

配穴：风甚加外关、风池；寒甚加合谷。

方法：艾条灸每穴 5 ~ 10 分钟，或艾炷灸每穴 5 ~ 10 壮。

三十七、月经不调

1. 病症

月经或先期或后期或先后不定期。先期者，即月经提前而至，甚至经行一月二次，经色鲜红而紫，伴有烦热，口干渴而喜冷饮，舌红，苔黄，脉数；后期者，即月经推迟未潮，甚至四五十天一次，经色暗淡，畏寒喜暖，小腹发凉，舌淡苔白，脉迟弱；先后不定期者，即月经来潮无固定期限，经量或多或少，经色或紫或淡，体质虚弱，面色萎黄，舌淡，脉象细涩。

2. 治疗

【针】

主穴：三阴交、关元、气海。

配穴：经早加太冲、太溪；经迟加血海、归来；经乱加肾俞、交信。

方法：除太冲、肾俞斜刺 1 寸外，其余各穴均直刺 1.2 寸。

【灸】

主穴：三阴交、归来、血海。

配穴：经迟配气海、足三里；经乱配关元、交信。

方法：艾条温和灸每穴 5 ～ 10 分钟，或艾炷灸每穴 5 ～ 10 壮。

三十八、痛经

1. 病症

实证：行经不畅，少腹疼痛。血瘀者，腹痛拒按，经色紫红而夹有血块，下血块后痛即缓解，脉象沉涩，舌质紫暗；气滞者，胀甚于痛，或胀连胸胁，胸闷泛恶，脉象弦。虚证：月经净后腹痛，痛势绵绵不休，少腹柔软，喜温喜按，经量减少，并每伴有腰酸肢倦、纳呆、心悸、头晕、舌淡、脉弱等证。

2. 治疗

【针】

主穴：地机、三阴交、关元。

配穴：寒凝加气海、次髎；肝郁加太冲、期门；气血虚加血海、足三里。

方法：三阴交、关元、气海、血海直刺 1.2 寸；地机、足三里直刺 1.5 寸；次髎斜刺 1.5 寸；太冲斜刺 1 寸；期门沿肋间隙平刺 1 寸。

【灸】

主穴：地机、归来、中极、气海。

配穴：寒凝加次髎；血瘀加三阴交；肝郁加太冲；气血虚加足三里。

方法：艾条灸，每穴 5 ~ 10 分钟，或艾炷灸，每穴 5 ~ 10 壮。

三十九、经闭

1. 病症

如果血枯经闭，则经量逐渐减少，终乃闭止，并见有纳呆食少，大便稀溏,面色唇爪色泽不荣，头晕心悸，精神疲倦，舌淡脉细涩；如果血滞经闭，则月经闭止，少腹作胀作痛，并伴有烦热，口渴，胸闷等证，重证时则腹部出现症瘕，大便干结，肌肤甲错，舌质紫暗或瘀点，脉沉弦而涩。

2. 治疗

【针】

主穴：中极、地机、三阴交、合谷、归来。

配穴：血枯加肾俞、脾俞、肝俞；气滞加太冲、气海。

方法：中极、三阴交、合谷、归来、气海均直刺 1.2 寸；地机直刺 1.5寸；肾俞、脾俞、肝俞、太冲均斜刺 1 寸。

【灸】

主穴：三阴交、合谷、气海。

配穴：气滞加太冲；血凝加关元、气海。

方法：艾条灸每穴 5 ~ 10 分钟，或艾炷灸每穴 5 ~ 10 壮。

附：耳针

方法：毫针中强刺激子宫、卵巢、缘中、内分泌、肝、脾、肾等其中 3 ~ 5 穴，留针 20 分钟，间日 1 次。

四十、崩漏

1. 病症

崩中漏下。初起血量多，颜色紫红，血浓稠而夹有瘀块，腹痛拒按，便秘，口干作渴，是为实热者；血色鲜红，头晕耳鸣，心悸失眠，午后潮热，是为阴虚者；病久漏下，血色淡或晦暗，少腹冷痛，面色㿠白，神疲乏力，倦怠嗜卧，胃纳减少，是为气虚者。漏久不止，或崩血过多，出现昏厥，面色苍白，冷汗淋漓，呼吸急促，四肢逆冷，脉微欲绝。

2. 治疗

【针】

主穴：关元、三阴交、隐白。

配穴：血热加血海、水泉；阴虚加太溪、复溜；气虚加百合、气海；肝郁加太冲；血瘀加地机。

方法：关元、三阴交、血海、太溪、复溜、气海直刺 1.2 寸；隐白向上斜刺 0.3 寸；水泉直刺 0.5 寸；百会向前平刺 0.8 寸；太冲斜刺 1 寸；地机直刺 1.5 寸。

【灸】

主穴：关元、三阴交、隐白。

配穴：血瘀加血海、合谷；脾气虚加血海、脾俞。

方法：每次选 3 ~ 5 穴，艾条灸每穴 5 ~ 10 分钟，或艾炷灸 3 ~ 5 壮。

四十一、白带过多

1. 病症

带下量多，色白气腥，质稠无臭，绵绵不断，伴有腰膝酸重无力，神疲乏力，头晕肢软，食欲不振，便消腹冷，舌淡苔白或腻或白滑，脉象缓弱或沉迟。

2. 治疗

【针】

主穴：带脉、三阴交、气海、白环俞。

配穴：湿热加行间、阴陵泉；寒湿加关元、足三里。

方法：行间向上斜刺 0.5 寸；阴陵泉、足三里直刺 1.5 寸；其余各穴均直刺 1.2 寸。

【灸】

主穴：带脉、百会、气海、三阴交。

配穴：寒湿加关元、足三里；脾虚加脾俞、中脘。

方法：艾条灸每穴 5 ~ 10 分钟，或艾炷灸每穴 3 ~ 5 壮。

附：耳针

主穴：耳尖、宫颈、内分泌、三焦、肾上腺、脾。

配穴：腹坠胀加腹、艇中，腰酸痛加腰骶椎。

方法：每次取 3 ~ 5 穴，毫针中强刺激，留针 30 分钟，间日 1 次，或用耳穴贴压法。

四十二、妊娠恶阻

1. 病症

脾胃虚弱者，妊娠四五十天，始觉脘腹痞胀，呕恶不食或食入即吐，四肢倦怠，思睡懒言，舌质淡或边有齿印，苔白，脉滑；肝胃不和者，呕吐苦水或酸水，脘闷胀痛，嗳气叹息，精神抑郁，舌淡苔白，脉弦滑。

2. 治疗

【针】

主穴：内关、足三里、中脘、百会。

配穴：胸闷加膻中；呕酸加太冲；痰滞加丰隆。

方法：以上诸穴均以毫针浅刺，弱刺激。内关、中脘直刺 1 寸；足三里、丰隆直刺 1.2 寸；百会、膻中平刺 1 寸；太冲斜刺 1 寸。

【灸】

主穴：中脘、内关、足三里、太冲。

配穴：痰多加丰隆；脾胃虚寒加脾俞、胃俞、关元。

方法：艾条灸，每穴 5 ～ 10 分钟，或艾炷灸，每穴每次 3 ～ 5 壮。

附：耳针

穴位：胃、脾、肝、三焦、神门。

方法：毫针轻刺，留针 20 分钟，日 1 次，10 次为 1 疗程。

四十三、胎位不正

1. 病症

胎位异于胞宫的正常位置，如臀位、横位等。原因有多种，中医认为气血阻滞、肾阳受损，是导致胎位不正的主要原因。

2. 治疗

【灸】

主穴：至阴。

方法：让孕妇松解裤腰带，舒适地仰靠在床上，以艾条灸双脚上的至阴穴，每穴 15 ～ 20 分钟，致使局部潮红，孕妇能明显感到胎动，每天 1 ～ 2 次。并经常配合妇检，胎位转正后，停止灸治。

注：本法以妊娠 7 个月者为好。

附：耳穴贴压

主穴：子宫。

配穴：内分泌、神门、交感、肾。

方法：耳穴消毒后，将准备后的王不留行籽（中药）按压在穴位上，并轻轻揉按 2 ～ 3 分钟，每天 1 次，至胎正为止。

四十四、滞产

1. 病症

孕妇临产时浆水已下，阵痛减弱，胎儿却不能娩出，并伴有精神疲倦，脉象沉细，甚或散乱。

2. 治疗

【针】

主穴：合谷、三阴交、至阴。

配穴：独阴、足三里、太冲。

方法：最好能补合谷、泻三阴交，然后强刺激其他各穴，合谷、三阴交直刺 1.2 寸；至阴向上斜刺 0.2～0.3 寸；独阴直刺 0.2 寸；足三里直刺 1.5 寸。

【灸】

主穴：合谷、三阴交、至阴、次髎、足三里。

方法：艾条持续灸各穴，至宫缩增强，或艾炷灸以上各穴，每穴 3～5 壮，尤以至阴为主。

附：耳针

穴位：子宫、内分泌、皮质下、膀胱、肾。

方法：毫针刺，中强刺激，每穴 3～5 分钟，捻转 1 次。

四十五、胞衣不下

1. 病症

如果是气虚，产后胞衣不下，少腹微胀，按之不痛，有块不坚，阴道流血量多，色淡，并伴有面色㿠白，头晕心悸，神疲气短，畏寒喜暖，舌淡苔薄白，脉虚弱。如果是血瘀，产后胞衣不下，小腹疼痛，拒按，按之有块而硬，恶露甚少，色黯红，面色紫暗，舌质黯红，脉沉弦或沉涩。

2. 治疗

【针】

主穴：合谷、三阴交、至阴、昆仑、独阴。

配穴：气虚者加关元、足三里；血瘀者加中极、气海。

方法：至阴穴斜刺 0.2 寸；独阴直刺 0.3 寸；足三里直刺 1.5 寸；其余

各穴均直刺 1.2 寸。

【灸】

主穴：关元、合谷、三阴交、神阙。

配穴：气虚加膻中、气海；血瘀加血海、足三里。

方法：艾条灸以上各穴，每穴每次 10 分钟，或艾炷灸，每穴 5 ~ 10 壮，神阙隔盐灸。

附：耳针

方法：毫针中强刺激子宫、内分泌、皮质下、肾、脾、肝，留针 20 ~ 30 分钟，或用耳穴贴压法。

四十六、乳痈

1. 病症

乳房结块，并红、肿、热、痛，证重时则腐烂化脓外溃。本病往往发生在产后哺乳期间，尤以初产妇为多见。

2. 治疗

【针】

主穴：肩井、乳根、足三里、内庭、内关。

配穴：乳汁胀满加膻中、少泽；恶寒发热加合谷、曲池；气滞加期门、太冲。

方法：肩井斜刺 0.5 寸；乳根、期门沿肋间平刺 1 寸；足三里直刺 1.5 寸；内庭斜刺 0.3 寸；内关、合谷直刺 1.2 寸；膻中平刺 1 寸；少泽向上斜刺 0.2 寸；曲池直刺 1.5 寸；太冲斜刺 1 寸。

【灸】

主穴：肩井、足三里、乳根、期门、内关。

配穴：乳根胀加膻中、少泽。

方法：艾条每穴 5 ~ 10 分钟，或艾炷灸每穴 5 ~ 10 壮。初起时，用葱白或大蒜捣烂为泥，敷于患处，然后用艾条熏 10 ~ 20 分钟，日 1 ~ 2 次。

四十七、乳缺

1. 病症

乳少甚至全无，乳汁清稀，乳房柔软而无胀痛感，面色唇爪无华，心悸气短，纳少便溏，舌淡红，脉细弱; 或乳汁不行，乳房胀硬而痛，胸胁胀满，食欲减退，大便干结，小便短赤，舌苔薄黄，脉弦或弦数。

2. 治疗

【针】

主穴：少泽、膻中、乳根。

配穴：气血虚加足三里、脾俞；肝气郁加期门、太冲。

方法：少泽斜刺 0.2 寸；膻中平刺 1.2 寸；乳根、期门沿肋间隙平刺 1 寸；足三里直刺 1.5 寸；脾俞、太冲斜刺 1 寸。

【灸】

主穴：少泽、膻中、乳根。

配穴：虚证配足三里、关元。

方法：艾条灸每穴 5 ~ 10 分钟。

附：耳针

穴位：胸、脾、肝、胃、内分泌。

方法：毫针刺，中强刺激，留针 15 ~ 20 分钟，或用耳穴贴压法。

四十八、产后恶露不下

1. 病症

"恶露"，是指产妇分娩后，由阴道内排出的余血和浊液。临床上常见有气滞和血瘀两种。产后恶露不下，或下亦甚少，小腹胀痛，胸胁胀满，舌淡苔薄白，脉象弦，是为气滞；产后恶露甚少或不下，色紫暗，小腹疼痛拒按，痛处有块，舌紫黯，脉涩，是为血瘀。

2. 治疗

【针】

主穴：三阴交、地机、中极。

配穴：气虚加关元、气海；血瘀加血海、合谷；血热加行间、隐白。

方法：地机宜刺 1.5 寸；行间斜刺 0.3 寸；隐白向上斜刺 0.2 寸；其余各穴均直刺 1.2 寸。

【灸】

主穴：气海、三阴交、隐白。

配穴：气虚加关元；血瘀加血海、归来。

方法：艾条灸以上各穴，每穴每次 10 ~ 15 分钟，或艾炷灸，每穴 5 ~ 8 壮。

附：耳针

方法：毫针中强刺激子宫、神门、交感、内分泌、肝、脾、肾等其中 3 ~ 4 穴，留针 15 ~ 20 分钟。

四十九、产后腹痛

1. 病症

产后小腹隐隐作痛，腹软而喜按，恶露量少色淡，头晕耳鸣，大便干燥，舌淡苔薄，脉虚细；或产后小腹疼痛、拒按；或得热稍减，恶露量少，涩滞不畅，色紫暗而有块；或胸胁胀痛，面色青白，四肢不温，舌质黯，苔白滑，脉沉紧或弦涩。

2. 治疗

【针】

主穴：关元、气海、三阴交、隐白。

配穴：血虚加足三里、血海；血瘀加地机、归来；气滞加太冲。

方法：隐白斜刺 0.2 寸；足三里、地机直刺 1 寸；太冲斜刺 1 寸；其余各穴均直刺 1.2 寸。又单取三阴交，中强度刺激，留针 30 分钟，中途捻转多次。

【灸】

主穴：气海、关元、归来、三阴交。

配穴：血虚加脾俞、胃俞、足三里；血瘀加血海、地机；气滞加期门、太冲。

方法：艾条灸以上各穴，每穴 10 ~ 15 分钟，或艾炷灸每穴 5 ~ 10 壮，以腹部穴为主。

五十、产后血晕

1. 病症

产后阴道出血量多，人突然昏晕，面色苍白，心悸，昏不知人，甚则四肢厥冷，冷汗淋漓，舌淡无苔，脉微欲绝或浮大而虚。

2. 治疗

【针】

主穴：百会、关元、三阴交、人中。

配穴：血虚气脱加足三里、气海；小腹胀痛加归来、地机；胸闷心悸加内关；抽搐加合谷、太冲。

方法：百会平刺 0.8 寸；人中向上斜刺 0.2 寸；足三里、地机直刺 1.2 寸；太冲斜刺 1 寸；其余各穴均直刺 1.2 寸。

【灸】

主穴：百会、神阙、关元、足三里、隐白。

方法：以上各穴，大艾炷灸，灸至神清。

附：耳针

穴位：神门、心、肝、交感、子宫、皮质下、缘中。

方法：毫针强刺激，留针 1 ~ 2 小时，间歇运针，或用耳穴贴压法，重按。

五十一、产后发热

1. 病症

产后身体发热。或发热恶寒，小腹疼痛拒按，恶露有臭气；或寒热时作，恶露量少或不下，小腹疼痛拒按；或恶寒发热，肢体疼痛，咳嗽流涕；或产后失血过多，微热自汗，头晕目眩，心悸失眠等。

2. 治疗

【针】

主穴：曲池、合谷、大椎、三阴交。

配穴：阴虚加太溪、行间；无汗加复溜；小腹痛加中极、地机。

方法：曲池、地机、中极直刺 1.5 寸；大椎斜刺 1.2 寸；行间斜刺 0.2 寸；其余各穴直刺 1.2 寸。

附：耳针

穴位：子宫、内分泌、风溪、肾上腺、耳尖、交感。

方法：首先耳尖放血数滴，然后毫针强刺激各穴，留针 20 分钟，或用耳穴贴压法。

五十二、小儿惊风

1. 病症

急惊风：初起壮热面赤、摇头弄舌，咬牙错齿，睡中惊悸，手足乱动，烦躁不宁；继则神志昏迷，两目直视，牙关紧闭，角弓反张，四肢抽搐、颤动，或阵发或持续不已；或呼吸急促，便秘尿赤，脉象浮数紧弦，指纹青紫相兼。

慢惊风：面黄肌瘦，精神委顿，肢体倦怠，呼吸气缓，口鼻气冷，不思饮食，囟门低陷，昏睡露睛，四肢厥冷，或有吐逆，尿清便溏，或完谷不化，时有颈项强直，手足抽搐，脉象沉迟无力，舌淡苔白，指纹青淡。

2. 治疗

【针】

主穴：合谷、太冲、人中、神庭、中冲。

配穴：牙关紧闭加颊车；痰多加丰隆；壮热加大椎、曲池；慢惊风去人中、中冲，加脾俞、胃俞、肝俞、筋缩。

方法：人中向上斜刺 0.2 寸；中冲点刺出血；神庭向前平刺 0.8 寸；合谷直刺 1 寸；太冲、大椎、脾俞、胃俞、肝俞、筋缩斜刺 0.8 寸；颊车直刺 0.5 寸；丰隆、曲池直刺 1.2 寸。

【灸】

主穴：神阙、太冲、涌泉、合谷。

配穴：瘦弱加足三里；慢惊风加脾俞、胃俞、肝俞、肾俞。

方法：每次选 3 ~ 5 穴，艾条灸每穴 5 ~ 10 分钟。

五十三、小儿泄泻

1. 病症

腹痛泄泻，便黄气臭，或泻下急迫如注，口渴，有热，小便短少；或便下稀溏色淡，臭气轻轻或为腥气，腹痛喜温喜按。前者为有热，后者为有寒。如果伤食而泻，则腹痛腹胀，泻后疼痛减轻，口臭纳呆，大便腐秽酸臭状如败卵；如果脾胃虚弱而致泄泻，则为灸泻不愈，大便清稀如水样，并伴有不消化食谷，面黄肌瘦，精神不佳等现象。

2. 治疗

【针】

主穴：天枢、足三里、合谷、中脘。

配穴：湿热加阴陵泉、内庭；伤食加内庭；脾阳虚加关元 、脾俞。

方法：足三里、阴陵泉关元直刺 1.2 寸；天枢、合谷、中脘、关元直刺 0.8

寸；内庭、里内庭斜刺2分；脾俞斜刺0.5寸。

【灸】

主穴：天枢、神阙、中脘、足三里。

配穴：呕吐加内关；脾虚加关元、气海。

方法：每穴每次艾条灸10～15分钟。

五十四、小儿疳积

1. 病症

发病缓慢，初起身微发热、或午后潮热，喜食香咸、酸味等物，口干腹膨，便泻秽臭，尿如米泔，烦躁不安，啼哭，不思饮食；继则积滞内停，肚大脐突，面色萎黄，形体消瘦，肌肤甲错，毛发稀疏；久延则见神疲肢软，面色㿠白，气虚乏力等证。

2. 治疗

【针】

主穴：四缝、中脘、足三里、天枢。

配穴：虫积配百虫窝；潮热加曲池、大椎；脾虚加脾俞、胃俞。

方法：先用三棱针点刺四缝，以点出黄色黏液为好；然后刺足三里、曲池1.2寸；中脘、天枢、百虫窝直刺0.8寸；大椎斜刺0.8寸；脾俞、胃俞毫针点刺。

【灸】

主穴：中脘、天枢、神阙、足三里。

配穴：腹胀加公孙；虫积加百虫窝。

方法：艾条灸以上各穴，每穴10～15分钟。

附：耳针

方法：毫针浅刺脾、胃、大肠、皮质下、内分泌，留针20分钟。

五十五、小儿顿咳

1. 病症

初咳时期，症似外感，常有咳嗽，流涕，微热，以后外感证消失，而咳嗽逐日加重；中咳时期，咳嗽频频阵作，咳后有回吼声，反复不已，入夜尤甚，痰多而黏，吐后阵咳暂止；末咳时期，咳嗽次数减少，且持续时期缩短，咳嗽无力，气短声怯，咳痰清稀而少，面色淡白，纳食减少，舌淡，脉虚弱。

2. 治疗

【针】

主穴：风门、肺俞、身柱、尺泽、列缺。

配穴：恶寒配大杼；身热加曲池；痰多加丰隆；便溏加天枢；体弱加膏肓俞；自汗出加合谷，复溜。

方法：身柱斜刺0.8寸；尺泽、曲池、丰隆直刺1寸；列缺向上斜刺0.5寸；风门、肺俞、大杼、膏肓俞向脊柱斜刺0.5寸；天枢、合谷、复溜直刺0.8寸。

【灸】

主穴：内关、鱼际、尺泽。

配穴：痰多加丰隆；久咳加肺俞、风门、膏肓俞；体虚加足三里。

方法：先点刺四缝穴使出黄色黏液，后艾条灸各穴，每穴10分钟。

五十六、小儿发热

1. 病症

小儿身体发热。或恶寒头痛，鼻塞流涕，咳嗽胸闷，吐痰，咽干、口渴喜饮，苔薄脉浮；或发热少气，肢体无力倦息；或发热，午后、夜间加重，消瘦，盗汗，颧红，头晕；或发热腹胀满，嗳腐吐酸，纳差，苔腻等。

2. 治疗

【针】

主穴：曲池、合谷、大椎、外关。

配穴：恶寒加风池；食积加天枢；喉痛加少商。

方法：大椎、少商点刺出血；曲池、合谷、外关均浅刺 0.5 寸；风池斜刺 0.5 寸；天枢直刺 0.8 寸；以上各穴不留针。

附：耳针

穴位：耳尖、肾上腺、风溪、内分泌、肺、胃。

方法：耳尖放血数滴，其余各穴浅刺疾出，或用耳穴贴压法。

五十七、小儿疝气

1. 病症

睾丸、阴囊肿胀疼痛，以及小腹牵引作痛，甚则痛剧难忍；或寒热，苔黄白，脉弦或沉细。

2. 治疗

【针】

主穴：关元、归来、三阴交、大敦。

配穴：气虚下陷加百会；寒凝加气海；热郁加阴陵泉。

方法：大敦斜刺 0.1 寸；百会平刺 0.5 寸；阴陵泉直刺 1.2 寸；其余各穴直刺 0.8 寸；均用强刺激，留针 30 分钟。

【灸】

主穴：归来、三阴交、大敦、太冲。

配穴：中气不足加气海。

方法：艾条灸每穴 10 ~ 15 分钟，或用艾炷灸每穴 5 ~ 10 壮。

附：耳针

穴位：外生殖器、小肠、交感、肝、神门。

方法：毫针强刺激，留针 20 ~ 30 分钟，或用耳穴贴压法。

五十八、小儿夜啼

1. 病症

小儿睡喜伏卧，入夜则曲腰啼哭，四肢不温，食少便溏，面色青白，唇舌淡而舌苔白，脉象沉细，指纹青红；或睡喜仰卧，见灯火则啼哭愈甚，烦躁不安，小便短赤，面唇红赤，舌红，苔白，指纹青紫；或小儿时受惊骇恐惧，睡中时作惊惕，紧偎母怀；或夜间脉来弦急而数。

2. 治疗

【针】

主穴：百会、神庭、内关、外关、合谷、复溜、天枢、神门、曲池。

方法：百会、神庭向前平刺 0.5 寸；内关、外关、合谷、复溜、天枢均直刺 0.8 寸；神门直刺 0.3 寸；曲池直刺 1 寸；以上各穴均用轻刺激，不留针。

【灸】

主穴：百会、神庭、脾俞、胃俞、肝俞、心俞、足三里。

方法：每次选 3 ~ 4 穴，艾条灸每穴 10 ~ 15 分钟。

附：耳穴贴压

穴位：神门、缘中、皮质下、交感、脾、心、肝。

方法：贴压各穴，两耳交替使用。

五十九、小儿尿床

1. 病症

睡梦中尿床，轻者数夜一次，重者一夜数次，醒后方始察觉。常伴有面色㿠白，精神疲软，四肢无力，纳差消瘦等证。

2. 治疗

【针】

主穴：百会、三阴交、阴陵泉、中极、膀胱俞、肾俞。

配穴：肾阳虚加命门；肺气虚加气海。

方法：以上穴位分为二组，每组 3 ~ 4 穴，二组穴位交替使用。百会平刺 0.5 寸加灸；阴陵泉直刺 1.2 寸；命门斜刺 0.8 寸；三阴交、中极、气海直刺 0.8 寸；膀胱俞、肾俞斜刺 0.5 寸。

【灸】

主穴：关元、三阴交。

配穴：肾气不足加肾俞、气海；膀胱失约加膀胱俞、次髎；阳气不振加百会。

方法：艾条灸，每穴 10 ~ 15 分钟，或艾炷灸，每穴 5 ~ 10 壮。

附：耳针

穴位：肾、膀胱、膈、脑点、枕、皮质下、尿道。

方法：选 3 ~ 4 穴，毫针中等刺激，留针 20 分钟。

六十、小儿痄腮

1. 病症

发热，以耳垂为中心出现的弥漫性肿胀疼痛，甚则肿处拒按，咀嚼困难，口渴烦躁，伴有寒热头痛，倦怠无力，舌红苔黄，脉浮数等证。

2. 治疗

【针】

主穴：翳风、颊车、合谷、关冲、外关。

配穴：热甚加大椎、十二井；睾丸肿大加行间、曲泉；惊厥加人中、涌泉；恶寒加风池。

方法：关冲、角孙、十二井、大椎均点刺出血；翳风斜刺 0.5 寸；颊车直刺 0.5 寸；合谷、涌泉直刺 0.5 寸；行间、人中斜刺 0.2 寸；曲泉直刺 1 寸；风池斜刺 0.5 寸；上诸穴，除点刺出血外，均只留针 5 ～ 10 分钟，取浅刺少留针。

【灸】

主穴：角孙。

方法：用灯心草蘸麻油，点燃后灸角孙穴，至出现爆竹样声音为止。

附：耳针

方法：毫针浅刺强刺激耳尖、腮腺、面颊、神门、风溪、耳轮 4、5、6，留针 15 分钟。

六十一、小儿鹅口疮、口疮

1. 病症

鹅口疮：口腔内出现白屑，逐渐蔓延，白屑互为堆积，状为凝乳块，随擦随生，不易清除，伴有烦躁不安，啼哭不休，甚则妨碍饮食、吞咽困难，呼吸不利。

口疮：唇舌或颊内、齿龈等处黏膜有大小不等、数目不一的黄白色或白色溃烂点，兼有发热、颧红、烦躁、小便短赤、舌红苔黄、脉数等证。

2. 治疗

【针】

主穴：地仓、颊车、合谷、印堂、足三里。

配穴：发热加曲池；鼻塞加迎香；喉塞加通里。

方法：地仓平刺 0.8 寸；颊车直刺 0.3 寸；合谷直刺 0.5 寸；印堂平刺 0.5 寸；足三里、曲池直刺 1 寸；迎香斜刺 0.3 寸；通里直刺 0.5 寸。

【灸】

主穴：合谷、地仓、足三里、三阴交。

方法：艾条灸，每穴 5 ～ 10 分钟。

附：耳针

穴位：耳尖、口、内分泌、肾上腺、风溪。

方法：毫针刺各穴，留针20分钟，或用耳穴贴压法。

六十二、小儿虫证

1. 病症

脐腹周围疼痛，时作时止，食欲不振，恶心呕吐，口角流涎，面黄不泽，消瘦，鼻孔作痒；或饮食异常，夜间睡眠不安，肛门周围及会阴部搔痒，大便时排出有虫体。

2. 治疗

【针】

主穴：百虫窝、天枢、足三里、合谷。

配穴：曲池、上巨虚 阳陵泉。

方法：百虫窝、天枢、合谷直刺1寸、其他各穴直刺1.2寸。强刺激、留针30分钟，中途频频运针，每日1次。

【灸】

主穴：天枢、上巨虚、百虫窝、阳陵泉、中脘。

方法：艾条灸以上各穴，每穴每次10～15分钟。

附：耳针

穴位：大肠、胃、胆、交感、皮质下、腹。

方法：毫针浅刺，强刺激，留针20～30分钟，或用耳穴贴压法。

六十三、丹毒

1. 病症

发病迅速突然，患处皮肤焮红灼热疼痛，按之更甚，局部边缘清楚而稍突起，很快向四周蔓延，中间由鲜红转为暗红，经数天后脱屑而愈。或发生水泡，破烂流水，疼痛作痒。亦有烦渴身热，便秘，小便短赤等，甚至见有壮热、呕吐、神昏谵语，惊厥等邪毒内攻之证。

2. 治疗

【针】

主穴：合谷、曲池、委中、血海、阿是穴、三阴交。

配穴：高热加大椎；头痛加太阳、风池；呕吐加内关、足三里；惊厥加水沟、后溪、阳陵泉；便秘加天枢、丰隆；神昏谵语加人中、大陵、涌泉。

方法：合谷直刺 1 寸；曲池、委中直刺 1.5 寸；血海直刺 1.5 寸；三阴交直刺 1 寸；大椎向上斜刺 0.5 ~ 1 寸；太阳平刺或斜刺 0.5 寸；风池向鼻尖方向斜刺 0.8 寸，此穴不可深刺；内关直刺 1 寸；足三里直刺 1.5 寸；水沟向上斜刺 0.3 ~ 0.5 寸；后溪直刺 0.5 ~ 1 寸；阳陵泉直刺 1.5 寸；天枢、丰隆直刺 1.5 寸；大陵、涌泉直刺 0.5 ~ 0.8 寸；人中点刺出血。

附：耳穴贴压

方法：在相应部位或耳尖放血 3 滴，用王不留行籽按压脾、内分泌、神门、肾上腺，每穴揉按 2 ~ 3 次，2 ~ 3 天取下。

六十四、疔疮

1. 病症

初起状如粟粒，颜色或黄或紫，或起水泡，脓疮，根结坚硬如钉，自觉麻、痒而疼痛微，继则红肿灼热，肿势蔓延，疼痛增剧，多有寒热，甚则壮热躁烦、呕吐，神志昏聩，此病好发于颜面手足部位。

2. 治疗

【针】

主穴：身柱、灵台、合谷、委中、内庭。

配穴：出于面部加商阳、三间；食指端加曲池、迎香；颞部加足窍阴、液门；足小趾、次趾加阳陵泉、听会。

方法：先委中刺出血，其他各穴均可以毫针浅刺，不留针。

注：疗疮初起，切忌挤压、针挑；患部不宜针刺与火罐；红肿发硬时，切忌手术切开，疗疮已成脓，应由外科处理。治疗期间忌鱼腥、虾、蟹等发物。

【灸】

主穴：合谷、曲池、手三里、委中。

配穴：肩井、足临泣。

方法：疗生于面上与口角，灸合谷；生于上肢灸曲池；生于背上灸肩井，并随证配以其他穴。又以大蒜捣烂成膏，涂疮四周，留疮顶，以艾炷灸顶。

六十五、风疹

1. 病症

身上突现疹块，数十分钟或数小时后自行消退，或退后又发，发时皮肤瘙痒异常，局部成块成片，可伴有呼吸困难，腹痛等症。

2. 治疗

【针】

主穴：曲池、血海、三阴交、膈俞。

配穴：恶心呕吐加内关；腹痛腹泻加天枢；呼吸困难加天突；痒甚加风池。

方法：曲池直刺 1.5 寸；血海、三阴交、内关、天枢直刺 1.2 寸；膈俞斜刺 1 寸；风池斜刺 1.2 寸；天突直刺 0.2 寸，然后针贴皮肤向胸骨内缘斜刺 1.2 寸。

【灸】

主穴：曲池、血海、合谷、三阴交。

配穴：血虚加脾俞、膈俞。

方法：艾条灸每穴每次 10 分钟，或艾炷灸每穴 5 ~ 10 壮。

附：耳针

穴位：耳尖、风溪、肾上腺、内分泌、肺脾、神门。

方法：耳尖点刺出血，毫针刺其他穴位，每次 3 ~ 4 个，强刺激，留针 30 ~ 40 分钟，或用耳穴贴压法。

六十六、湿疹

1. 病症

周身或胸背、腰腹四肢都出现红色疙瘩，或皮肤潮红而有集簇或散发性粟米大小的红色丘疹或丘疹水泡，瘙痒，抓破流黄水，或皮肤损坏溃烂；常伴有心烦、口渴、便干尿赤等证。慢性的经常反复发作，绵绵不愈，日久皮肤逐渐增厚，皮纹增粗，出现鳞屑、苔藓样改变。

2. 治疗

【针】

主穴：曲池、血海、阴陵泉、肺俞。

配穴：湿热加内庭；血虚加足三里；便秘加支沟；腹泻加天枢，痒甚加郄门。

方法：曲池、阴陵泉、足三里直刺 1.5 寸，血海、支沟、天枢、郄门直刺 1.2 寸；肺俞斜刺 1 寸；内庭斜刺 0.2 寸。

【灸】

主穴：大椎、曲池、血海、三阴交。

配穴：血虚加足三里；湿重阴陵泉。

方法：艾条灸每穴 5 ~ 10 分钟，或用艾炷灸每穴 3 ~ 5 壮。又以艾条灸患处，至皮肤出现红晕为度，同时灸曲池 21 壮。

六十七、牛皮癣

1. 病症

皮疹发生及发展迅速，皮肤潮红，皮疹多呈对称性点滴状，鳞屑较多，表层易剥离，基底有点状出血，瘙痒，并伴有口舌干燥，心烦易怒，大便干结，小便黄赤，舌红苔黄或腻，脉弦滑或数。病程日久则皮疹色淡，皮损肥厚，颜色暗红，经久不退，舌质紫暗或见瘀点，瘀斑，脉涩或细缓。

2. 治疗

【针】

主穴：风池、曲池、血海、三阴交。

配穴：湿热加阴陵泉、内庭；血虚加膈俞、足三里；痒甚加神门。

方法：风池斜刺 1 寸；曲池，阴陵泉直刺 1.5 寸；血海、三阴交直刺 1.2 寸；内庭斜刺 0.2 寸；膈俞斜刺 1 寸；神门直刺 0.5 寸。

【灸】

主穴：血海、曲池、三阴交。

方法：每穴艾条灸 5 ~ 10 分钟，或艾条灸患处，每次 30 分钟，每日 1 次。

六十八、带状疱疹

1. 病症

初起皮肤发热灼痛，或伴有轻度发热、疲乏无力，食欲不振；继则皮肤潮红，出现绿豆或黄豆大小的簇集成群水疱，累累如串珠，聚集一处或数处，排列成带状。疱液初起透明，5 ~ 6 天后转为浑浊。轻者仅皮肤刺痛，无典型水疱，重者小疱变成大疱或血疱，疼痛剧烈，后期（2 ~ 3 周），疱疹逐渐干燥，结痂，最后痂退掉而愈。

2. 治疗

【针】

主穴：大椎、曲池、阴陵泉、太冲、夹脊。

配穴：热甚加内庭、侠溪；湿甚加三阴交；痛甚加神庭、内关。

方法：大椎点刺出血；曲池，阴陵泉直刺 1.2 寸；太冲向上斜刺 1 寸；内庭、侠溪向上斜刺 0.2 寸；三阴交、内关直刺 1 寸；神庭向前平刺 0.5 寸；

华佗夹脊以皮肤针叩刺。

【灸】

主穴：肝俞、曲池、大椎、夹脊。

方法：艾条灸每穴 5 ~ 10 分钟，夹脊灸 10 ~ 15 分钟，或用艾炷灸，每穴 3 ~ 5 壮。

六十九、肠痈

1. 病症

初起脘脐部作痛，旋即移至右下腹部，以手按之则疼痛加剧，痛处固定不移，腹皮微急，右腿屈而难伸，并有发热恶寒，恶心呕吐，便秘尿黄，苔薄黄而腻，脉数有力等证。若痛势剧烈，腹皮拘急拒按，局部或可触及肿块，壮热自汗，脉象洪数，则为重证。

2. 治疗

【针】

主穴：阑尾穴、天枢、曲池、内庭。

配穴：发热加合谷、外关；呕吐加内关；腹胀加中脘；便秘加支沟。

方法：阑尾穴、曲池直刺 1.5 寸，内庭斜刺 0.3 寸；其余各穴均直刺 1.2 寸；强刺激，留针 30 ~ 60 分钟。

【灸】

主穴：阑尾穴、天枢。

配穴：恶心加内关。

方法：艾条灸每穴 5 ~ 10 分钟，或艾炷灸每穴 3 ~ 5 壮。

附：耳针

穴位：阑尾、大肠、交感、神门、肾上腺。

方法：毫针刺，间歇捻针，留针 1 ~ 2 小时。

七十、痔疮

1. 病症

自觉肛门处有异物感，实为痔核突起，出血，但血量不等，其颜色鲜红或暗红，疼痛或不痛，严重时可致局部肿胀、糜烂、坏死。

2. 治疗

【针】

主穴：长强、承山、二白、百会、孔最。

配穴：湿热加二间；气虚加关元。

方法：长强针尖向上，与骶骨平行刺入1寸；承山直刺1.5寸；二白、关元、孔最直刺1.2寸；二间直刺0.3寸。

【灸】

主穴：次髎、承山、大肠俞、二白。

配穴：湿重加阴陵泉；出血多加膈俞。

方法：艾条灸，每穴5～10分钟，或艾炷灸，每穴3～5壮。

附：耳针

穴位：肛门、直肠、肺、肾上腺、缘中膈。

方法：毫针刺，以肛门穴为主，多捻转，翻针20～30分钟，或用耳穴贴压法，以肛门穴为主，沿耳轮内外缘肛门穴处对应贴压。

七十一、扭伤

1. 病症

临床表现为受伤部位肿胀、疼痛、关节活动障碍等。

2. 治疗

【针】

主穴：针刺扭伤，以受伤局部取穴为主，以阳经穴为主，毫针刺用泻法，有新近瘀肿者，局部点刺出血后，加拔火罐。

肩部：阳陵泉、肩髃、肩髎、肩贞。

肘部：曲池、小海、天井。

腕部：阳溪、阳池、阳谷、外关。

腰部：肾俞、腰阳关、委中。

膝部：阳陵泉、膝眼、血海。

内踝：太溪、照海、商丘、三阴交。

外踝：昆仑、申脉、丘墟、悬钟。

方法：根据穴位所在部位肌肉丰厚的不同，分别直刺或斜刺 1.5 寸至 0.8 寸。日久不愈者局部可加灸。

附：耳针

穴位：相应部位、皮质下、神门、枕、肾上腺。

方法：毫针中强刺激，留针 20 ～ 30 分钟，或用耳穴贴压法。

七十二、落枕

1. 病症

多在早晨起床后，一侧项背发生牵拉疼痛，甚则向同侧肩部及上臂扩散，头向一侧歪斜，颈项活动受到限制，并常在一侧颈肩部或肩胛间有明显压痛点和肌肉痉挛现象。

2. 治疗

【针】

主穴：悬钟、后溪、天柱、大椎。

方法：先针悬钟，直刺 1.2 寸；后溪直刺 0.5 寸；强刺激，频捻转，让患者活动项部，20 分钟后，针天柱，直刺 1.2 寸；大椎斜刺 1.2 寸。

【灸】

主穴：天柱、肩外俞、悬钟、后溪。

配穴：背痛配养老；头痛恶寒加风池。

方法：艾条灸每穴 10 ～ 15 分钟，或艾炷灸每穴 3 ～ 5 壮。

附：耳针

主穴：颈、颈椎、神门、枕。

配穴：肝、脾。

方法：毫针强刺激，捻针时嘱病人徐徐转动颈项，留针 20 ～ 30 分钟，每日 1 次。

七十三、耳鸣耳聋

1. 病症

实证者，暴病耳聋，或耳中觉胀，鸣声不断，按之不减，兼见面赤口干，烦躁易怒，脉弦；或兼见寒热头痛，脉浮等。虚证者，久病耳聋，或耳鸣时作时止，过劳则加剧，按之鸣声减弱，多兼有头昏、腰酸、遗精、带下、脉虚细等。

2. 治疗

【针】

主穴：翳风、听宫、听会、耳门。

配穴：肝胆火盛加液门、中渚、侠溪；肾虚加肾俞、太溪、复溜。

方法：翳风向前斜刺 0.5 寸；听宫、听会、耳门直刺 0.5 寸；液门，侠溪斜刺 0.2 寸；中渚直刺 0.8 寸；肾俞、太溪、复溜直刺 1.2 寸。

【灸】

主穴：听宫、翳风、听会、侠溪、中渚。

方法：艾条灸每穴 5 ～ 10 分钟，艾炷灸每穴 3 ～ 5 分钟，面部穴位均用间接灸。此法多用于肾气虚者。

附：耳针

方法：耳尖放血数滴，毫针刺内耳、外耳、枕、肾、三焦、颞，留针

20 ~ 30 分钟。

七十四、聤耳

1. 病症

耳内流脓。如果是肝胆湿热，则起病迅速，耳痛剧烈、耳鸣耳聋、头目疼痛，或兼有发热、口苦、咽干、便秘、尿黄等证；如果是脾肾虚弱，则耳内流脓日久，时发时止，脓液或黏稠或稀如蛋清，耳鸣耳聋，或兼有身体倦怠，纳呆食少，腹胀便稀不成形等证。

2. 治疗

【针】

主穴：听会、翳风、丘墟、足三里。

配穴：实证加耳门、风池、外关；虚证加太溪；发热加合谷、曲池。

方法：听会、耳门直刺 0.5 寸，翳风向前斜刺 0.5 寸；丘墟直刺 0.5 ~ 0.8 寸；足三里直刺 1.5 寸；风池向鼻尖方向斜刺 0.8 ~ 1 寸，不可深刺；外关、合谷直刺 1 寸；曲池直刺 1.5 寸；太溪直刺 0.5 ~ 1 寸。

附：**耳穴贴压**

主穴：内耳、外耳、肾上腺。

配穴：耳尖、颞、皮质下。

方法：取穴消毒后，先在耳尖放血 2 ~ 3 滴，余穴以王不留行籽按压，每天按揉 2 ~ 3 次，每次 2 ~ 3 分钟，2 ~ 3 天后取下。

七十五、目赤肿痛

1. 病症

目赤肿痛，畏光，流泪，眼涩难开。或兼有头痛、发热、脉浮数证；或兼有口苦，烦热，脉弦数证。

2. 治疗

【针】

主穴：睛明、太阳、合谷、行间。

配穴：风热加少商、印堂；肝胆火胜加侠溪、液门。

方法：少商、印堂点刺出血；睛明以 30 号毫针直刺 1 寸；不提插、不捻传、不留针，得气后即出针，然后按压 2 分钟，太阳直刺 0.5 寸；合谷直刺 1.2 寸；行间、侠溪、液门均向上斜刺 0.2 寸。

附：耳针

穴位：眼、目 1、目 2、耳尖、肝。

方法：以上诸穴以毫针点刺出血数滴，或用毫针强刺激，留针 20 ~ 30 分钟。

七十六、夜盲

1. 病症

视力白天正常，傍晚则变模糊不清。常伴有头晕头痛，耳鸣，眼睛干涩，健忘少寐，腰膝酸软等证。

2. 治疗

【针】

主穴：睛明、承泣、瞳子髎、丝竹空。

配穴：肝肾虚加肝俞、肾俞；脾虚加脾俞、胃俞、肝郁加太冲、光明。

方法：睛明、承泣毫针轻刺约 1 寸，不留针，出针后按压 2 分钟；丝竹空透瞳子髎；光明直刺 1.2 寸；背俞穴及太冲均斜刺 1 寸。

【灸】

主穴：肝俞、肾俞、脾俞、胃俞、太冲、光明。

方法：艾条灸每穴 10 ~ 15 分钟，或艾炷灸 5 ~ 10 壮。

附：耳穴贴压

主穴：眼、目 1、目 2、肝、肾、脾。

配穴：耳尖、神门、皮质下。

方法：耳穴贴压以上诸穴。

七十七、针眼

1. 病症

初起眼睑部位生一小结，局部轻微痒痛，继则红肿热痛而拒按，轻者数月内可自行消散，较重者经 3 ~ 4 个月后出现脓点，溃破排脓后始愈，如严重时可致整个眼睑部位漫肿，紫胀剧痛。

2. 治疗

【针】

主穴：攒竹、承泣、四白、合谷、行间。

配穴：脾胃湿热加阴陵泉、内庭；外感风热加风池、太阳。

方法：承泣刺 1 寸不留针；攒竹平刺 0.8 寸；四白斜刺 0.5 寸；合谷直刺 1.2 寸；行间、内庭斜刺 0.2 寸；阴陵泉直刺 1.5 寸；风池斜刺 1.2 寸；太阳直刺 0.5 寸。

【灸】

主穴：阴陵泉、内庭、合谷、太冲、肝俞。

方法：艾条灸以上各穴，每穴每次 3 ~ 5 分钟。此法用于日久不愈者。

附：耳穴贴压

主穴：耳尖、脾、眼、目。

配穴：肝、风溪、神门。

方法：耳尖放血数滴，用王不留行按压其他各穴。

七十八、眼睑下垂

1. 病症

轻者上眼睑下垂半掩瞳孔，重者遮盖整个黑睛，无力睁开。日久额皮皱褶，眉毛高耸，甚则需用手指拈起上眼胞才能视物。双侧下垂者，每有仰头视物的姿态，亦有晨起较轻，午后，疲劳或连续眨眼而下垂加重。

2. 治疗

【针】

主穴：阳白、鱼腰、攒竹、丝竹空、合谷、足三里。

方法：阳白透鱼腰；攒竹、丝竹空平刺 0.5 寸；合谷直刺 1.2 寸；足三里直刺 1.5 寸。

【灸】

主穴：阳白、头临泣、合谷、足三里、三阴交、脾俞、胃俞。

方法：选以上穴位，每次 3 ~ 4 个，艾条灸每穴 10 ~ 15 分钟，或艾炷灸每穴 3 ~ 5 壮。面部穴位用间接灸。

附：耳针

穴位：脾、肝、眼、目 2、交感、皮质下。

方法：毫针弱刺激，留针 20 ~ 30 分钟，或用耳穴贴压法。

七十九、近视

1. 病症

就近处视物尚清楚，远处望去却模糊，久视则目眦隐胀而痛，干涩不适，伴有头晕耳鸣，腰膝酸软，脉沉细，舌质淡红少苔。如为先天所致，则望远朦胧，阅近较清晰，但久视亦昏，伴见有双影，兼见面色不华，畏寒肢冷，腰膝酸软，舌淡苔白，脉沉缓等证。

2. 治疗

【针】

主穴：睛明、攒竹、丝竹空、四白、太阳、风池、光明、肝俞。

配穴：脾胃虚加足三里；肾虚加肾俞。

方法：睛明直刺 1 寸；不留针；攒竹、四白平刺 0.5 寸；太阳直刺 0.5 寸；风池、肝俞、肾俞斜刺 1 寸；光明、足三里直刺 1.5 寸。也可以指按压。

【灸】

主穴：阳白、翳风、光明。

配穴：脾胃虚加足三里、合谷；肝肾虚配肝俞、肾俞。

方法：其余穴艾条灸，每次每穴 5 ~ 10 分钟。

附：耳穴贴压

穴位：耳尖、肝、脾、肾、眼、目。

方法：耳穴贴压法贴压各穴。

八十、斜视

1. 病症

如为风痰阻络，则发病骤然，目睛偏斜一方，并兼有恶心呕吐，步履不稳，头晕目眩，舌苔白腻，脉弦滑等证；如为脾肾亏虚，则目睛偏斜且逐渐加重，并伴有视物不清，不耐久视，神情呆木，体倦乏力，舌淡脉细弱等证。

2. 治疗

【针】

主穴：内斜视、风池、合谷、球后、瞳子髎；处斜视、风池、合谷、睛明。

配穴：内斜视者加太阳；外斜视者加四白；头昏恶心者加印堂、内关。

方法：眼区穴位用弱刺激，其余各穴用中等强度刺激。风池向鼻尖斜刺 0.8 ~ 1 寸，不可深刺；合谷，内关直刺 1 寸；球后缓慢直刺 0.5 ~ 1 寸，此穴针刺时轻压眼球向上，向眶尖缓慢直刺，不提插；瞳子髎平刺 0.3 ~ 0.5 寸；睛明直刺 0.5 ~ 1 寸，不提插，不捻转；太阳，印堂平刺 0.3 ~ 0.5 寸；四白直刺 0.3 ~ 0.5 寸，此穴不可深刺，以防伤眼球。上穴留针 15 ~ 20 分钟，隔日 1 次，20 次为 1 疗程。

附：耳穴贴压

方法：耳穴消毒后，以王不留行籽按揉眼、目，每天 2 ~ 3 次，每次 2 ~ 3 分钟，3 天后取下。

八十一、鼻渊

1. 病症

时流浊涕，色黄腥秽，鼻塞不闻香臭，或兼有咳嗽，头额隐痛，舌红苔白腻，脉数等证。

2. 治疗

【针】

主穴：迎香、印堂、上星、风池、合谷。

配穴：眉棱骨痛加攒竹；前头痛加阳白、头维；大便结加支沟。

方法：迎香向上斜刺 0.5 寸；印堂、上星、攒竹、阳白、头维均平刺 0.5 寸；风池斜刺 1 寸；合谷直刺 1.2 寸；支沟直刺 1.5 寸。

附：耳针

穴位：内鼻、肺、肾上腺、风溪、外耳。

方法：毫针刺，留针 20 ~ 30 分钟，或用耳穴贴压法。

八十二、咽喉肿痛

1. 病症

咽喉红肿疼痛，局部灼热，进食吞咽不利，伴有咳嗽，口渴，便秘等；如为阴虚者，则咽喉稍见红肿，疼痛较轻，或吞咽时感觉痛楚，微有热象，入夜则见症较重。

2. 治疗

【针】

主穴：少商、鱼际、列缺、尺泽。

配穴：慢性咽喉痛加照海、太溪。

方法：少商点刺出血；鱼际直刺 0.5 寸；列缺向上斜刺 1 寸；尺泽直刺 1.2 寸；照海直刺 0.5 寸；太溪直刺 1 寸。

附：耳针

穴位：耳尖、扁桃体、咽喉、内分泌、风溪、肾上腺。

方法：急性咽喉肿痛耳尖、扁桃体点刺出血，毫针刺余穴，留针 30 分钟，间歇捻转。慢性咽喉痛用耳穴贴压法。

八十三、牙痛

1. 病症

牙痛剧烈，或呈阵发性，遇冷痛减，受风或热则痛势增剧，头痛，口渴欲饮，口臭，舌苔黄腻，脉洪数；抑或牙齿隐隐作痛，时作时息，牙齿松动，头晕眼花，腰膝酸痛，口干不欲饮，舌红无苔或少苔，脉细数。

2. 治疗

【针】

主穴：颊车、下关、合谷、内庭。

配穴：风火加液门、风池；阴虚加太溪、复溜。

方法：颊车、下关直刺 0.5 寸；合谷直刺 1.2 寸；内庭、液门向上斜刺 0.2 寸；风池斜刺 1 寸；太溪、复溜直刺 1.2 寸。

附：耳针

主穴：牙、口、三焦、神门、风溪。

配穴：上牙痛加胃，下牙痛加大肠，胃火痛加耳尖，虚火痛加肾。

方法：耳尖点刺出血，毫针刺余穴，留针 20 ~ 30 分钟，或用耳穴贴压法。

八十四、冻伤

1. 病症

手足、鼻尖、面颊等部受冻,初起皮肤苍白,麻冷感觉,继则成肿、青紫、形成瘀斑,自觉灼热,痒痛、有时出现大小不等的水疱,如果水疱破损,无感染则逐渐干枯,结成黑痂,不久脱落可愈。如有水疱破损并受感染,则局部糜烂或溃疡。

2. 治疗

【针】

主穴:相应部位、大椎、外关、足三里、三阴交。

方法:患处周围进行点刺,再用艾条灸患部 10 ~ 15 分钟,其余各穴毫针强刺激,留针 30 分钟,每日 1 次。

【灸】

主穴:相应部位,大椎、外关、三阴交。

方法:艾条灸相应部位 10 ~ 15 分钟,然后灸其他各穴,每穴 5 ~ 10 分钟或艾炷灸 5 ~ 10 壮。

附:耳针

穴位:相应部位、肺、脾、心、交感、皮质下。

方法:毫针刺,留针 30 分钟,或用耳穴贴压法。

八十五、毒蛇咬伤

1. 病症

局部症状:患处有较粗大而深的毒牙齿痕。毒蛇咬伤后,或局部不红不肿,无渗液,痛感轻,麻木;或伤口剧痛、肿胀、起水泡;或伤口中心麻木,周围有红肿热痛和水泡。

全身症状:轻者头昏头痛、出汗、胸闷、肢软。重者或瞳孔散大,视力模糊，语言不清，牙关紧闭，呼吸困难，昏迷，脉弱；或寒战发热，全身肌肉疼痛，皮下或内脏出血，甚者中毒性休克，循环衰竭。

2. 治疗

【针】

主穴：相应部位、大椎、百会、曲池、三阴交、血海。

方法：三棱针刺破伤口处，以火罐拔吸，然后毫针刺以上各穴，中强刺激，留针 20 分钟。

附：耳针

穴位：相应部位、神门、肾上腺、风溪、内分泌、枕、交感。

方法：点刺相应部位，使出血，然后毫针浅刺其余各穴，留针 20 ~ 30 分钟。

八十六、面部色斑

1. 病症

面部色斑，其色黄褐或深褐，斑片大小不等，且形状不规则，边界清楚，常分布于颧颊，口鼻周围一般无任何自觉症状。间或有胸胁胀痛，经血不调，脉弦缓或弦滑；抑或有腹胀纳呆，气短肢乏，头晕耳鸣，腰膝酸软等证。

2. 治疗

【针】

主穴：合谷、足三里、三阴交。

配穴：前额部色斑加阳白、印堂、头维；颧颊部色斑加四白、下关、颊车、大迎；颞及眼角部色斑加太阳、丝竹空、瞳子髎；鼻部色斑加迎香、素髎；下颌部色斑加承浆。

方法：色斑部位及附近经穴宜浅刺或平刺，采用轻刺激或提插手法。合谷直刺 0.8 ~ 1.2 寸，足三里直刺 1.5 寸；三阴交直刺 1 寸；以上穴均平补平泻，且留针 15 ~ 30 分钟。隔日或两日 1 次，10 次为 1 疗程。

【灸】

主穴：三阴交、足三里、太冲。

配穴：阴陵泉、行间、肝俞、脾俞。

方法：三阴交直刺1寸；足三里直刺1.5寸；太冲直刺0.5寸，以上穴可平补平泻，留针20分钟左右。每日1次，10次为1疗程，疗程间隔5～7天。此用于肝脾不和之面部色斑症。

主穴：中脘、足三里、三阴交。

配穴：脾俞、上脘、下脘。

方法：中脘直刺0.5～1寸；足三里直刺1.5寸；三阴交直刺1寸，上穴用补法，留针20分钟左右，可加温和灸法。每日1次，10次为1疗程，疗程间隔5～7天。此用于劳伤脾胃之面部色斑症。

主穴：太溪、三阴交。

配穴：肾俞、阴陵泉。

方法：太溪直刺0.5寸；三阴交直刺1寸；上二穴用补法，可配合温和灸。每日1次，1周为1疗程。疗程间隔3～5天。此用于肾虚不足之面部色斑症。

附：耳穴贴压

主穴：面颊、肺、脾、肝、肾、内分泌。

配穴：神门、肾上腺、内生殖器。

方法：局部穴位消毒后，王不留行籽按压，每天按揉2～3次，每次2～3分钟，3天后取下。

八十七、扁平疣

1. 病症

皮肤扁平丘疹，大小如针尖至粟粒样，呈圆形或不规则形，表面光滑，略高出皮肤表面，触之较硬，呈浅褐色，灰白色或正常皮色，疣体大小不等，数日有多有少，略有痒感，无其他自觉症状。本病病程进展缓慢，有自愈性，亦可有复发现象。

2. 治疗

【针】

主穴：风池、曲池、合谷、血海、行间、侠溪、局部。

配穴：面部多发者加太阳、阳白、疣体色红瘙痒加风市。

方法：风池向鼻尖方向刺 0.5 ～ 1 寸；曲池直刺 1 寸；合谷直刺 1 寸；血海直刺 1.2 寸；行间直刺 0.5 寸；侠溪直刺 0.5 寸；太阳直刺 1 寸；阳白直刺 0.5 寸；风市直刺 1.5 ～ 2 寸；以上穴均用泻法。

【灸】

主穴：疣体局部、养老、外关、丘墟。

方法：艾炷灸，每穴 3 ～ 5 壮，每日 1 次，或艾条灸，每穴 10 ～ 20 分钟。疣体局部用鸦胆子捣烂后贴敷其上，艾炷灸 3 ～ 5 壮，每月 1 ～ 2 次，至脱落为止。

八十八、痤疮

1. 病症

颜面、前额、颧部、下巴等处可见散在性针头或米粒大小的皮疹，重者亦可见于胸背部，其色红或稍红，皮疹顶端有黑头，挤压时可出刺，有时还可见脓头，常伴有口渴引饮，便结尿赤等证。舌质黯红或有瘀斑，脉沉细或涩。

2. 治疗

【针】

主穴：合谷、曲池、足三里、肺俞。

方法：用泻法。合谷直刺 1 寸；曲池直刺 1.5 寸；足三里直刺 1.2 寸；肺俞斜刺 0.5 ～ 0.7 寸。此用于肺胃蕴热之痤疮症。

主穴：风池、地机、太冲、血海。

方法：用平补平泻法。风池向鼻尖方向刺 0.5 ～ 0.8 寸；地机直刺 1 寸；

太冲直刺 0.5 寸；血海直刺 1.2 寸。此用于气血瘀滞之痤疮症。

主穴：丰隆、膈俞、肝俞、大椎。

方法：用泻法。丰隆直刺 1 寸；膈俞、肝俞斜刺 0.5 ~ 0.7 寸；大椎向下斜刺 1 寸。此用于痰瘀结聚之痤疮症。

八十九、酒糟鼻

1. 病症

鼻尖及鼻翼部发红充血。如为肺胃积热，则其皮肤光亮，鼻部油腻，赤热，口干欲饮；如为血热壅聚，则鼻部颜色深红，血丝显露，丘疹脓疮；如为血瘀凝滞，则鼻部颜色暗红或紫红，肥厚增大，增生如瘤。

2. 治疗

【针】

主穴：迎香、合谷、曲池、少商、内庭。

方法：用泻法。迎香斜刺 0.3 ~ 0.5 寸；合谷直刺 1 寸；曲池直刺 1.5 寸；少商浅刺 0.1 寸；内庭直刺 0.5 寸。此用于肺胃积热之酒糟鼻症。

主穴：素髎、承浆、地仓、颧髎、印堂。

方法：用泻法。素髎直刺 0.3 寸；承浆斜刺 0.3 寸；地仓横刺、针尖向颊车刺 1 ~ 1.5 寸；颧骨直刺 0.5 ~ 0.8 寸；印堂横刺 0.5 寸。素髎也可点刺出血。此用于血热壅聚之酒糟鼻症。

主穴：曲泽、血海、太冲、膈俞、肝俞。

方法：用泻法。曲泽直刺 0.7 寸；血海直刺 1.2 寸；太冲直刺 0.7 寸；膈俞、肝俞斜刺 0.5 ~ 0.7 寸。此用于血瘀凝滞之酒糟鼻症。

九十、脱发

1. 病症

如为虚引起，则脱发呈稀疏状，少数患者亦可呈片状脱落，毛发枯槁无光泽，神疲乏力，腰膝酸软，舌红少苔，脉沉无力；如为实引起，则脱发可呈稀疏状，也可呈片状，甚至全脱，头皮灼热瘙痒，舌红苔黄，脉弦滑数。

2. 治疗

【针】

主穴：肝俞、脾俞、肾俞、足三里、太溪、三阴交、脱发局部。

配穴：心悸失眠加神门，头晕耳鸣加百会；月经不调加关元。

方法：肝俞、脾俞斜刺 0.5 ~ 0.8 寸；肾俞直刺 0.5 ~ 1 寸；足三里直刺 1.5 寸；太溪直刺 1 寸；三阴交直刺 1 ~ 1.5 寸；上穴均用补法，背俞穴可灸，脱发局部可用七星针轻叩或加灸法。此用于虚证之脱发。

主穴：风池、膈俞、血海、太冲、外关、脱发局部。

配穴：头痛睡眠差加太阳、神门；头皮瘙痒加大椎；胸中烦闷加膻中，内关。

方法：均用泻法。风池向鼻尖斜刺 0.8 ~ 1 寸；膈俞斜刺 0.5 ~ 0.8 寸；血海直刺 1.5 寸；太冲直刺 1 寸；内关透外关，从内关直刺 1 ~ 1.5 寸；脱发处用三棱针散刺出血或七星针重叩。此用于实证之脱发症。

九十一、狐臭

1. 病症

腋下汗出，汗液带有特殊臭气，甚至在乳晕、脐、腹股沟、阴部等处也可产生臭秽之气味。

2. 治疗

【针】

主穴：行间、少冲、极泉。

方法：双侧穴位同时进针，均用捻转结合提插泻法。间隙留针，每日一次。行间穴斜刺 0.8 寸；少冲针尖斜向上方进针，使针感上传，刺 0.1 寸；极泉直刺或向上斜刺 0.5 ~ 1.2 寸。

【灸】

主穴：腋下大汗腺部位。

方法：先剃去腋毛，用水调和优质淀粉成糊状，敷于腋下，6～7日后，腋下淀粉表面出现针尖大小黑点，此即是大汗腺所在部位，于此部位上用米粒大艾炷放置（即黑点处），直接施行灸疗。每次灸3～4壮，每周1次。

附：耳穴贴压

方法：用王不留行籽按压腋、内分泌、脾、肾上腺，每天2～3次，每次2～3分钟，3天后取下。

九十二、肥胖

1. 病症

形体肥胖、肌肉松弛，嗜睡倦怠，动则气短，口淡食少，或乳房肥大，腰酸腿软，女子月经不调，量少，男子阳痿早泄，舌淡而胖，脉缓弱或濡细。

2. 治疗

【针】

主穴：内庭、曲池、支沟、大横。

配穴：兼湿热而见有苔黄腻、脉滑数者加阴陵泉、三阴交。

方法：内庭向上斜刺0.5寸；曲池直刺1.5寸；支沟直刺1寸；大横直刺1.2寸；得气后用泻法，阴陵泉直刺1寸；三阴交直刺1.2寸；得气后平补平泻，以上均留针20分钟。每日或隔日1次，10次为1疗程，疗程间隔3天。此用于胃中蕴热型肥胖症。

【灸】

主穴：脾俞、章门、阴陵泉、水分、天枢。

配穴：自幼肥胖加肾俞、三阴交；动则气短加内关。

方法：脾俞向脊柱方向斜刺0.5～0.8寸；章门直刺1寸；得气后用补法；阴陵泉直刺1寸；水分直刺1.5寸；天枢直刺1～1.5寸；得气后

平补平泻；肾俞直刺 0.8 ~ 1.2 寸；三阴交直刺 1.2 寸；内关直刺 1 寸左右。此用脾虚湿滞型肥胖症。

九十三、消瘦

1. 病症

形体消瘦、甚至骨瘦如柴，面色萎黄，肌肤粗而少光泽，食欲一般化或差，舌淡苔白或黄，脉细弱。

2. 治疗

【针】

主穴：脾俞、胃俞、肾俞、大肠俞。

方法：以上诸穴均用补法，中等强度刺激。脾俞、胃俞直刺 0.8 ~ 1.2 寸；肾俞直刺 1 寸；大肠俞直刺 1.2 寸；以上均留针 15 ~ 20 分钟，在留针过程中可加艾条温灸。此用于脾胃虚弱型消瘦症。

【灸】

主穴：中脘、足三里、脾俞、天枢。

配穴：肾虚不足加照海、气海、肾俞；肝气不舒加期门、章门、肝俞。

方法：以上诸穴均用补法，中等强度刺激。中脘直刺 1 ~ 1.5 寸；脾俞斜刺 0.8 寸；足三里直刺 1.5 寸，天枢直刺 1.5 寸；肾俞直刺 1 寸；气海直刺 1.5 寸；照海直刺 1 寸；以上均留针 20 分钟左右，并可加灸。期门斜刺或平刺 0.5 ~ 0.8 寸；章门直刺 1 寸，以上均泻法；肝俞斜刺 0.8 寸，用平补平泻法。此用于身体虚弱之形体消瘦症。

第七篇　天然药物食物疗法

第十四章　天然药物食物疗法简介

一、什么是天然药物食物疗法

中医防治疾病的方法很多，如针灸疗法、推拿按摩疗法、刮痧疗法、熨浴疗法、熏蒸疗法等等。而利用纯天然药物、食物治疗疾病，则是中医防治疾病的主要手段之一，是中医治疗学的重要组成部分。所谓纯天然药物、食物，绝大多数是指取之于自然，不破坏或损失其中任何成分，只经过简单地加工，就可以应用的药物、食物，包括植物、动物和矿物。它们均具有纯天然特性，并含有极丰富的人体所必需的各种元素，具有很好的防病疗疾、强身健体的作用。其中有部分药物、食物是相互交叉的，它们之间没有严格的界限，因此，既可以将它们作为药物使用，同时也可以作为食物使用。这是中药学的特色之一，具有很好的开发和利用前景。

二、天然药物食物疗法的起源和发展

中药学从开始的口传耳授，发展到今天的品种繁多，且具有完备独特

的理论体系，并非一朝一夕的功夫，而是经历了数千年实践的积累，逐渐发展完善起来的。

药食同源，我们的祖先在寻找食物的时候，往往是饥不择食，不可避免地会出现中毒，但同时身上原有的其他不适却得到了缓解或根除。通过无数次的不断实践，人们初步掌握了哪些植物可供药用，哪些植物可供食用，所谓神农尝百草，日遇七十毒，就是对这一过程的生动写照。随着实践知识的积累，人们便有意识地收集一些药物，以供医疗之用，如《周礼·天官·冢宰》："医师掌医之政令，聚毒药以供医事。"这大概是有意识地运用天然药物治疗疾病的最早文字记载。成书于东汉末年（一说是魏晋时期）的《神农本草经》，是迄今所知最早的药物学专著，全书收录药物365种，根据其作用分为上、中、下三品，他总结了在此以前的药物学知识，并首先提出了四气五味及有毒无毒等概念，从而奠定了中药学的理论基础。

南北朝时期，医药学家们不仅注重总结民间用药经验，而且还注重吸收我国西域少数民族及外国的药物学知识。如檀香、沉香、苏合香等香药，就是那个时期输入到中国的，从而使天然药物的品种有了较大的增加。

唐代是我国封建社会的鼎盛时期，中药学也有了较大的发展。显庆四年，由李勣、苏敬等人主持编写的《新修本草》刊行问世，全书收药844种，并增加了药物图谱。这是首次由国家组织力量编写的药物学巨著，可以说是世界上最早的药典。唐代首先开创了运用动物的组织器官治疗某些疾病，如用羊肝治疗夜盲，用羊或鹿的甲状腺治疗甲状腺疾病。

唐及五代时期，在向国外输出中医药学知识的同时，也从未间断地吸收总结外国的药物学知识，五代人李珣在收集整理五代以前的进口药物时，编写成《海药本草》。这是我国最早的进口药专著。

宋元时期，不仅是用药品种有了较大的扩充，而且还注意道地药材的运用，以及药物制剂规范及药方的配伍禁忌等。如有名的"十八反""十九畏"就是在那个时期总结成文的。在本草书籍修订方面，仿照唐代由国家组织编写的先例，先后刊行了《开宝本草》《嘉祐补注本草》，以及《本草图经》。由个人编写的本草书籍中，以唐慎微编写的《经史证类备急本草》，为当时本草书籍之集大成者。他收集整理了经史文献中有关药物学的资料，以及宋以前本草书籍中的相关内容编著而成。内容宏富，很多已经散失了的宋以前的本草资料，亦赖此书得以保存下来。元代人忽思慧，在收集整理一些少数民族食疗用药知识的前提下，编写出《饮膳正要》一书。书中记载了蒸馏制酒法，从而提高了酒的浓度，为制备高效药酒提供了必要条件。

明清时期，对天然药物、食物的研究有了更大的发展，明代医学家李时珍，耗费 27 年心血，编著了划时代的药物学巨著《本草纲目》。全书分为 16 纲、60 类，收药达 1892 种，刊行后很快传播到海外。继李时珍之后，清代医药学家赵学敏，广收博采，编写出《本草纲目拾遗》一书，大大地丰富了本草学内容。

食物疗病，同中药一样，经历了悠久的历史实践而逐步发展完善起来。所谓"药食同源"，反映了药、食物之间的密切关系。从古代的伊尹创汤液，就说明了药物汤剂与食物烹饪是紧密相关的；西周时期，宫廷内就专门设立了食医一职，主管帝王的饮食营养。历代的本草学著作在收载药物的同时，也收载了不少的食物，包括谷、米、果、木、草、鱼、禽兽等。唐代孙思邈撰写的《千金要方》中有"食治"章，其中收录的食物就有 154 种，分为 4 大类。唐代的孟诜撰写了《补养方》，后又在此基础上著成《食疗本草》一书，这本书较为全面论述了食物的营养与治疗，是有关食物治病的专门著作，为后世的食疗学发展奠定了基础。如宋代《养老奉亲书》、元代《饮食须知》《饮膳正要》以及明代《本草纲目》等等都收载了大量的食物，并论述了它们的性能、功用、治疗等方方面面。据文献记载，从古至今，有关食疗著作约有上百部，（但现在可以看到的只有 16 部著作）可谓丰富有余。

饮食疗法也是中医治疗学的一部分，正确地运用食疗，可以起到药物治疗所不能及的作用。食疗可以辅佐药物治疗，使药物治疗发挥更好的作用。如《素问·脏气法时论》说："毒药攻邪，五谷为养，五果为助，五畜为益，五菜为充。气味合而服之。以补精益气。"不仅如此，在某些疾病后期，余邪未尽，而又不适宜于继续用药物治疗时，也可以借助饮食治疗，养护正气以驱逐余邪。如《素问·五常政大论》说："大毒治病，十去其六；常毒治病，十去其七；小毒治病，十去其八；无毒治病，十去其九。谷肉果菜，食养尽之。"除此之外，食疗还可用于大病新瘥，邪气虽尽，然正气已虚，及素体虚弱之人的调养。但也必须依据具体病人的具体情况，采用不同的调摄方法，方为适宜。

综上所述，数千年来，我国劳动人民在同疾病做斗争的过程中，不断地发现了自然界各种天然植物、动物、矿物的医疗、食疗作用。又经历代医家的整理提高，创立了灿烂的本草学文化。这不仅是为我们中华民族的繁衍昌盛，做出了不可磨灭的贡献，而且为世界人民的保健事业，也起到了一定的作用。与此同时，我们也从未间断地吸收各国的药物学知识，进行加工改造，使之成为我国本草学的组成部分。不难发现，我国的药物学知识是丰富多彩的，他们来源于实践，又经受了数千年实践的严格考验，从而表明了他的科学性和实用价值。这是先人们给我们留下的一份宝贵财富，我们应当很好地继承过来，传播下去。

三、天然药物食物疗法应用的理论依据

天然药、食物疗法的应用，是以祖国医学的脏腑、营卫气血、经络等学说为理论依据的。我们知道，脏腑是人体生命活动的主宰，在正常生理情况下，心居膈上，外围心包，它的功能是主血脉，推动血液运行，又主神明，是精神、意识、思维活动的中心；肝在胁下，与胆相附，它的功能是主贮藏血，调节运行于经脉中的血量，同时又主疏泄，以助中焦脾胃的消化功能；脾在腹内，与胃以膜相连，它的功能是主运化输布，是生化气血的场所；肺位胸中，既可主管呼吸，又主诸气，是人体气机升降出入的枢纽；肾挟腰两侧，内藏真阴真阳，是气之根本，有激发、促进、生长人体的功能；而胆、胃、大肠、小肠、三焦、膀胱等六腑，它们配合五脏，

共同维持人体的正常生理功能。营卫气血，是人体脏腑功能活动的产物，循行于人体周身，营养人体的四肢百骸、五官九窍等上下内外各部组织，使其发挥各自的正常活动，它们是人体生命赖以依靠的物质基础，缺一不可。经络是联系人体脏腑肢节、运行气血到全身而滋养濡润之，这在前面其他疗法中就已提到过的。以上脏腑、气血、经络是人身的重要组成部分，是其根本，它们之间相互作用，协调一致，共同保持着人体生命活动。如果某一部分发生异常，或外感、或内伤引起，都可导致疾病的发生。所以我们应用天然药、食物疗法，就是要用天然药、食物各自的性能归经、功效而发挥作用，那就是祛除病邪、消除病因、调整脏腑、恢复气血，疏通经络，使人体上下内外平衡协调，从而邪去正安，健康无病。

四、天然药物食物特点

天然药物、食物有许多特点。其一是资源丰富，取之方便。我国幅员辽阔，南北气候不一，东西物候各异，四季分明，雨水充沛，适宜于各种动植物的生长，为这些动植物的生长繁殖，提供了优越的自然环境，因而天然药材、食物资源极为丰富，尤其是湖北省神农架，有天然药、食库之称。同时由于科学技术水平的提高，对各种野生动物的人工驯养和植物栽培的研究，取得了很大的成就，这为天然药、食物资源开辟了一条新途径。虽然我国疆域广大，但交通极为方便，为各地道地药材与食物交流，提供了极为便利的条件。因此，我们要想获得任何品种的药材和食物，是非常方便的。

天然药物、食物特点之二是加工制作简单。天然药物一般制作都很简单，多数品种收取后，经简单加工，如除去泥土杂质，洗净晒干，即可收贮备用。只有部分药物，为了减轻其毒副作用，或为了提高临床疗效，须经各种特殊的加工炮制。品种不同，目的各异，因而加工方法也各不相同，每一品种都有各自的加工规范。只要根据不同的目的，如法炮制即可运用。不过药店中销售的此类药物，都是经过专业人员加工炮制过的，所以根据要求径直购买使用就可以了。食物就更为简单了，有的根本不须加工，就可以直接取用了。

天然药物、食物特点之三是适应病症广泛。应用天然药、食物治疗疾病，有两种使用方式。其一是辨证施治和辨证施食。辨证施治是中医治疗疾病的一大特色。所谓辨证施治，就是通过望闻问切四诊，全面收集病人病情资料，再应用中医基本理论，对这些病情资料进行综合分析，从而找出疾病的病机（包括病因、病位、病性、邪正盛衰），然后在病机指导下，确立治疗原则和具体治疗方法，并选方遣药。这就是说，无论是什么疾病，也无论你应用现代科学仪器能否检查出什么疾病，只要病人有临床症状表现出来（哪怕是微不足道的），都可以在中医基本理论指导下，应用中药给予治疗。辨证施食，是根据食疗对象的体质和病症特征，给予相应的食物。如阳虚的人，应多吃温补的食物，而阴虚有热的人则应多吃寒凉滋润的食品。其二就是应用单方验方治疗疾病，这种方法的最大特点，就是一症一方。这些经验方是经历了长期临床实践考验的，有是症则用是方，临症时对症对方者，多能获效。其另一特点是简单易行，易于推广。

天然药物、食物特点之四是毒副作用小，疗效好。纯天然药、食物的绝大多数是没有毒性的，即使是有毒性，大多数毒性很小。所以，一般说来只要按法运用，是不会产生中毒现象的。只有极少数药、食物毒性较大，但只要按照规范炮制，并严格地掌握其用量和适应证，临症运用时，也是比较安全的。纯天然药、食物不像化学药品那样有很大的副作用，可以说服用纯天然药物或食用某些食品，基本上没有什么副作用。这一点已为越来越多的人所认识，因而也乐意接受用天然药物治疗或更愿意用食物调养。另外，天然药、食物的疗效是确定无疑的，因为它是我国劳动人民数千年来同疾病做斗争经验的总结，即是源于实践，又经历了实践的严格考验，因而其疗效是可靠的。

五、天然药物、食物应用方式与选用天然药、食物疗法的原则

天然药物、食物的应用方式有多种，这是根据不同的病情需要而制定

的。在药物应用方面，多半是将药物加水煎煮一段时间后滤取药液，然后再加水煮 1 ~ 2 次，将前后滤出的药液混合均匀，分 2 ~ 3 次服用；还有的是将药物做成丸剂或散剂，服用时用温开水吞服或冲服，这也是较常应用的方式；也有将药物做成膏状剂，或内服、或外敷，用法不一；酒剂，是将药物泡入白酒中贮藏一段时期，使药物有效成分溶入酒内而成为药酒，也可内服，也可外用，多用在风湿疼痛、跌打损伤等病症。总之，我们在后面的治疗篇中提到的药、食物应用方式，有煮汤液用的，有研细粉用的，有做膏子用的，有制药饼用的，有炼蜜丸用的，有制成水丸用的，有泡酒用的，有内服的，也有外敷、熏洗的，病症不同，用药方式亦不相同。在食物上，除上面提到的某些用药方式外，还有熬粥食用的，有蒸米饭用的，有煮汤羹用的，有做菜肴用的，有捣汁饮用的，等等。服食的方式大致有食用和饮用两大类。

我们在介绍其他各种疗法的同时，对一些常见病，也介绍了一些由纯天然药物所组成的单方、验方及食疗方。基本上是遵循"三用一可靠"的原则选方。所谓三用，即实用、能用、会用。实用，是指所选之方都具有一定的实用价值，不崇尚空谈浮夸，无实用价值的一般不选。能用，是指所选诸方中的药物多易于寻找，方再好，但药难求，也于事无补。会用，是指制作简单，一看就懂，一用就会。所谓一可靠，是指所选诸方，疗效基本可靠。除此之外，在每一病种之下常选列数方，以供读者根据各自的实际情况选用。

六、常用天然药物、食物及性味归经与功效

下文病症治疗中所提到的多数天然药品 100 多种，均在书中用文字说明，目的是方便读者能够掌握它们的性味功效，并在治疗保健中很好地运用，解决实际问题。

第十五章 病症治疗

一、感冒

1. 病症

恶寒，头痛，鼻塞，流清涕，周身四肢酸楚疼痛，咳嗽吐稀痰，无汗，脉浮紧，舌苔薄白；或发热汗出，微恶风寒，头痛，咳嗽吐稠痰，咽喉痛痒，口中干燥作渴，脉浮数，舌苔薄微黄。

2. 治疗

方1：苏叶8克，葱头3个。

用法：上二味，以水煎汁，去渣取汁温服，每日3次。

方2：干白菜根1块。

用法：上一味，加水煎至一小碗，去渣再加糖30克，搅匀顿服。

方3：黄豆1把，葱白3根，白菜头1个，白萝卜5片。

用法：水煎取汁温服。此方有预防和治疗感冒的效果。

方4：葱白头5个，生姜15克，糯米100克。

用法：先将糯米煮成粥，再把葱姜捣烂。用时煨热服，汗出即愈。

方5：荆芥、苏叶各10克，茶叶6克，生姜10克，红糖30克。

用法：先用小火煮前四味药，约15～20分钟后，加红糖溶于其中。每日2次，可随量服用。

二、咳嗽

1.病症

以咳嗽为主。如因外感引起的咳嗽则兼有表证；如因内伤引起的咳嗽则兼有相关脏腑失调的病变症候。咳嗽吐痰，咽喉作痒，头痛寒热，脉浮、苔薄；或是咳嗽吐痰，胸脘痞闷，纳呆食少，脉濡滑，苔白腻；或咳嗽胸胁隐痛，面赤咽干，苔黄少津，脉弦数。

2.治疗

方1：紫菀10克，款冬花10克。

用法：上二味，以水煎数沸，去渣温服，每日3服。

方2：紫苏兜7株，鸡蛋1只。

用法：上二味，以水煎紫苏兜数沸，去渣取汁温服，或以药汁趁热冲鸡蛋服，每日2服。

方3：雪梨1个，川贝5个。

用法：将雪梨掏空内核，装入川贝，再盖上口，入锅中蒸20分钟，趁热食用。每日1个，连服3日。

方4：鲜姜15克，红糖30克，红枣30克。

用法：以三碗水煎服，服后出微汗即愈。

方5：白果、百合、花生米、北沙参各25克，冰糖适量。

用法：上前四味水煎取汁，加冰糖服用。每日1剂，分2次服用。

三、哮喘

1.病症

呼吸急促，胸闷气粗，喉中有哮鸣声，喘息不能平卧，甚则张口抬肩。如风寒引起的兼见痰多清稀色白，形寒肢冷；风热引起的兼见咳吐黄稠痰，发热汗出，口渴，小便黄；如病久体虚的，则气短乏力，神疲劳倦，无力气喘，脉弱。

2. 治疗

方 1：蚯蚓 100 克，晒干。

用法：上一味，研为细末，收贮备用。每用时取药末 6 克，以白酒冲服，1 日 1 次。

方 2：杏仁 12 克，核桃仁 2 克。

用法：上二味，共研为极细末，炼蜜为丸，每丸约重 3 克。每用时取一丸，以生姜煎水送下，每日 2 次。

方 3：白萝卜适量，蜂蜜 30 毫升。

用法：将白萝卜绞榨，取汁一碗，兑上蜂蜜，煎后温服。

方 4：白芥子少许，姜汁适量。

用法：白芥子研为细末，以姜汁调糊，敷于肺俞穴，至发红去除。

（注：肺俞穴位于人体第三胸椎棘突下旁开 1.5 寸处。）

方 5：米醋适量，鸡蛋 2 个。

用法：醋煮鸡蛋，蛋熟后去壳，再煮 5 分钟。食蛋，每次 1 个，每天 2 次。

四、中暑

1. 病症

头晕头痛，身热，汗出不畅，胸闷烦躁，口渴，恶心呕吐，身体倦怠，神疲无力，甚至高热神昏，心慌，抽搐，汗出气短，面色苍白，两眼发黑，忽然昏倒。

2. 治疗

方 1：滑石 15 克，甘草末 3 克。

用法：上二味，合研均匀，开水冲服，每日 3 次。

方 2：新鲜韭菜 1000 克。

用法：上一味，捣绞取汁，立即饮下。

方 3：绿豆 250 克，糖适量。

用法：将绿豆煮汤，加糖，频服。

方4：西瓜适量。

用法：以西瓜取汁，灌服。

方5：鲜枇杷叶、鲜竹叶、鲜芦根各20克。

用法：上三味共煎汤，作冷茶饮用。

方6：鲜姜、大蒜、韭菜各适量。

用法：上三味洗净，姜、蒜去皮，共捣烂取汁，灌服。

五、呕吐

1. 病症

胃寒呕吐，吐出清水稀涎，畏寒喜温，苔白脉迟；胃热呕吐，吐出酸苦味臭，口中秽气，口渴喜冷饮；食积呕吐，脘腹胀满疼痛，嗳气吞酸，厌食，大便干而多矢气，苔厚腻，脉滑实。

2. 治疗

方1：灶心土60克。

用法：上一味，研细，以水煎数沸，离火澄清，取上清液饮服。

方2：干艾叶10克。

用法：上一味，以水煎数沸，去渣取汁当茶饮服。

方3：生姜60克，米醋150毫升。

用法：将生姜洗净捣至极烂，加入米醋煮沸，趁热连渣慢慢吞嚼。

方4：蜂蜜2汤匙，鲜姜汁1汤匙。

用法：上二味加水1汤匙调匀，放锅内蒸热，顿服之。

方5：川连10克，苏叶15克。

用法：上二味加水煎服，每日1次。

六、呃逆

1. 病症

胸闷气逆上冲，喉间呃呃连声，声短而频繁，不能自行控制，甚则妨碍说话、咀嚼、呼吸、睡眠等，其呃声或疏或密，间歇时间没有定时。

2. 治疗

方 1：柿蒂 10 克。

用法：上一味，以水煎数沸，去渣取汁温服，每日 3 次。

方 2：鲜生姜 30 克，蜂蜜 30 克。

用法：上二味，先将生姜捣绞去渣取汁，再将蜂蜜兑入姜汁中，搅拌均匀饮服。

方 3：萝卜子 50 克。

用法：将萝卜子煎水，温服。

方 4：凤仙花适量。

用法：将凤仙花捣烂，用开水浸泡，去渣取汁饮用，每次 1 小杯。

方 5：花椒 15 粒，姜汁适量。

用法：花椒研末，兑姜汁，开水冲服。

七、泄泻

1. 病症

腹痛、肠鸣、腹泻，大便稀薄，甚至如水样。或恶寒发热，头痛鼻塞；或腹痛即泻，泻后痛减，泻下粪臭便腐；或大便时泻时止，反复发作，胸闷纳差；或黎明时泻，泻后即痛减，四肢不温，舌淡苔白，脉沉细等。

2. 治疗

方 1：炒白术 30 克，车前子 15 克。

用法：上二味，以水煎数沸，去渣取汁温服，每日 3 次。

方 2：茶叶 40 克，明矾 4 克。

用法：上二味，加水 400 毫升，先用大火煮沸，然后用小火煎熬，将药液浓缩至 250 毫升左右，去渣取汁收贮备用。每次饭前取药液 10 毫升饮服。

方 3：鲜荔枝 7 个。

用法：每日吃鲜荔枝 7 个，连食 1 周。

方 4：干姜、附子、煨豆蔻各适量。

用法：三味研为细末，面糊为丸，如绿豆大。每服 50 粒，空腹米汤送服，每日 2 次。

方 5：山药 500 克，薏米 500 克。

用法：将二味煮粥食用，每日 3 次，不拘量。

八、痢疾

1. 病症

腹部疼痛，里急后重，下痢赤白脓血；或肛门灼热，小便短赤，口渴心烦，身体寒热；或痢下黏稀白冻，下腹隐痛，胸脘痞闷，神疲肢冷，舌淡，脉细弱；或高热神昏，烦躁不安，甚则昏迷抽搐；或下痢时发时止，发作时便下脓血，里急后重，消瘦，体无力，舌淡、苔腻、脉弱。

2. 治疗

方 1：马齿苋 50 克，蜂蜜 30 克。

用法：上二味，先将马齿苋捣绞去渣取汁，再将蜂蜜兑入马齿苋汁中，搅拌均匀饮服。

方 2：地榆 30 克，炒炭。

用法：上一味，研为细末，以温开水调服。

方 3：大蒜头若干。

用法：将大蒜头剥去薄皮，每次生嚼 1 个，每日 3 次，连吃数日。

方 4：桂圆核不拘量。

用法：将桂圆核研为细末，每次 25 克，用白开水送下。

方 5：白头翁 10 克，秦皮 10 克，黄柏 15 克。

用法：上三味，水煎服，每日 2 次。

九、便秘

1. 病症

大便次数减少，数日方行一次，粪便难以解出。如属热壅，则身热口渴，脉滑、苔黄；如属气郁，则胁腹胀满或疼痛，噫气频作，脉弦、苔腻；如属气血虚，则面唇爪皖白无华，头晕目眩心悸，脉弱、舌淡；如属寒气凝滞，则腹中冷痛，喜暖，脉沉迟，苔白润。

2. 治疗

方1：核桃仁5枚。

用法：上一味，每晚临睡前，置口中细嚼，然后以温开水送下。大便通后如此连服1～2个月，以巩固疗效。

方2：决明子300克。

用法：上一味，每用时取60克，以水煎数沸，去渣取汁温服。

方3：牛奶200毫升，蜂蜜100毫升，生葱头2～5根。

用法：将葱头洗净捣烂，与牛奶、蜂蜜共煮沸，早晨空腹1次吃完。每日1次，可连服数日。

方4：松子仁5克，火麻仁20克，瓜蒌仁25克。

用法：上三味，水煎服，每日1剂，分2次服用。

方3：土豆适量。

用法：将土豆洗净捣烂，用纱布包，拧汁服用。午饭前服，每次20～30毫升。

十、眩晕

1. 病症

头晕眩转，两日昏黑，泛泛欲吐，甚者如倒地现象，兼耳鸣耳聋，恶心呕吐，汗出身倦，肢体震颤。如兼肢体乏力，面色皖白，心悸怠倦者，为气血不足；如兼腰酸脚软，舌红脉弦，又因情志而发作者，为肝阳上亢；如胸脘痞闷，食欲不振，呕吐纳差，苔腻脉滑，为痰浊中阻。

2．治疗

方 1：天麻 50 克。

用法：上一味，以烧酒浸泡透，切成薄片，烘干研为细末收贮备用。每用时取药末 10 克，温开水冲服。

方 2：五味子 12 克，烧酒 300 克。

用法：上二味，将五味子捣碎，放烧酒中浸泡 1 月，去渣。每日早晚各饮 1 杯。

方 3：芝麻、醋、蜂蜜各 30 克，鸡蛋 1 只。

用法：将鸡蛋打破取蛋清，与芝麻、醋、蜂蜜混匀。每日服 2 ～ 3 次。

方 4：白僵蚕 6 克，生姜汁 6 毫升。

用法：将白僵蚕研为细末，以生姜汁和温开水送服。

十一、失眠健忘

1．病症

不睡或少睡，睡时难以成眠，甚至通宵达旦。其因不同而各有兼症：或多梦易惊，健忘汗出；或头晕耳鸣，腰酸，舌红，脉细数；或善惊易怒，心悸多梦；或性情急躁烦乱，头晕头痛；或脘闷嗳气，腹部胀满，苔腻脉浮等。

2．治疗

方 1：法半夏 10 克，茯苓 10 克，粳米 8 克，炒。

用法：上三味，以水煎数沸，去渣取汁温服，日三服，夜一服。

方 2：龟甲 50 克，龙骨 50 克，远志 25 克，菖蒲 40 克。

用法：上四味，先分别研为细末，再合研均匀备用。每次用时取药末 10 克，温开水冲服，日三服。

方 3：牛心 1 只。

用法：用牛心 1 只红烧。每日 1 次，连服 4 日。

方 4：酸枣仁、柏子仁各 50 克。

用法：上二味共炒，研细末。睡前服 15 克。

方 5：生地、麦冬、五味子各 15 克，灯心草 5 克。

用法：上四味，水煎服用，每日 1 剂，分 2 次服用。

十二、惊悸怔忡

1. 病症

心中悸动，时发时止，善惊易恐，坐卧不安，多梦易醒。或面色无华，头晕目眩；或心烦少寐，头昏耳鸣；或胸腹痞闷，神疲乏力，形寒肢冷；或心绪烦躁不宁，恍惚多梦等。

2. 治疗

方 1：茯神 100 克，沉香 25 克。

用法：上二味，共研为极细末，炼蜜为丸，每丸约重 10 克。每用时取一丸，食后以人参煎汤送下。

方 2：龙眼肉 500 克，去黑皮；大黑枣 500 克，去核。

用法：上二味，共捣烂如泥为丸，每丸约重 10 克，每日早晨取一丸，淡盐汤送下。

方 3：珍珠末 2 克，蜂蜜 30 毫升。

用法：将珍珠末放入蜂蜜内调匀，略蒸化，一次服完。2 ~ 3 天 1 剂，连服 7 ~ 10 天。

方 4：龙眼肉 30 克，酸枣仁 20 克，生牡蛎、生龙骨各 25 克，清半夏、茯苓各 15 克，生赭石 20 克。

用法：先将牡蛎、龙骨、赭石捣细，后合诸药加水煎服。每日 1 剂，分 2 次服用。

十三、汗证

1. 病症

自汗，汗出恶风，身体酸楚，寒热。或面色㿠白，畏寒肢冷，动则汗出甚；或蒸蒸汗出，口渴喜饮，面赤心烦，大便干结。盗汗，睡时汗出，醒时汗止，心悸少寐，面色无华。或潮热盗汗，虚烦少寐，五心烦热，舌红少苔，脉细数。

2. 治疗

方1：五倍子 30 克。

用法：上一味，研为极细末，以食醋调和，分做成三个药饼。每日睡前取一饼，置于脐部，外用纱布条固定，起床后即取下。

方2：浮小麦 30 克，糯稻粳米 30 克。

用法：上二味，以水煎成一大碗，去渣取汁分 2 次服。

方3：乌龟 1 只。

用法：将乌龟烧烂食用，每周 1 次。

方4：黑豆 100 克，红枣 20 枚，黄花 50 克。

用法：上三味加水共煎。每日 1 剂，分 2 次服用。

方5：韭菜根 100 克。

用法：韭菜根加水煎服，一次性服下。

十四、肺痈

1. 病症

咳嗽吐稠痰腥臭，甚者咳吐脓血，胸中疼痛，呼吸不利，口鼻干燥，口渴喜饮，烦躁，小便黄赤，舌红苔黄，脉滑数。

2. 治疗

方1：鱼腥草 30 克。

用法：上一味，以水煎数沸，去渣取汁饮服，日三服。

方2：癞蛤蟆不拘多少。

用法：上一味，去掉内脏洗净，切成小块，以白糖拌食，一日一只，至知腥味为止。

方3：瘦猪肉 50 克，夏枯草 15 克。

用法：上二味，煎汤调味后食用。每日 1 次，连服 7 日。

方 4：桃仁 15 克，冬瓜子仁 25 克，桔梗 10 克，甘草 10 克，丹皮 10 克。

用法：上五味，水煎服用。每日 1 剂，分 2 次服用。

方 5：金荞麦 30 ~ 60 克，黄酒 100 毫升。

用法：加水 400 毫升，隔水蒸煮 45 分钟，去渣服，每日 1 次。

十五、吐衄

1. 病症

口中或鼻中出血，或发热咳嗽；或口渴，烦热便秘；或口苦肋痛，烦躁易怒；或面色㿠白，神疲乏力，头晕，心悸，耳鸣等。

2. 治疗

方 1：鲜侧柏叶不拘多少。

用法：上一味，炒黑存性，研为细末收贮备用。每用时取药末 3 克，以米汤送服，每日 4 次。

方 2：鲜韭菜不拘多少。

用法：上一味，捣绞取自然汁半碗，立饮之。

方 3：鲜藕汁 150 毫升，蜂蜜 30 克。

用法：将上二味混合调匀，内服。每日 2 次，连服 7 日。

方 4：大蒜 2 头。

用法：将蒜捣烂成泥，左鼻流血，敷右脚心，右鼻流血，敷左脚心。

方 5：丹砂半两，金箔 4 片，蚯蚓 3 条。

用法：三味研细末做丸药，如小皂子大。每服 1 丸，冷酒送下。

十六、黄疸

1. 病症

目黄，身黄，小便黄赤。若湿热黄疸，则面色鲜明，发热，口渴，小便短少，腹胀便秘，舌红，脉滑数；若寒湿黄疸，则面色晦暗，神疲乏力，食少便溏，畏寒肢冷，脘腹痞胀，舌淡，脉沉迟无力。

2. 治疗

方1：茵陈50克。

用法：上一味，以水浓煎去渣取汁，分2次服用。

方2：白茅根100克。

用法：上一味，以水浓煎，去渣取汁，加适量白糖，每日分2次服用。

方3：粳米50克，陈皮10克，杏仁15克，生石膏20克。

用法：上四味同煮粥。每日1次，连服10日。

方4：桃根适量。

用法：用水1大碗，煎至半碗成。空腹服，每日1次，3～5日可见疗效。

方5：大田螺10～20个，黄酒半小杯。

用法：田螺放清水中漂洗干净，捣碎去壳取肉，加入黄酒拌和，再加清水炖熟。饮汤，每日1次。

十七、水肿

1. 病症

初起面目微肿，或足跗微肿，继则肿及四肢甚或全身，皮肤光泽，按之没指，小便短少。如属阳证，多为急性发作，兼寒热咳喘，胸闷，或身体困重倦怠；如属阴证，则发病多由渐而始，兼面色苍白，不思饮食，腰酸楚，脚寒肢冷神疲，舌淡、苔白、脉沉。

2. 治疗

方1：赤小豆50克。

用法：上一味，研为极细末收贮备用。每次用时取药末10克，温开水冲服，每日3次。

方2：酒葫芦（或苦葫芦）1个。

用法：上一味，破成小片，以水煎数沸，去渣取汁饮服，每日3次。

方3：红薯、生姜各适量。

用法：将红薯洗净，用刀在红薯上挖数个孔，然后将生姜切碎，填入其中，将孔塞紧，上火烤熟，即可食用。

方4：大蒜瓣3个，蝼蛄5个。

用法：上二味共捣烂为泥，贴于肚脐中，数小时可见效果。

方5：玉米50克，白扁豆25克，大枣50克。

用法：上三味洗净煮粥，每日1次，分2次服。

十八、积聚

1. 病症

腹内胀满，按之有结块，或痛或不痛。或胸胁胀痛，情志不遂，易悲易忧；或脘腹胀痞，纳呆，便秘；或时有寒热，面黯消瘦，身体无力。

2. 治疗

方1：五灵脂500克。

用法：上一味，每用时取50克，以水煎数沸，去渣取汁饮服，每日1次。

方2：三棱50克，川芎100克，炙黄芪100克。

用法：上三味，共研为极细末，以食醋调糊为丸，每丸约重10克。每用时取一丸，温开水送下。

方3：吴茱萸11克，硝石4克，生姜30克，黄酒100毫升。

用法：前三味破碎后泡酒中6日，取上清液。先服1剂15毫升，不止痛再服。

方4：鲜水红花、大蒜、朴硝各30克。

用法：三味共捣烂，贴患处。

方5：玉簪花、独蒜、穿山甲各适量。

用法：三味共捣烂，以醋调敷，贴于患处。

十九、淋证

1. 病症

排尿时茎中涩痛，淋漓不尽。或见少腹胀满，点滴难下，甚或忽然腰痛，有兼尿中见血；或尿中时挟带砂石；或小便浑浊，黏稠如膏；亦有不耐劳累，遇劳则发作者。

2. 治疗

方1：车前草1把。

用法：上一味，以水煎数沸，去渣取汁饮服，每日3次。

方2：滑石18克，甘草3克。

用法：上二味，共研为细末，以水冲服，日服数次。

方3：鲜甘蔗500克，藕500克。

用法：将上二味榨汁混匀饮用。每日3次饮完，一月为1个疗程。

方4：丝瓜络1根，黄酒适量。

用法：将丝瓜络烧存性，并研细末。每服4.5克，黄酒送下。

方5：扁蓄20克。

用法：将扁蓄洗净，放入小锅内，倒进2碗清水，煎煮成1碗，服下。每日3次，连服3天。

二十、癃闭

1. 病症

小便涓滴不利，或点滴全无。少腹急痛，或胀或不胀；或面色㿠白，神气怯弱；或烦热口渴，舌红、苔黄、脉数。

2. 治疗

方1：甘遂20克，甘草节10克。

用法：上二味，将甘遂研为细末，以水调和，敷于脐下一寸三分处。再以水煎甘草节数沸，去渣取汁温服。

方2：田螺1只，食盐半匙。

用法：上二味，共捣烂如泥，敷于脐下一寸三分处。

方3：瓜蒌、葱白各30克，冰片1.5克。

用法：前二味加清水2000毫升煎至1500毫升，连渣倒入痰盂内，加入冰片溶化备用。嘱患者坐在痰盂上，趁热熏阴部，先熏后坐浴 10～20 分钟。

方 4：葱白 30 克，鲜车前草叶 60 克，粳米适量。

用法：前二味洗净切碎，水煎去渣，放入粳米煮为稀粥，顿服之。

方 5：滑石 30 克，葱白 60 克。

用法：上二味水煎分服。

二十一、消渴

1. 病症

口渴引饮，多食消瘦，小便频数而量多，舌红、苔黄、脉数；或大便干结，头昏无力，腰膝酸软。

2. 治疗

方 1：芹菜 500 克。

用法：上一味，以水煎服；或捣绞取汁，将汁煮沸饮用。

方 2：葛粉 12 克，天花粉 12 克，猪胰脏半个。

用法：上三味，将葛粉、天花粉共研为极细末备用。再将猪胰脏洗净，煎数沸，去渣取汁调和上药末，1 日内分 2 次服用。

方 3：葛根粉 30 克，粳米 60 克。

用法：将上二味同煮粥。早晚各 1 次，反复食用。

方 4：山药 25 克，黄连 10 克。

用法：上二味，以水煎服，每日 1 剂，分 2 次服用。

方 5：扁豆、黑木耳各等份。

用法：上二味晒干，共研细末，每次服 9 克，白开水送下。

二十二、遗精

1. 病症

梦中遗精，夜寐不安，阳强易举。或头目晕眩，心悸，耳鸣，腰酸，精神不振等症。滑精则不拘昼夜，动念则常有精液滑出，形体瘦弱，脉象细软。

2. 治疗

方 1：五倍子 500 克，白茯苓 200 克，生龙骨 100 克。

用法：上三味，共研为极细末，以水糊为丸，每丸约重 10 克。每次食前以淡盐水送下一丸，每日 3 次。

方 2：炒白术 400 克，苦参 300 克，煅牡蛎 400 克，公猪肚 3 个。

用法：上四味，先将白术、苦参、牡蛎共研为细末，再将猪肚洗净，煮烂，烘干，研为细末，加入上药末中拌和均匀，水糊为丸，每丸约重 10 克，每次服一丸，每日 2 次。

方 3：鱼鳔、菟丝子各 15 克，五味子、沙苑子各 9 克。

用法：上四味，以水煎服，连服数日。

方 4：韭菜子 100 克，酒适量。

用法：将韭菜子研细末，分 3 次以酒服用，1 日服完。

二十三、阳痿

1. 病症

阴茎痿软无力，不能勃起或勃而不坚。头晕目眩，面色㿠白，神疲乏力，腰膝酸软，脉象细弱。

2. 治疗

方 1：麻雀蛋不拘多少。

用法：上一味，每日取 2 枚煮食。

方 2：母猪肠 1 具。

用法：上一味，洗净晒干，放瓦上焙焦，研为细末，收贮备用。每用时取药末 5 克，烧酒送下，每日 2 次。

方 3：冬虫夏草 10 克，鸭 1 只。

用法：以冬虫夏草与鸭同煮 2 小时，加入佐料服食。每周 1 次，可连服 3 周为 1 个疗程。

方 4：菟丝子、韭菜子、香草子、枸杞子各 10 克。

用法：上四味，水煎服，每日 1 剂，分 2 次服用。

方 5：阳起石、枸杞子各 15 克，红糖适量。

用法：前二味加红糖水煎服，每日 1 剂，分 2 次服用。

二十四、疝气

1. 病症

少腹痛引睾丸，或睾丸阴囊肿大胀痛。如为寒疝，则阴囊冷痛，睾丸坚硬拘急控引少腹；如为湿热疝，则阴囊肿热，睾丸胀痛；如为狐疝，则少腹"气冲"部与阴囊牵连胀痛，立则下坠，卧则入腹，久之形成阴囊偏大。

2. 治疗

方 1：川楝子 10 克，茴香 15 克。

用法：上二味，共研为细末，用烧酒调和，敷于肚脐下，外用纱布覆盖，胶布固定。

方 2：草乌，栀子各 15 克。

用法：上二味，共研为细末，用葱汁调和，敷于两太阳穴处，外用普通膏药固定。

方 3：龙眼核 700 克，黄酒适量。

用法：将龙眼核焙干，研为细末。每次取 10 ~ 15 克，黄酒少许送下。每日 1 ~ 2 次，连服 20 ~ 30 日。

方 4：蜈蚣 1 条，蝎子 1 个，臭椿树之白皮适量。

用法：将上药研为细末，用黄酒或白水送服，出汗即愈。

方 5：葱衣 90 克。

用法：上味稍加水煮即可，一次性服完，连服 7 日。

二十五、卒中

1. 病症

中经络：突然口眼㖞斜，肢体麻木，语言不利，口角流涎，甚则出现半身不遂。兼证见身体寒热，舌苔薄白，脉象弦细或浮数。

中脏腑：突然昏仆，神志不清，半身不遂，舌强语涩，口眼㖞斜。如证见神志昏迷，牙关紧闭，两手握固，面赤气粗，喉中痰鸣，二便闭塞，舌苔黄腻，脉弦滑而数，是为卒中闭证；如证见目合口张，鼻鼾息微，手撒遗尿，四肢厥冷，汗出，脉象细微，则为卒中脱证。

2. 治疗

方1：芹菜1000克。

用法：上一味，洗净，捣绞取汁。每次饮3汤匙，每日3次，连服7日。

方2：生石膏30克，辰砂1.5克，生蜂蜜适量。

用法：上二味，先分别研为细末，再合研均匀收贮备用。每用时取药末10克，以生蜂蜜调下。

方3：菊花15克，粳米100克。

用法：以菊花、粳米煮粥，可长期服用。

方4：香蕉花5克。

用法：将香蕉花煎水，代茶饮用。

二十六、面瘫

1. 病症

睡眠醒来时，突然一侧面部麻木松弛，不能做蹙额、皱眉、露齿、鼓颊等动作。口角向健侧歪斜，漱口漏水，患侧额纹消失，鼻唇沟平坦，眼睑闭合不全，迎风流泪，少数病人初起时有耳后、耳下及面部疼痛。

2. 治疗

方1：皂角去皮，不拘多少。

用法：上一味，研为极细末，以陈醋调和成膏状，涂面上，左斜涂右，右斜涂左，干则频换。

方2：蓖麻子10克，（去壳）冰片1.5克。

用法：上二味，共捣烂如泥，贴于面上，左斜贴右，右斜贴左，以正为止。

方 3：天南星 9 克，白及 3 克，草乌 9 克，僵蚕 7 克，白附子 9 克。

用法：上五味，共研为细末，贮瓶备用。每次取散药适量，用活鳝鱼血调和成糊状，外涂擦患侧，每日涂 1 次，复正后去药洗净。

方 4：生姜汁 1 毫升，生南星 1 克。

用法：将南星研细末，以姜汁调如糊状。左斜贴右，右斜贴左。

二十七、头痛

1. 病症

头痛，或发时痛势阵作，如锥如刺，痛有定处，甚则头皮肿起成块；或头两侧痛，目眩，心烦善怒，口苦面赤，脉弦数；或痛势绵绵，头目昏重，神疲乏力，面色无华，畏寒喜暖，脉细弱。临床上以疼痛部位不同，分前头痛、后头痛、头顶痛、偏头痛、全头痛。

2. 治疗

方 1：蔓荆子 8 克。

用法：上一味，以水煎数沸，去渣取汁饮服，可顿服。

方 2：石楠叶 10 克。

用法：上一味，以水煎数沸，去渣取汁温服。

方 3：鸡蛋 2 个，打破，枸杞 15 克。

用法：用水搅拌鸡蛋、枸杞，并加调料品蒸熟。每日 1 次。可长期服用。

方 4：刀豆根 25 克，黄酒 1 两。

用法：二味加水熬汤 1 杯。每次服 1 杯，每日 3 次。

方 5：川芎 20 克，白果 5 个，茶叶 5 克，葱头 3 个。

用法：上药以水煎服之。

二十八、胸痹

1. 病症

胸闷如窒，呼吸不畅，咳嗽喘息，心悸，甚则胸痛彻背，背痛彻心，喘息不能平卧，面色苍白，自汗出，四肢逆冷，舌淡苔白，脉象沉细。

2. 治疗

方 1：陈败蒲扇 1 把。

用法：上一味，烧灰存性，研为细末，分 2 次温开水冲服。

方 2：蚯蚓 4 条，生姜汁、薄荷汁各 1 茶匙，蜂蜜半酒杯。

用法：上四味，先将蚯蚓洗净，捣烂如泥，加入生姜汁、薄荷汁、蜂蜜拌匀，然后加井水调服。

方 3：瓜蒌 1 枚，薤白 12 克，白酒适量。

用法：上药水煎服。每日 1 剂，分 2 次服用。

方 4：木香、郁金各 10 克，黄酒适量。

用法：水煎二药，用黄酒送服，每日 2 次。

方 5：酸枣根 30 克，半夏 10 克，黄酒适量。

用法：水煎二药，用黄酒送服，每日 2 次。

二十九、胁痛

1. 病症

一侧或两侧胁肋疼痛。或疼痛攻窜不定，每因情志不遂而发，胸闷，食少，嗳气，脉弦；或胁痛，口苦，胸脘痞闷，纳呆，恶心，呕吐，便黄，苔黄腻，脉弦数；或胁痛如刺，痛处不移，入夜更甚，胁下或见症块，舌紫暗，脉沉涩；或两胁隐痛，劳累而发，口干，心中烦热，头晕目眩，舌红少苔，脉弦细。

2. 治疗

方 1：青皮 8 克，延胡索 10 克。

用法：上二味，共研为极细末，分 3 次于每日早晨空腹以白开水送下。

方 2：姜黄 15 克，郁金 15 克。

用法：上二味，以水煎数沸，去渣取汁，加黄酒一小杯饮服。

方 3：桃仁、芝麻、白糖、蜂蜜各 500 克。

用法：先将桃仁、芝麻捣碎，后加白糖、蜂蜜搅拌服用，早晚各 1 勺。

方 4：干姜 1 份，香附 2 份。

用法：上药研为细末。每次 9 克，米汤送下。

方 5：地肤子 6 克，黄酒适量。

用法：地肤子研为细末，用黄酒送服。

三十、胃痛

1. 病症

胃脘疼痛，或突然发作疼痛，身体寒热，局部喜暖怕冷，口淡不渴，苔白；或隐隐作痛，呕恶，泛吐清水，喜暖喜按，手足不温，神疲乏力，脉虚软。如肝气犯胃，则胃脘疼痛胀满，并疼痛牵引两胁下，嗳气频频，呕逆酸苦，苔薄白，脉象沉弦。

2. 治疗

方 1：五灵脂适量。

用法：上一味，烧令烟尽，研为细末收贮备用。每次用时取药末 10 克，温开水送下。

方 2：当归、川芎、乳香、没药各等份。

用法：上四味，研为细末，拌和均匀。加食醋炒热，趁热敷于胃脘部，外用纱布条固定。

方 3：蜂蜜 100 毫升。

用法：取新鲜蜂蜜，冲入适量温开水即可饮用。每次 10～20 毫升，每日 3 次。

方 4：干姜 10 克，胡椒 10 粒。

用法：二味晒干捣碎研末，用开水冲服。

方 5：金铃子 15 克，延胡索 12 克。

用法：二味水煎，每日 1 剂，分 2 次服用。

三十一、腹痛

1. 病症

腹部疼痛，胀满，拒按，厌食，嗳腐吞酸；或腹部痞痛，痛势急暴，畏寒怕冷，大便溏薄，四肢不温；或腹痛绵绵，时发时止，痛时喜温喜按，神疲乏力，舌淡苔薄白，脉沉细。

2. 治疗

方1：五灵脂 10 克，炮姜 10 克。

用法：上二味，共研为极细末，以热酒冲服。

方2：白芍 10 克，甘草 3 克，肉桂 3 克。

用法：上三味，以水煎数沸，去渣取汁温服。

方3：米醋 200 ~ 300 毫升。

用法：将米醋一次饮下。此方用于因蛔而致腹中绞痛。

方4：当归 30 克，桂心 15 克，干姜 6 克，炙甘草 6 克。

用法：上药水煎服，每日 1 剂，分 2 次服用。

方5：生葱 60 克，生白萝卜 80 克。

用法：将二味炒半熟，趁热布包，敷于腹部。

三十二、腰痛

1. 病症

腰部一侧或两侧疼痛。如外感寒湿者，则腰部冷痛重着，转侧不利，遇阴雨寒冷则发病或加重；如血瘀气滞腰肌劳损者，则腰痛固定不移，痛如针刺，轻者俯仰不便，重者因痛剧而不能转侧，痛处不可触摸；如肾虚腰痛者，则腰部酸软空虚，隐隐作痛，绵绵不已，腿膝无力，劳累后则更甚，卧则减轻，有的可伴有神疲乏力倦怠，面色㿠白，手足不温，精冷等症，有的可伴有心烦失眠，口燥咽干，手足心热，尿黄，舌红，苔黄，脉数等症。

2. 治疗

方1：威灵仙 10 克。

用法：上一味，以水煎数沸，去渣取汁温服，用于风湿性腰痛。

方2：羊肾1对，杜仲10克。

用法：上二味，先将羊肾破开，去掉白筋，洗净切成小片，加盐腌去水腥，同杜仲放在一起蒸熟，去掉杜仲，以羊肾下酒。若无羊肾，用猪肾亦可。用于肾虚腰痛。

方3：粳米100克，核桃肉60克。

用法：将核桃仁捣烂，与粳米混匀，加水适量煮成粥，一次服完。一日一剂，疗程不限。用于肾亏腰痛。

三十三、痹证

1. 病症

风寒湿痹：肢体关节酸痛，活动则疼痛加剧，或部分肌肉酸重麻木，迁延日久，可致肢体拘急，甚则各部大小关节肿大。如风气偏重者，则疼痛呈游走性；如寒气偏重者，则局部痛甚而冷，得热可减轻；如湿气偏重者，则肢体沉重酸痛。风热湿痹：关节疼痛，痛处有灼热感，或见红肿，痛不可触近，得冷则舒缓，关节活动障碍，并兼有发热、口渴、烦闷不安、舌苔黄燥、脉象滑数等症。

2. 治疗

方1：石楠叶10克。

用法：上一味，剪碎，以水煎1~2沸，去渣，将药水装暖水瓶中，当作茶饮，1日1瓶。

方2：五加皮250克，白酒1000克。

用法：上二味，将五加皮洗净切碎，放入酒中密封浸泡，半月后开封去渣，每日早晚各饮10~20毫升。

方3：薏米150克，水500毫升。

用法：将薏米研成细粉，置于锅内加水熬粥。每日1次，连服7日为1个疗程。

方 4：入地金牛 15 克，鸡蛋 1 个。

用法：上二味同煮，蛋熟去皮再煮片刻，饮汤食鸡蛋。

三十四、痿证

1. 病症

四肢肌肉弛缓无力，运动障碍，肌肉日渐消瘦，日久则肌肉萎缩不用。如为肺热阴伤，则发热，咳嗽，心烦，口渴，小便短赤；如为湿热蕴蒸，则身体发热重，胸闷，小便混浊，苔黄腻，脉濡数；如为肝肾不足，则腰脊酸软无力，遗精早泄，头目晕眩，舌苔红，脉细数。

2. 治疗

方 1：炒苍术，炒黄柏各等份。

用法：上二味，共研为细末备用。每用时取药末 10 克，捣绞生姜取汁冲服。

方 2：萆薢，杜仲炒，肉苁蓉酒浸，菟丝子酒浸，各等份。

用法：上四味，共研为极细末备用。另取猪肾，以酒煮烂，同前药末合捣为丸，每丸约重 10 克。每用时取一丸，空心酒下。

方 3：熟地、山药、玄参、甘菊花各 30 克，白芥子 10 克，当归、白芍、党参各 15 克，神曲 6 克。

用法：上药加水共煎服，每日 1 剂，分 2 次服用。

方 4：熟地、玄参、麦冬各 30 克，甘菊花、生地、沙参、地骨皮各 15 克，车前子 6 克，党参 3 克。

用法：上药加水共煎服，每日 1 剂，分 2 次服用。

三十五、疟证

1. 病症

寒热往来，汗出而息，休作有时。病之初，呵欠乏力，毛孔粟起，旋即寒战鼓颔，肢体酸楚，继而内外皆热，体若燔炭，头痛如裂，面赤唇红，口渴引饮，得汗则热退身凉。舌苔白腻，其脉寒战时弦紧，发热时滑数。

间时而作，有一日一发，二日一发，三日一发的。如果久疟不愈，左胁下可出现痞块，按之作痛或不痛，叫作疟母。

2. 治疗

方 1：常山 15 克。

用法：上一味，以水煎数沸，去渣取汁，于疟疾发作 2 小时前服下。

方 2：柴胡 10 克，黄芩 5 克，茶叶 8 克。

用法：上三味，以水煎数沸，去渣取汁温服，每日 3 次。

方 3：食醋 25 毫升，小苏打 4 克。

用法：上二味混合，在发病前 2 小时服下。

方 4：鲜地骨皮 50 克，茶叶 5 克。

用法：水煎二味，于发病前 2 ~ 3 小时 1 次性服完。

方 5：马兰 30 克，白糖 20 克。

用法：二味放入杯中，用沸开水冲泡，发病前半小时服用。

三十六、坐骨神经痛

1. 病症

臀部、大腿后侧、小腿后外侧及足部发生烧灼样，或针刺样疼痛，活动则疼痛加重。如属原发性坐骨神经痛，起病呈急性或亚急性发作，沿坐骨神经有放射痛和明显的压痛点，起病数日最剧烈，经数周或数月则渐渐缓解，常因感受外邪而诱发。如属继发性坐骨神经痛，除原发病症外，咳嗽、喷嚏、排便等均可使疼痛加剧，腰椎旁有压痛及叩击痛，腰部活动障碍，活动时下肢有放射性疼痛感。

2. 治疗

方 1：苍术 15 克，盐水炒，黄柏 15 克，酒浸一昼夜，炙焦。

用法：上二味，以水煎数沸，去渣取汁，空腹服，每日 3 次。

方 2：当归 8 克，白芍 10 克，甘草 8 克，制附子 8 克。

用法：上四味，以水煎数沸，去渣取汁温服，每日 3 次。

方 3：桂枝 15 克，炒白术 30 克，生龙骨 40 克，川附子 15 克。

用法：上四味药加水煎服，每日 1 剂，分 2 次服用。

方 4：豨莶草 1000 克，桑枝 1500 克，60 度白酒 250 毫升。

用法：前二味水煎 250 毫升，兑入白酒，并装入瓶中备用。每日 3 次，每次服 20 ~ 25 毫升，连服 7 日。

三十七、三叉神经痛

1. 病症

疼痛突然发作，以面颊和上、下颌部为主，病发时间短暂，数秒钟或数分钟后缓解，一段时间后又可反复发作，并常因触及面部的某一点而诱发，疼痛时呈阵发性闪电样剧痛，其痛如刀割、针刺、火灼，可伴有疼痛侧面部肌肉抽搐、流泪、流涕及流涎等现象。

2. 治疗

方 1：白芷 10 克。

用法：上一味，以水煎数沸，去渣取汁，分 2 次服用。

方 2：苍耳子 30 克，川芎 30 克。

用法：上二味，共研为极细末收贮备用。每次用时取药末 3 克，温开水冲服，每日 2 次。

方 3：川羌活 150 克，细辛 50 克，川乌 50 克。

用法：上药共研细末，成人每服 5 ~ 7.5 克，每日 3 次，开水送下。

（注：病重者可加量或增服次数，老幼者酌减。若牙痛或面痛重者，含漱至痛止，并忌生冷、鱼腥、含半夏的中成药，高血压病人慎用。）

方 4：生地 15 克，玄参 15 克，麦冬 25 克，牛膝 6 克，白芷、当归、川芎各 10 克。

用法：上药加水共煎服，每日 2 次。若疼痛剧烈可加珍珠母 20 克。

三十八、漏肩风（肩关节周围炎）

1. 病症

风寒外感者，肩部散漫疼痛，昼轻夜重，动则疼痛加剧，活动受限，局部畏寒，得温痛减，舌淡苔白，脉浮弦或浮紧；经脉失养者，肩痛日久，肩部筋肌失养，挛缩而软短，举臂不及头，后旋不及背，酸痛乏力，局部畏寒，得温则减，受寒则剧，舌淡苔白，脉细。

2. 治疗

方1：白凤仙根、臭梧桐、生姜、大蒜头、韭菜各500克。

用法：上五味，共捣绞取汁，将药汁用小火熬为膏，摊贴患处。

方2：淫羊藿30克，白酒1000克。

用法：上一味，放于1000克白酒中，密封浸泡半月，每日睡前饮10～20毫升。

方3：生川乌、生草乌、建曲、苍术各9克，甘草30克，酒500毫升。

用法：用酒浸泡上药，7天后服用。每晚睡前服3～6毫升，服时将药酒摇匀。

方4：秦艽45克，桂枝30克，僵蚕30克，双花30克，红花30克，丹参15克，防风15克。

用法：上药共研为细末，冲服。每服9克，每日3次。

三十九、月经不调

1. 病症

月经或先期或后期或先后不定期。先期者，即月经提前而至，甚至经行一月二次，经色鲜红而紫，伴有烦热，口干渴而喜冷饮，舌红，苔黄，脉数；后期者，即月经推迟未潮，甚至40或50天一次，经色暗淡，畏寒喜暖，小腹发凉，舌淡苔白，脉迟弱；先后不定期者，即月经来潮无固定期限，经量或多或少，经色或紫或淡，体质虚弱，面色萎黄，舌淡，脉象细涩。

2. 治疗

方1：丹参500克。

用法：上一味，晒干研为细末，收贮备用。每用时取药末10克，陈酒送服，1日1次，连服两月。

方2：益母草10克，红糖15克。

用法：上二味，以水煎数沸，去渣取汁温服，每日2次，连服3口。

方3：生藕节500克，侧柏叶100克。

用法：上二味，捣烂取汁，加温开水服用。每日3次，5日为1个疗程。

方4：丝瓜子适量，红糖少许。

用法：将丝瓜子焙干，水煎，再加红糖即成。每用时以黄酒温服。

四十、痛经

1. 病症

实证：行经不畅，少腹疼痛。血瘀者，腹痛拒按，经色紫红而夹有血块，下血块后痛即缓解，脉象沉涩，舌质紫暗；气滞者，胀甚于痛，或胀连胸胁、胸闷泛恶，脉象弦。

虚证：月经净后腹痛，痛势绵绵不休，少腹柔软，喜温喜按，经量减少，并伴有腰酸肢倦、纳呆、心悸、头晕、舌淡、脉弱等症。

2. 治疗

方1：当归20克。

用法：上一味，以水、酒各半煎数沸，去渣取汁温服。

方2：炒艾叶10克，红糖10克。

用法：上二味，以水煎数沸，去渣取汁温服。

方3：生姜30克，花椒10克，红枣10枚，红糖30克。

用法：以上四味，共煎饮服。于月经来潮前服用。每日1次，连服3～5

日。

方 4：山楂 50 克，向日葵子 25 克，红糖 50 克。

用法：上药共炒熟研碎，加水煎浓汁，加红糖，于行经期间连服 2 剂。

方 5：蒜汁 1 杯，红糖 50 克。

用法：将红糖加入蒜汁中，温热服下，服后俯卧半小时，可见疗效。

四十一、经闭

1. 病症

如果血枯经闭，则经量逐渐减少，终乃闭止，并见有纳呆食少，大便稀溏，面唇色泽不荣，头晕心悸，精神疲倦，舌淡脉细涩；如果血滞经闭，则月经闭止，少腹作胀作痛，并伴有烦热、口渴、胸闷等症，重症时则腹部出现症瘕，大便干结，肌肤甲错，舌质紫暗或瘀点，脉沉弦而涩。

2. 治疗

方 1：凌霄花 24 克。

用法：上一味，炒干研为细末收贮备用。每用时取药末 6 克，饭前温酒送服。

方 2：蚕沙 120 克，黄酒 750 克。

用法：上一味，炒半黄色放瓦罐中，加黄酒 750 克，煎数沸去蚕沙，将酒装于瓶中封好。每天饮一两杯。

方 3：母鸡 1 只，黄酒适量。

用法：将母鸡洗净切块，加入黄酒共炖熟服用。每日 1 次，连服 3 日为 1 个疗程。

方 4：茜草 50 克。

用法：上药水煎，早晚空腹服。

方 5：田鸡 1 只，黄豆 15 克。

用法：上二味炖熟吃，连用数日。

四十二、崩漏

1. 病症

崩中漏下。初起血量多，颜色紫红，血浓稠而夹有瘀块，腹痛拒按，便秘、口干作渴，是为实热者；血色鲜红，头晕耳鸣，心悸失眠，午后潮热，是为阴虚者；病久漏下，血色淡或晦暗，少腹冷痛，面色㿠白，神疲乏力，倦怠嗜卧，胃纳减少，是为气虚者。漏久不止，或崩血过多，出现昏厥，面色苍白，冷汗淋漓，呼吸急促，四肢逆冷，脉微欲绝。

2. 治疗

方1：生黄芪50克。

用法：上一味，以水煎数沸，去渣取汁温服，每日3次。

方2：当归30克，红花24克，冬瓜仁5克，阿胶30克。

用法：上四味，以水先煎前三味，数沸后去渣取汁，加阿胶烊化顿服，主治老年血崩；各药减半，可治青壮年血崩。

方3：鲜藕节、生地、白茅根各60克，冰糖适量。

用法：将鲜藕节、生地、白茅根共煎取汁，加入冰糖，当茶饮用。

方4：干姜炭9克，黄酒适量。

用法：姜炭研末，黄酒冲服。

方5：当归30克，荆芥30克。

用法：当归、荆芥二味加水、酒各1杯煎服之。

四十三、白带过多

1. 病症

带下量多，色白气腥，质稠无臭，绵绵不断，伴有腰膝酸重无力，神疲乏力，头晕肢软，食欲不振，便溏腹冷，舌淡苔白或腻或白滑，脉象缓弱或沉迟。

2. 治疗

方1：菝葜50克。

用法：上一味，以水煎数沸，去渣取汁温服，每日 3 次。

方 2：枯矾 30 克，杏仁 10 克，去皮尖。

用法：上二味，共捣研为极细末，炼蜜为丸如枣核大，睡时放于阴道中，待其自行溶化。

方 3：莲子 50 克，红枣 10 枚，糯米 50 克。

用法：将上三味，共煮粥服用。每日 2 次，食至白带愈为止。

方 4：鸡蛋 1 个，艾叶、酒各适量。

用法：上三味共煮食用，每日 1 次。

方 5：槐花炒，牡蛎煅，各等份。

用法：上药为末，备用。用时以酒服 9 克，取效。

四十四、妊娠恶阻

1. 病症

脾胃虚弱者，妊娠四五十天，始觉脘腹痞胀，呕恶不食或食入即吐，四肢倦怠，思睡懒言，舌质淡或边有齿印，苔白，脉滑；肝胃不和者，呕吐苦水或酸水，脘闷胀痛，嗳气叹息，精神抑郁，舌淡苔白，脉弦滑。

2. 治疗

方 1：炒白术 15 克。

用法：上一味，以水煎数沸，去渣取汁温服，每日 3 次。

方 2：乌梅 10 克，炒白芍 8 克。

用法：上二味，以水煎数沸，去渣取汁温服，每日 2 服。

方 3：柚子皮 30 克。

用法：将柚子皮削成薄片，水煎作茶饮。每日 1 剂，疗程不限。

方 4：竹茹 15 克，陈皮 5 克。

用法：上二药，以水煎服。每日 1 剂，分 2 次服用。

方 5：甘蔗汁 1 杯，生姜汁 4 ～ 5 滴。

用法：上二味混合均匀，每小时服适量。

四十五、滞产

1. 病症

孕妇临产时羊水已下，阵痛减弱，胎儿却不能娩出，并伴有精神疲倦，脉象沉细，甚或散乱。

2. 治疗

方1：蒲黄10克，槐子15克，微炒。

用法：上二味，共研为极细末，每服时取药末10克，以温酒调服。

方2：生地黄汁1杯，生姜汁2杯。

用法：上二味，共煎至一杯，分2次以烧酒调服。

方3：当归5克酒洗，川贝母3克，黄芪、荆芥穗各2.5克，厚朴2克姜汁炒，艾叶2克，菟丝子4克，川芎4克，羌活1.5克，枳壳2克麸炒，甘草2克，白芍3克酒洗炒。

用法：上诸味药加姜3片，清水适量共煎，空腹温服。

方4：当归、川芎各12克。

用法：上二味水煎服。每日1剂，分2次服用。

四十六、胞衣不下

1. 病症

如果是气虚，产后胞衣不下，少腹微胀，按之不痛，有块不坚，阴道流血量多，色淡，并伴有面色㿠白，头晕心悸，神疲气短，畏寒喜暖，舌淡苔薄白，脉虚弱。如果是血瘀，产后胞衣不下，小腹疼痛，拒按，按之有块而硬，恶露甚少，色黯红，面色紫暗，舌质黯红，脉沉弦或沉涩。

2. 治疗

方1：芡实叶1张。

用法：上一味，扯作两三块，以水煎数沸，去渣取汁温服。

方 2：明矾 1.5 克。

用法：上一味，研为细末，以开水冲服。

方 3：鸡蛋 3 个，陈醋 100 毫升。

用法：将陈醋放入锅内煮沸，打入蛋黄调匀，一次冲服。

方 4：血灵脂 12 克，半生半炒，烧酒适量。

用法：上药用烧酒冲服。

方 5：生姜、葱白各 12 克，童便适量。

用法：上三味加水煎数沸，顿服之。

四十七、乳缺

1. 病症

乳少甚至全无，乳汁清稀，乳房柔软而无胀痛感，面色唇爪无华，心悸气短，纳少便溏，舌淡红，脉细弱；或乳汁不行，乳房胀硬而痛，胸胁胀满，食欲减退，大便干结，小便短赤，舌苔薄黄，脉弦或弦数。

2. 治疗

方 1：赤小豆 100 克，糯米 200 克。

用法：上二味，洗净，以水煮粥食。

方 2：猪蹄 1 对，穿山甲 20 克。

用法：上二味，先用香油炒穿山甲，再将二味置砂锅中煮烂，去掉穿山甲，加葱调和食之。

方 3：活鲫鱼 1 条，猪蹄 1 只。

用法：将活鲫鱼和猪蹄共煮汤。每日 1 次，连服 3 ~ 7 日为 1 个疗程。

方 4：豆腐 500 克，王不留行 30 克。

用法：炒王不留行，加水煎二味，吃豆腐喝汤。

方 5：花生米 60 克，黄豆 60 克，猪蹄 2 只，通草 10 克。

用法：上四味，同放入锅内炖煮，除通草外，吃花生米和黄豆并喝汤，连吃数次。

四十八、乳痈

1. 病症

乳房结块，并红、肿、热、痛，症重时则腐烂化脓外溃。本病往往发生在产后哺乳期间，尤以初产妇为多见。

2. 治疗

方1：生半夏适量。

用法：上一味，以细纱布包裹，塞于患乳对侧的鼻孔中。

方2：丝瓜络30克。

用法：上一味，以水煎数沸，去渣取汁温服。

方3：核桃适量。

用法：将核桃打碎除去肉仁，取壳煅烧存性，研为细末，每用时取药末10克开水冲服。每日3次，连服数日。

方4：蒲公英、红藤、鸭跖草各30克。

用法：上药加水煎服，每天1剂。

方5：面、醋各适量。

用法：将面、醋混合调匀，外敷患处。

四十九、产后恶露不尽

1. 病症

"恶露"，是指产妇分娩后，由阴道内排出的余血和浊液。临床上常见有气滞和血瘀两种。产后恶露不下，或下亦甚少，小腹胀痛，胸胁胀满，舌淡苔薄白，脉象弦，是为气滞；产后恶露甚少或不下，色紫暗，小腹疼痛拒按，痛处有块，舌紫黯，脉涩，是为血瘀。

2. 治疗

方1：益母草200克。

用法：上一味，捣烂取汁，加少许红糖，以适量白酒冲服。

方 2：鹿角霜 30 克。

用法：上一味，研为细末，以水、酒各半煎服。

方 3：猪瘦肉 100 克，田七 10 克。

用法：取田七用花生油炸酥，打碎，与猪瘦肉共蒸，入油、盐调味，连汤带肉一次服完。每日一剂，以愈为度。

方 4：五灵脂 20 克，蒲黄 15 克。

用法：先将五灵脂醋炒，后将二味研为粉末。分 2 次服下，用酒冲服之。

方 5：生藕 500 克。

用法：上味水煎服用。

五十、产后腹痛

1. 病症

产后小腹隐隐作痛，腹软而喜按，恶露量少色淡，头晕耳鸣，大便干燥，舌淡苔薄，脉虚细；或产后小腹疼痛拒按；或得热稍减，恶露量少，涩滞不畅，色紫暗而有块；或胸胁胀痛，面色青白，四肢不温，舌质黯，苔白滑，脉沉紧或弦涩。

2. 治疗

方 1：五灵脂 60 克。

用法：上一味，加食醋润透炒焦，研为细末。每用时取药末 10 克，以酒冲服。

方 2：白鸡冠花 50 克。

用法：上一味，以黄酒 300 克煎服。

方 3：山楂肉 24 克，红糖 30 克，米酒 100 毫升。

用法：上三味，共放入锅中，加清水 300 毫升，煮取 150 毫升，一次服完。

方 4：当归 10 克，白芍 10 克，羊肉 300 克，甘草 3 克。

用法：上四味炖煮熟，每日服 1 剂，分 2 次服用。

方 5：杜仲、桃仁、阿胶各 6 克。

用法：用黄酒和水各半，煎上药服之。

五十一、产后血晕

1. 病症

产后阴道出血量多，人突然昏晕，面色苍白，心悸，惯闷不适，昏不知人，甚则四肢厥冷，冷汗淋漓，舌淡无苔，脉微欲绝或浮大而虚。

2. 治疗

方 1：韭菜 100 克。

用法：上一味，捣烂，以白酒 250 克煎数沸，盛于壶内，将壶口对准患者鼻孔吸入。

方 2：薤白适量。

用法：上一味，捣绞取汁，取数滴滴入患者鼻孔中。

方 3：人参 3 克，附子 6 克，炮姜 12 克。

用法：上三味，以水煎服。

方 4：生半夏 30 克。

用法：上一味研细末，用冷水调和，做成黄豆人药丸。每用时取药 1 丸，塞于产妇鼻孔中。

方 5：干漆 50 克。

用法：上一味，点燃，取烟熏产妇鼻孔。

五十二、产后发热

1. 病症

产后身体发热，或发热恶寒，小腹疼痛拒按，恶露有臭气；或寒热时作，恶露量少或不下，小腹疼痛拒按；或恶寒发热，肢体疼痛，咳嗽流涕；或产后失血过多，微热自汗，头晕目眩，心悸失眠等。

2. 治疗

方 1：荆芥穗 15 克，炒焦，薄荷 8 克。

用法：上二味，以水煎荆芥穗一二沸，再加薄荷微煎，去渣取汁温服。

方 2：当归 30 克，熟地 60 克。

用法：上二味，以水煎数沸，去渣取汁，加黄酒一小盅饮服。

方 3：粳米 100 克，生地黄汁 50 毫升，莲藕汁 50 毫升，益母草汁 50 毫升，蜂蜜 60 毫升。

用法：将粳米加水适量煮粥，待粥将成时，同时加入各种药液再煮片刻，取出候凉，随意服食，每日一剂，连服 5 ~ 7 剂。

方 4：松花、蒲黄、川芎、当归、石膏各等份。

用法：上药共研为细末，每服二钱、水二合、红花二捻，同煎七分，细呷。

五十三、小儿惊风

1. 病症

急惊风：初起壮热面赤，烦躁不宁；继则神志昏迷，两目直视，牙关紧闭，角弓反张，四肢抽搐、颤动，或阵发或持续不已。

慢惊风：面黄肌瘦，精神委顿，肢体倦怠，呼吸气缓，昏睡露睛，四肢厥冷，或有吐逆，尿清便溏，或完谷不化，时有颈项强直，手足抽搐，脉象沉迟无力，舌淡苔白，指纹青淡。

2. 治疗

方 1：车前子 10 克。

用法：上一味，以水煎数沸，去渣取汁，加蜂蜜调服。

方 2：全蝎 2 条，僵蚕 1.5 克，天麻 3 克。

用法：上三味，焙焦研为细末，以开水冲服。

方 3：牛胆 1 只，南星 50 克。

用法：在冬月时，将南星研为极细末，填入牛胆内，用线扎牢，吊屋檐下风干，取出南星末瓷瓶封存。用时每取 3 克，开水灌服，同时用指甲按压人中穴位，至醒为度。用于小儿急惊风。

方 4：甘草 0.6 克，朱砂 0.3 克，生大黄 0.9 克，红砂糖 4.5 克。

用法：上药共研为细末，入开水溶化调药 1 茶匙，徐徐匀 2 次，温儿灌下。

五十四、小儿泄泻

1. 病症

腹痛泄泻，便黄气臭，或泻下急迫如注，口渴，发热，小便短少；或便下稀溏色淡，臭气轻轻或为腥气，腹痛喜温喜按。前者为有热，后者为有寒。如果伤食而泻，则腹胀腹痛，泻后痛胀减轻，口臭纳呆，便腐秽酸臭状如败卵；如果脾胃虚弱而致泄泻，则为久泻不愈，大便清稀如水样，并伴有不消化食物、面黄肌瘦、精神不佳等症。

2. 治疗

方 1：莱菔子 10 克，芒硝 18 克，碾碎。

用法：上二味，先将莱菔子炒熟，加芒硝装于一只布袋内，置于中脘部。

方 2：黄丹水飞、朱砂水飞、枯矾各等份。

用法：上三味，共研为细末，捣枣肉为丸如黄豆大，每服时取三四丸，置火上烧存性，研细，淘米水冲服。

方 3：乌梅 10 个，红糖适量。

用法：将乌梅加水 500 毫升煎汤，后加红糖，代茶饮。

方 4：葱白 6 个，食盐 1 撮，黄米酒 1 碗。

用法：将上三味混合炒热，白布包好，敷于肚脐上，凉时再热，数次即可见效。

五十五、小儿积滞

1. 病症

伤乳者，呕吐乳片，口中有乳酸味，不欲吮乳，烦躁不安，腹痛哭啼，指纹紫滞；伤食者，呕吐酸馊食物残渣，脘腹胀痛拒按，烦躁，纳呆厌食，大便臭秽，脉弦滑；如有脾虚者，兼见有面色萎黄，纳呆不欲食，便溏稀薄，腹胀满，舌淡苔白而厚腻，脉象细弱，指纹青淡。

2. 治疗

方 1：胡萝卜适量。

用法：上一味，捣绞取汁，加红糖煎服。

方 2：山楂子 30 粒。

用法：上一味，捣碎，以水浓煎，去渣取汁温服。

方 3：鲫鱼 1 条，生姜 30 克，鸡内金 10 克。

用法：将鲫鱼洗净，生姜切片，并鸡内金同入锅中，加水共煮成汤服用。每日 1 次，连服 5 日为 1 个疗程。

方 4：生姜汁、鲜紫苏汁各适量。

用法：上二味混合调匀，顿服之。

方 5：干姜、小茴香各 15 克，川椒 12 克。

用法：上药共研为细末，装入 4 寸见方的纱布袋内，放在肚脐上，再上敷热水袋。

五十六、小儿疳积

1. 病症

发病缓慢，初起身微发热，或午后潮热，喜食香咸、酸味等物，口干腹膨，便泻秽臭，尿白米泔，烦躁不安，啼哭，不思饮食；继则积滞内停，肚大脐突，面色萎黄，形体消瘦，肌肤甲错，毛发稀疏；久延则见神疲肢软，面色㿠白，气虚乏力等症。

2．治疗

方1：鹅不食草10克。

用法：上一味，同猪肉一起炖烂，去草吃肉。

方2：鲜扁蓄60克。

用法：上一味，以水煎数沸，去渣取汁温服。

方3：面粉30克，淮山12克，扁豆15克，山楂10克。

用法：先将淮山、扁豆、山楂共置锅内熬煮半小时，去渣存汁，入面粉调成糊状，取出候温，一次服完。每日1～2剂，疗程不限。

方4：川椒3克，醋适量。

用法：上味药研为细末，以醋调和，敷在患儿头顶上。

方5：滑石3克，蟾酥1克，干胭脂0.3克。

用法：上三味，共研为细末。每用时，以1纸筒，取少许药末，放入患儿的鼻孔中。

五十七、小儿顿咳

1．病症

初咳时期，症似外感，常有咳嗽，流涕，微热，以后外感症消失，而咳嗽逐日加重；痉咳时期，咳嗽频频阵作，咳后有回吼声，反复不已，入夜尤甚，痰多而黏，吐后阵咳暂止；末咳时期，咳嗽次数减少，且持续时期缩短，咳嗽无力，气短声怯，咳痰清稀而少，面色淡白，纳食减少，舌淡，脉虚弱。

2．治疗

方1：紫苏1.5克，桔梗3克，甘草3克。

用法：上三味，以水煎数沸，去渣取汁温服。

方2：薏米10克，山药10克，竹叶30片，梨2片。

用法：上四味，以水煎数沸，去渣取汁，作茶饮服。

方 3：红萝卜 100 克，红枣 20 克，冰糖 24 克。

用法：将萝卜洗净，连皮切碎，与红枣共煮至烂，加入冰糖调匀，随意服用。每日 1 剂，连服十余剂。

方 4：天冬、麦冬各 1.5 克，栝蒌仁、百部各 9 克，橘红 6 克。

用法：上五味药加水煎服。每日 1 剂，分 2 次服用。

方 5：柿饼 1 个，生姜 6 克。

用法：将生姜切碎，夹在柿饼中焙热，食用之。

五十八、小儿发热

1. 病症

小儿身体发热，或恶寒头痛，鼻塞流涕，咳嗽胸闷，吐痰，咽干，口渴喜饮，苔薄脉浮；或发热少气，肢体无力倦怠；或发热，午后、夜间加重，消瘦，盗汗，颧红，头晕；或发热腹胀满，嗳腐吐酸，纳差，苔腻等。

2. 治疗

方 1：卷柏，3 克（1 ~ 2 岁）；6 克（3 ~ 4 岁）。

用法：上一味，以水煎数沸，去渣取汁温服，1 日 3 服。

方 2：竹笋尖 2 个，白茅根 5 根。

用法：上二味，以水煎数沸，去渣取汁温服，1 日 3 服。

方 3：绿豆粉 20 克。

用法：上一味，用鸡蛋清调和成糊状，涂敷于患儿两足心处。

方 4：银花 30 克，芦根、石膏各 18 克，玄参、石斛各 15 克，连翘、丹皮、生地、赤芍各 9 克，天竺黄 6 克，安宫牛黄散 1 支，人参 6 克，犀角各 0.3 克。

用法：除安宫牛黄散、犀角外，将诸味药水煎取汁，将犀角磨汁兑入，安宫牛黄散分 2 次与药汁一起共服。

五十九、小儿疝气

1. 病症

睾丸、阴囊肿胀疼痛，以及小腹牵引作痛，甚则痛剧难忍；或寒热，苔黄白，脉弦或沉细。

2. 治疗

方 1：谷茴 8 克。

用法：上一味，洗净，同豆腐一起煎，去茴食豆腐。

方 2：蚯蚓粪不拘多少。

用法：上一味，晒干研为极细末，以唾液调成糊状，敷于阴囊上。

方 3：刀豆子适量。

用法：将刀豆子焙干，并研末备用。每次取 5 克，用温开水冲服。每日 2 ~ 3 次，7 ~ 10 日为 1 个疗程。

方 4：硫黄 20 克，艾叶 30 克，香附子 15 克。

用法：上药共研粗末，备用。用时，将药入锅炒热，入白酒适量拌炒热，用布包好，趁热熨肿痛处，每日早晚各 1 次。

六十、小儿夜啼

1. 病症

小儿睡喜伏卧，入夜则曲腰啼哭，四肢不温，食少便溏，面色青白，唇舌淡而舌苔白，脉象沉细，指纹青红；或睡喜仰卧，见灯火则啼哭愈甚，烦躁不安，小便短赤，面唇红赤，舌红，苔白，指纹青紫；或小儿时受惊骇恐惧，睡中时作惊惕，紧偎母怀；或夜间脉来弦急而数。

2. 治疗

方 1：青黛 1 克。

用法：上一味，以开水冲服。

方 2：白芍 2 克，甘草 1.5 克。

用法：上二味，以水煎数沸，去渣取汁温服，一日三服。

方 3：猪心血 20 ~ 30 毫升，珍珠末 2 克。

用法：将上二味共放小碗中并置锅内，蒸熟，一次服完。每日 1 次，连服 3 ~ 5 日。

方 4：朱砂 0.5 克，五倍子 1.5 克，陈细茶适量。

用法：前二味研末，陈细茶嚼烂，并与之混合，加水少许，捏成小饼，敷在小儿肚脐中，包扎固定，每晚换药 1 次。

六十一、小儿尿床

1. 病症

睡梦中尿床，轻者数夜一次，重者一夜数次，醒后方始察觉。常伴有面色㿠白，精神疲软，四肢无力，纳差消瘦等症。

2. 治疗

方 1：桑螵蛸 10 个。

用法：上一味，煅灰存性，研为细末，每用时视患儿大小，取药末 3 ~ 10 克，以砂糖水调服。

方 2：五倍子 10 克。

用法：上一味，研为细末，晚上临睡时，以唾液将药末调成糊状，敷于脐部，外以纱布固定。

方 3：荔枝干果 10 个。

用法：每日食荔枝干 10 个，连服 7 日为 1 个疗程。

方 4：鲜雄鸡肝 1 只，肉桂 10 克。

用法：上二味，煮熟，食鸡肝，隔日 1 具。

方 5：柿子树叶 7 片。

用法：用开水浸泡饮用，一连饮用半月左右，可见效果。

六十二、小儿痄腮

1. 病症

发热，以耳垂为中心出现的弥漫性肿胀疼痛，甚则肿处拒按，咀嚼困难，口渴烦躁，伴有寒热头痛，倦怠无力，舌红苔黄，脉浮数等症。

2. 治疗

方1：青黛适量。

用法：上一味，研为细末，以水调成糊状，敷于患部。

方2：红饭豆适量。

用法：上一味，研为极细末，以醋调成糊状，敷于患部。

方3：雄黄15克，明矾12克，冰片3克。

用法：上三味，共研为细末，用75%酒精或醋适量调和成软膏，备用。用消毒棉签蘸药膏外擦患处，每日涂擦3～4次。

方4：鲜蒲公英30克，鸡蛋1枚。

用法：将蒲公英捣烂，加蛋清调成糊状，外敷患处，随干随换。

方5：胡椒粉0.5～1克，白面粉5～10克。

用法：用水调成糊状，敷于患处，每日换药1次，可消肿痛。

六十三、小儿鹅口疮、口疮

1. 病症

鹅口疮：口腔内出现白屑，逐渐蔓延，白屑互为堆积，状为凝乳块，随擦随生，不易清除，伴有烦躁不安，啼哭不休，甚则妨碍饮食，吞咽困难，呼吸不利。

口疮：唇舌或颊内、齿龈等处黏膜有大小不等、数目不一的黄白色或白色溃烂点，兼有发热、颧红、烦躁、小便短赤、舌红苔黄、脉数等症。

2. 治疗

方1：槟榔10克。

用法：上一味，烧灰研为细末，取适量点于疮面上。

方2：吴茱萸适量。

用法：上一味，研为极细末，以醋调和成糊状，敷于两足心。

方3：五倍子18克，枯矾12克，白砂糖12克。

用法：先将五倍子杵粗末，置锅内炒至黄脆时，再撒入白糖同炒，待白糖融化吸入五倍子内，不黏，结成团时，旋取出风干，与枯矾共研细末，贮瓶备用。每取本散适量，用麻油调和成糊状，涂遍患儿口内，每日涂 2 ~ 3 次。

方 4：茶叶 5 克。

用法：以 200 毫升沸开水冲泡加盖，待温后含漱口腔，每日 10 次，治愈为止。

六十四、小儿虫证

1. 病症

脐腹周围疼痛，时作时止，食欲不振，恶心呕吐，口角流涎，面黄不泽，消瘦，睡中磨牙，鼻孔作痒；或饮食异常，夜间睡眠不安，肛门周围及会阴部瘙痒，大便时排出虫体。

2. 治疗

方 1：槟榔 30 克，广木香 6 克。

用法：上二味，以水煎数沸，去渣取汁温服，每日 3 服。

方 2：使君子 120 克，雷丸 120 克，苍术 360 克。

用法：上三味，先将使君子、雷丸加 6 千克水煎煮；待水煎至 5 千克时，再加苍术一同煎至水干，去掉苍术，取使君子、雷丸焙干研为细末，收贮备用。每用时取药末 5 克，温开水冲服，每日 2 服。

方 3：生南瓜子 120 克。

用法：将生南瓜子去皮研末，以开水送服。每日 2 次，连服 7 日。

方 4：百部 20 克，白蜜 50 克，韭子 30 克。

用法：百部加水 300 毫升，煮取 30 克，去渣，加蜜收膏，韭子研粉入蜜膏，加温调匀，装瓶备用。每取 20 毫升，每日 3 次，饭前空腹服。

六十五、丹毒

1. 病症

发病迅速突然，患处皮肤焮红灼热疼痛，按之更甚，局部边缘清楚而稍突起，很快向四周蔓延，中间由鲜红转为暗红，经数天后脱屑而愈，或发生水泡，破烂流水，疼痛作痒。亦有烦渴身热，便秘，小便短赤等，甚至见有壮热，呕吐，神昏谵语，痉厥等邪毒内攻之症。

2. 治疗

方1：马头兰不拘多少。

用法：上一味，捣绞取汁，用鸡毛蘸药汁擦患处，干则再换。

方2：蚯蚓数条。

用法：上一味，洗净放碗中，加入白糖，上面再以一只碗覆盖，待一日后蚯蚓即化为水，取水擦患处，干则再擦。

方3：绿豆200克，蜂蜜60毫升。

用法：将绿豆洗净，加水适量煮烂，冲入蜂蜜调匀，待凉后随意服食。每日1剂，疗程不限。

方4：黄连、黄柏、黄芩、大黄、生地、生蒲黄、伏龙肝各等份。

用法：上药共研为细末，贮瓶备用。先用温水洗净患处，取药末适量，用冷开水或蜂蜜各半，调和成稀糊状，外涂擦患部，随干随涂。

六十六、疔疮

1. 病症

初起状如粟粒，颜色或黄或紫，或起水泡，脓疮，根结坚硬如钉，自觉麻、痒而疼痛微，继则红肿灼热，肿势蔓延，疼痛增剧，多有寒热，甚则壮热烦躁，呕吐，神志昏愦。

2. 治疗

方1：苍耳蠹虫3条。

用法：上一味，烧存性，研为细末，以香油调和，涂疗上。

方2：紫背浮萍15克。

用法：上一味，加红糖10克一同捣烂，涂于疔疮四周，中留一小孔使出气。

方 3：韭菜 50 克，丝瓜叶 30 克，葱白（连须）10 根，米酒 15 毫升。

用法：先将韭菜、丝瓜叶、葱白洗净晾干，共捣烂榨取原汁，冲入热米酒，一次服下。另取药渣外敷，每日一剂，以愈为度。

方 4：葱白、生蜜各适量。

用法：上药共捣如泥，敷于患处，药干则换新药。

方 5：金银花 2 克，蒲公英 5 克，紫花地丁 5 克，野菊花 3 克，天葵子 5 克。

用法：上药水煎服，每日 3 次。

六十七、风疹

1. 病症

发热迅速突然，身上突现疹块，数十分钟或数小时后自行消退，或退后又发，发时皮肤瘙痒异常，局部成块成片，可伴有呼吸困难、腹痛等症状。

2. 治疗

方 1：地肤子 10 克。

用法：上一味，以水煎数沸，去渣取汁温服，每日 1 次，连服 3 日。

方 2：荆芥 8 克，防风 8 克。

用法：上二味，以水煎数沸，去渣取汁温服。

方 3：地肤子 60 克，晚蚕沙、花椒叶、蒴藋叶各 90 克。

用法：将上药用一纱布袋装好并扎好，加清水 5 千克，煎沸，取汁备用。将药液倒入盆中，用毛巾蘸药水温洗患处。每日早晚各一次。

方 4：土茯苓 4.5 克，薏苡仁 6 克，防风 3 克，白鲜皮 6 克，金银花 15 克，木瓜 6 克。

用法：上药，以水煎服，每日 1 剂，分 2 次服用。

六十八、湿疹

1. 病症

周身或胸背、腰腹、四肢都出现红色疙瘩，或皮肤潮红而有集簇或散发性粟米大小的红色丘疹或丘疹水泡，瘙痒，抓破流黄水，或皮肤损坏溃烂，常伴有心烦、口渴、便干尿赤等症。慢性的经常反复发作，绵绵不愈，日久皮肤逐渐增厚，皮纹增粗，出现鳞屑，苔藓样改变。

2. 治疗

方1：大黄30克。

用法：上一味，研为细末，用茶油调和成糊状，涂于患处。

方2：紫草茸30克，香油100克。

用法：上二味，先将紫草茸放香油中浸透，再隔水煮4小时，然后取油涂敷患处。

方3：苦参、黄芩、黄柏、苍术各15克。

用法：上药加清水1500毫升煎至600～700毫升，过滤后备用。用干净纱布浸药液洗患处，每次20分钟。洗后用浸有药液的纱布贴敷，并包扎。每日1～2次。药液可贮瓶保存，下次适当加温后继续使用。一剂药可用数日。

方4：猪苦胆1个，白矾40克。

用法：将白矾放入苦胆内，扎口，再将苦胆置于火上烘干，研末，用香油调敷患处。

六十九、牛皮癣

1. 病症

皮疹发生及发展迅速，皮肤潮红，皮疹多呈对称性点滴状，鳞屑较多，表层易剥离，基底有点状出血，瘙痒，并伴有口舌干燥，心烦易怒，大便干结，小便黄赤，舌红苔黄或腻，脉弦滑或数。病程日久则皮疹色淡，皮损肥厚，颜色暗红，经久不退，舌质紫暗或见瘀点、瘀斑，脉涩或细缓。

2. 治疗

方1：大蒜不拘多少。

用法：上一味，捣碎，以大蒜汁擦患处，连续擦3日。

方 2：泽漆不拘多少。

用法：上一味，将其折断，断处即流出乳白色汁液，取汁液涂擦患处。

方 3：醋 500 克，砒霜 50 克，枯矾 25 克，斑蝥 25 克。

用法：将后三味药浸入白醋中，7 天后用以涂擦患处。

方 4：细茶叶 6 克，轻粉、乳香、象牙末各 3 克，水银、木香各 1.5 克，麝香少许。

用法：上药共研为细末，和鸡蛋、黄蜡、羊油调匀，常搽患部。

七十、带状疱疹

1. 病症

初起皮肤发热灼痛，或伴有轻度发热，疲乏无力，食欲不振；继则皮肤潮红，出现绿豆或黄豆大小的簇集成群水疱，累累如串珠，聚集一处或数处，排列成带状。疱液初起透明，5 ~ 6 天后转为浑浊。轻者仅皮肤刺痛，无典型水疱，重者小疱变成大疱或血疱，疼痛剧烈，后期（2 ~ 3 周），疱疹逐渐干燥，结痂，最后痂退掉而愈。

2. 治疗

方 1：黄连末 15 克，黄柏末 15 克，熟石膏末 15 克，冰片 1.5 克。

用法：上四味，共研合均匀，用凉开水调和，涂于疱面上。

方 2：竹叶适量。

用法：上一味，烧灰，以菜油调和，涂于疱面上。

方 3：雄黄、生龙骨各 4.5 克，炙蜈蚣 1 条。

用法：上药共研为细末，贮瓶备用。用时取本散适量，用香油调匀涂擦患部，每日涂擦 2 次。

方 4：铧锈（生铁发锈）15 克，大麻子 50 克。

用法：上二味共捣烂为泥，将消毒针刺破疱疹后，敷上药泥。

方 5：鲜马齿苋适量。

用法：将上味洗净，捣烂成糊状，涂敷患处。

七十一、肠痈

1. 病症

初起脘脐部作痛，旋即移至右下腹部，以手按之则疼痛加剧，痛处固定不移，腹皮微急，右腿屈而难伸，并有发热恶寒、恶心呕吐、便秘尿黄、苔薄黄而腻、脉数有力等症。若痛势剧烈，腹皮拘急拒按，局部或可触及肿块，壮热自汗，脉象洪数，则为重症。

2. 治疗

方1：皂角刺30克。

用法：上一味，用酒或水煎沸，去渣取汁温服，脓血当从大、小便而去，脓尽自愈。

方2：丹皮15克，薏仁米30克，冬瓜仁30克，桃仁20粒，去皮尖。

用法：上四味，以水煎数沸，去渣取汁温服。每日3次。

方3：九里香草12克，米酒200毫升，糖适量。

用法：前味药细切，加米酒浸泡1～2日，滤过即成。每次饮5～10毫升，每日1～2次，与糖茶共服。

方4：地榆8克，金银花20克，当归15克，寸冬8克，玄参8克，薏米5克，黄芩20克，甘草3克。

用法：上诸味药加水煎服，每日1剂，分2次服用。

七十二、痔疮

1. 病症

自觉肛门处有异物感，实为痔核突起，出血，但血量不等，其颜色鲜红或暗红，疼痛或不痛，严重时可致局部肿胀、糜烂、坏死。

2. 治疗

方1：蛇莓全草30克。

用法：上一味，以水煎数沸，倒于盆中，先熏后洗。

方 2：五倍子适量。

用法：上一味，以水煎数沸，去渣倒入盆中，先熏后洗。

方 3：香蕉 2 个。

用法：加水适量放锅内炖煮 10 分钟，取出候凉，一次吃下。每日 1 次，连吃 5 ~ 7 日。

方 4：苦参 60 克，鸡蛋 2 个，红糖 60 克。

用法：将苦参煎浓汁去渣，放入鸡蛋和红糖煮，待蛋熟去壳，连汤一起食用。每日 1 剂，每次一次性服完，4 日为 1 个疗程。

方 5：肤轻松软膏。

用法：睡前用温水洗净患部后，将软膏涂擦患处，若内痔，可将膏药挤入肛门内，7 天为 1 个疗程。

七十三、扭伤

1. 病症

临床表现为受伤部位肿胀、疼痛、关节活动障碍等。

2. 治疗

方 1：延胡索 60 克。

用法：上一味，研为极细末备用。每用时取药末 8 克，以白酒冲服，每日 3 次。

方 2：苏木 30 克。

用法：上一味，研为极细末备用。每用时取药末 3 克，以白酒冲服，孕妇忌服。

方 3：韭菜 300 克，白酒适量。

用法：将韭菜洗净捣取原汁，取白酒适量兑入，一次性饮服，以微醉为度。每日 1 剂，连服 3 ~ 5 日。

方 4：生姜 1 块，食盐 1 匙。

用法：上二味拌和，外敷伤处，用绷带固定。每日 1 次，连用 2 ~ 3 次。

七十四、落枕

1. 病症

多在早晨起床后，一侧项背发生牵拉疼痛，甚则向同侧肩部及上臂扩散，头向一侧歪斜，颈项活动受到限制，并常在一侧颈肩部或肩胛间有明显压痛点和肌肉痉挛现象。

2. 治疗

方1：宣木瓜2个，没药30克，乳香9克。

用法：上三味，先将木瓜去盖除瓤，装入没药、乳香，加盖缚定，放饭上蒸3～4次，研烂成膏备用。每用时取药膏10克，以生地汁半杯、热酒两杯化开服用。

方2：黑豆2500克。

用法：上一味，蒸融，以布包裹作枕。

方3：党参、黄芪各15克，蔓荆子9克，黄柏、白芍各6克，升麻4.5克，炙甘草3克。

用法：上药水煎服。每日1剂，分2次服用。

方4：真硼砂适量。

用法：药研细末，以灯心草蘸药末点眼内四角，泪出即松，连点3次。

七十五、耳鸣耳聋

1. 病症

实证者，暴病耳聋，或耳中觉胀，鸣声不断，按之不减，兼见面赤口干，烦躁易怨，脉弦；或兼见寒热头痛，脉浮等。虚证者，久病耳聋，或耳鸣时作时止，过劳则加剧，按之鸣声减弱，多兼有头昏、腰酸、遗精、带下、脉虚细等。

2. 治疗

方1：北细辛3克。

用法：上一味，溶于黄蜡中为丸，如鼠粪大，以绵裹塞于耳中。

方 2：生乌头 1 个。

用法：上一味，趁湿削如枣核大，塞于耳中，日换数次。

方 3：粳米 50 克，菊花 10 克。

用法：上二味共煮为粥。每日 1 次，连服 7 日为 1 个疗程。

方 4：菖蒲（切），附子（炮）各等份。

用法：上二味药研为细末，备用。每用时取药末 1 克，绵裹塞于耳中。

方 5：葛根 20 克，甘草 5 克。

用法：上二味药水煎，分服。

七十六、聤耳

1. 病症

耳内流脓。如果是肝胆湿热，则起病迅速，耳痛剧烈，耳鸣耳聋，头目疼痛，或兼有发热、口苦、咽干、便秘、尿黄等症；如果是脾肾虚弱，则耳内流脓日久，时发时止，脓液或黏稠或稀如蛋清，耳鸣耳聋，或兼有身体倦怠、纳呆食少、腹胀便溏等症。

2. 治疗

方 1：紫草根 1 克，梅片少许，人乳适量。

用法：上三味，盛于一容器中，封口置饭上蒸，取出备用。每用时取适量药液滴于患耳中。

方 2：龙骨 3 克，梅片少许。

用法：上二味，共研为极细末，以一羽毛管取药末吹于患耳中。若耳内有痒感，可于上方中加枯矾少许。

方 3：猪胆汁适量，烘干，白矾 2 倍量。

用法：上药共研末。同时，以过氧化氢清洗耳道，取上药末吹至患处。每日 1 ~ 2 次，数日即愈。

方 4：枯矾粉 20 克，冰片 2 克，麝香 1 克。

用法：上药共研末。用时，先用 3% 过氧化氢将两耳内洗净，后取药末吸入耳内，每日 1 次，或隔日 1 次，3 ~ 5 次可见效。

七十七、目赤肿痛

1. 病症

目赤肿痛，畏光，流泪，泪涩难开。或兼有头痛，发热，脉浮数症；或兼有口苦，烦热，脉弦数症。

2. 治疗

方 1：田螺 1 只。

用法：上一味，放于一碗中，加盐少许，待田螺溶出汁，然后取药汁经常点眼。

方 2：黄丹、白蜜等份。

用法：上二味，调和如泥，涂于太阳穴。

方 3：朴硝、雄黄各 10 克。

用法：上二味，共研为细末。每用时，以一纸筒，取少许药末，置入病人鼻孔中。

方 4：黄柏 3 克，人乳 5 毫升。

用法：将黄柏研为细末粉，用人乳浸取汁点眼，每日数次。

方 5：白矾 2 克，鸡蛋 1 个。

用法：白矾研为细末，调入蛋清，搅匀，倒入口罩布内并扎口。用时病人躺床闭眼，将药袋敷眼上，待其蒸干后换之。

七十八、夜盲

1. 病症

视力白天正常，傍晚则模糊不清。常伴有头晕头痛，耳鸣，眼睛干涩，健忘少寐，腰膝酸软等症。

2. 治疗

方 1：公羊肝 1 个，谷精草末 120 克。

用法：上二味，令羊肝不沾水，以竹刀破开，纳入谷精草末，置瓦罐中煮熟，不拘时，空腹服，以愈为度。

方 2：地肤苗、生苍术各 30 克，活麻雀数只。

用法：先将前二味药放入陶土罐内，加清水 500 毫升煎煮，沸后取汁，倒进盆内，趁热熏洗患部；再取麻雀 1 只，用针刺其头部，使之出血，旋用滴管吸取适量血液，滴入患眼少许，闭目片刻。每日 1 次，至病愈为止。

方 3：鲜菠菜适量。

用法：将鲜菠菜用冷开水洗净，捣取原汁 100 毫升，一次服完。每日 1 ~ 2 次，连服 7 ~ 10 日。

方 4：黄豆、猪肝各 100 克。

用法：先煮黄豆八成熟，再加猪肝共煮。每日食 3 次，连食 3 周。

七十九、针眼

1. 病症

初起眼睑部位生一小结，局部轻微痒痛，继则红肿热痛而拒按，轻者数日内可自行消散，较重者经 3 ~ 4 日后出现脓点，溃破排脓后始愈，如严重时可致整个眼睑部位漫肿，紫胀剧痛。

2. 治疗

方 1：生南星、生地黄等份。

用法：上二味，共捣烂如泥，贴于两太阳穴，外用纱布覆盖，胶布固定。

方 2：野芹菜 1 把。

用法：上一味，去根叶，捣烂，敷贴于手腕上，外用纱布覆盖，胶布固定。

方 3：野菊花、蒲公英、地丁草、肿节风各等份。

用法：上药加清水适量，煎沸，备用。先取药汁 200 毫升，分 2 次服；再将余药汁倒入碗内，趁热先熏后洗患眼；最后将毛巾浸透，热敷患处。每日 2 ~ 3 次。

方 4：鲜生地适量，陈醋等量。

用法：将鲜生地捣烂取汁，与等量的陈醋和匀，涂抹在患处，每日数次。

八十、眼睑下垂

1. 病症

轻者上眼睑下垂半掩瞳孔，重者遮盖整个黑睛，无力睁开。日久额皮皱褶，眉毛高耸，甚则需用手指拈起上眼睑才能视物。双侧下垂者，每有仰头视物的姿态，亦有晨起较轻，午后、疲劳或连续眨眼而下垂加重。

2. 治疗

方1：大黄、郁金、黄连各30克。

用法：上三味，共捣研为细末备用。每用时取药末20克，与捣烂的粟米饭拌和均匀，做成药饼，以软绸布包裹，烤热熨眼。

方2：苦竹叶、黄连、黄柏、栀子仁各30克，蕤仁15克。

用法：上五味，共研为细末，以水五大杯煎煮，待水煎至一半时，去渣取汁，分数次温服。

方3：五倍子适量，蜂蜜适量。

用法：将五倍子研末过筛，用蜂蜜调匀，敷涂在患处，每日数次。

八十一、鼻渊

1. 病症

时流浊涕，色黄腥秽，鼻塞不闻香臭，或兼有咳嗽、头额隐痛、舌红苔白腻、脉数等症。

2. 治疗

方1：苍耳子适量。

用法：上一味，研为细末备用。每用时以一羽毛管取少许药末倒于鼻孔中。

方2：辛夷10克，苍耳子8克，白芷30克，薄荷叶0.5克。

用法：上四味，共研为细末备用。每用时以一羽毛管取少许药末倒于鼻孔中。

方 3：米醋 100 毫升，天冬 18 克。

用法：将上二味共放锅内煮透，连汤带渣一次服完。每日 1 次，连服 7 ~ 12 日。

方 4：香附 10 克，荜茇 10 克，独头大蒜 1 粒。

用法：上三味，共捣烂如泥，做成饼状，贴在囟门上，外用纱布固定。

八十二、咽喉肿痛

1. 病症

咽喉红肿疼痛，局部灼热，进食吞咽不利，伴有咳嗽、口渴、便秘等；如为阴虚者，则咽喉稍见红肿，疼痛较轻，或吞咽时感觉痛楚，微有热象，入夜则见症较重。

2. 治疗

方 1：二花 50 克。

用法：上一味，以水浓煎取汁，分 2 次饮服。

方 2：桔梗 8 克，生甘草 6 克，牛蒡子 10 克。

用法：上三味，以水煎数沸，去渣取汁，饭后饮服。

方 3：甘草、桔梗、莨花各 10 克，麦冬、玄参各 9 克。

用法：上药水煎或沸开水冲泡，代茶饮用。

方 4：乌梅 5 枚，打烂。

用法：开水适量浸泡上味 15 分钟，去渣，慢慢含咽，每日 1 次。

方 5：荸荠适量。

用法：榨汁常服，效果良好。

八十三、牙痛

1. 病症

牙痛剧烈，或呈阵发性，遇冷痛减，受风或热则痛势增剧，头痛，口渴欲饮，口臭，舌苔黄腻，脉洪数；或牙齿隐隐作痛，时作时息，牙齿松动，头晕眼花，腰膝酸痛，口干不欲饮，舌红无苔或少苔，脉细数。

2. 治疗

方1：薄荷油30毫升。

用法：上一味，以棉球蘸油涂塞于痛牙处。

方2：玄参30克，升麻50克，生地5克。

用法：上三味，以水煎数沸，去渣取汁，温服。

方3：淡菜100克，黑豆200克。

用法：将淡菜、黑豆共放锅内，加清水适量熬煮1小时以上，去渣取汁，一次服完。每日1剂，连服数日，以愈为度。

方4：竹叶15片，绿豆50克，鸡蛋1个。

用法：将上味炖荷包鸡蛋，一次性吃完。

方5：红枣2枚，雄黄1.5克。

用法：将红枣去核，混合雄黄共捣烂，置于患牙上，咬紧，可止痛。

八十四、鸡眼

1. 病症

鸡眼，豌豆大小，颜色微黄，呈圆锥形角质增生，其基底部向外略高出皮面，质地坚实，表面光滑有皮纹，尖端向内压迫真皮乳头层，可引起疼痛，若疼痛厉害，可妨碍步行走路。

2. 治疗

方1：凤仙花数朵。

用法：上一味，先将鸡眼剪破，以花搽患处，数次即可。

方2：蜈蚣10克，生天南星10克。

用法：上二味，共研为极细末，敷于患处，外用普通膏药贴敷，7日，可连根拔出。

方3：生石灰30克，糯米10粒，碱粉15克。

用法：先将碱粉放入瓷杯内，将糯米撒在碱粉上，再将生石灰盖在糯米碱粉上，倒适量清水置火上，待其沸腾后，即以竹筷搅拌均匀成糊状，待冷，贮瓶备用。将鸡眼削平，取一胶布，按鸡眼大小剪一小孔，罩贴于鸡眼四周，暴露鸡眼，取药糊，用冷水调开并涂于暴露的鸡眼上，待药糊快干时，再取 1 块胶布覆盖其上。一周后揭去两层胶布，鸡眼即连根脱落。

八十五、冻伤

1. 病症

手足、鼻尖、面颊等部受冻，初起皮肤苍白，麻冷感觉，继则成肿、青紫，形成瘀斑，自觉灼热，痒痛，有时出现大小不等的水疱，如果水疱破损，无感染则逐渐干枯，结成黑痂，不久脱落可愈。如有水疱破损并受感染，则局部糜烂或溃疡。

2. 治疗

方 1：茄根 7 ~ 8 枝。

用法：上一味，劈碎，每晚临睡前，煎水熏洗患部。每晚 1 次，连用 2 ~ 3 次。

方 2：白及适量。

用法：上一味，研为极细末，以桐油调和成糊状，敷于患部。

方 3：甘草、麦芽各 2 份，桂皮、艾叶各 1.5 份，花椒 0.5 份，樟脑适量。

用法：上药共研为粗末，和匀，每袋装入 10 ~ 15 克，收贮备用。每用时取一袋，冲入沸开水 1000 ~ 1500 毫升，待水温平和，以药水浸泡洗患处 20 ~ 30 分钟，并适当按摩局部皮肤，并不时添加热水，以保持药液温度。

八十六、烧烫伤

1. 病症

一度红斑性表皮损伤：烧烫伤部位发红，干燥，无水泡，疼痛，感觉过敏。二度水泡性真皮损伤：烧烫伤部位起水泡，疼痛。三度焦痂性全层皮肤或皮下、肌肉、骨骼损伤：烧烫伤部位先起水泡，干燥，白色或焦枯，早期无痛感。

2. 治疗

方 1：生石灰不拘多少。

用法：上一味，研细，放一容器中，加水搅拌，澄清，取上澄清液，再向澄清液中加适量香油，搅拌均匀备用。每用时取药液涂抹伤面。

方 2：生石膏 30 克，冰片 8 克。

用法：上二味，共研为极细粉，加香油、茶油、猪油、凡士林、蜂蜜调和成膏状，敷于患处。

方 3：白糖 30 克，鸡蛋 1 个（取蛋清）。

用法：上药混合拌匀，待搅出泡沫后，取此液涂擦伤处。

方 4：大黄、黄连、地榆炭各 50 克，冰片 2.5 克，普鲁卡因 1 克。

用法：上药研末，用香油调敷患处。

八十七、毒蛇咬伤

1. 病症

局部症状：患处有较粗大而深的毒牙齿痕。毒蛇咬伤后，或局部不红不肿，无渗液，痛感轻，麻木；或伤口剧痛，肿胀，起水泡；或伤口中心麻木，周围有红肿热痛和水泡。轻者头昏头痛，出汗，胸闷，肢软。重者或瞳孔散大，视力模糊，语言不清，牙关紧闭，呼吸困难，昏迷，脉弱；或寒战发热，全身肌肉酸痛，皮下或内脏出血，甚者出现中毒性休克。

2. 治疗

方 1：鲜半边莲 1 把。

用法：上一味，捣绞取汁涂于伤口。

方 2：五灵脂 30 克，雄黄 15 克。

用法：上二味，共研为极细末备用。每用时取药末 8 克，以米酒送下。另取药末，以香油调涂患处。

方 3：雄黄、蜈蚣各 25 克。

用法：上药共研为极细末，用鲜苍耳草 50 克共捣烂如泥，备用。用时先用凉开水冲洗伤口，再用三棱针挑破伤口，旋即取药泥外涂伤口周围，以促使毒液外流。治疗 3 ~ 5 日。

八十八、雀斑

1. 病症

雀斑，鼻面部及颈项、肩背、手背等处皮肤生有黄褐色斑点，并呈对称性分布，斑点疏密不一，多少不等。其斑点表面光滑，边界清晰整齐，圆形或椭圆，日晒后可使其颜色加深，常伴有胸胁胀满、舌红、苔黄、脉数等症。

2. 治疗

方 1：紫背浮萍、汉防己等份。

用法：上二味，以水煎服，去渣取汁，待药汁变温后，洗面，一日数次。

方 2：猪牙皂角、紫背浮萍、青梅、樱桃各 50 克，鹰屎白或鸽粪白 10 克。

用法：上五味，共研为极细末，收贮备用。每用时取药末少许，放于手心，以水调稠，涂擦面上，过 1 ~ 2 小时，用温水洗去。每日早晚各用 1 次。

方 3：桃花、冬瓜仁等份，蜂蜜适量。

用法：前二味研为细末，蜜调匀，贮瓶备用。临睡时涂面部，第二天清晨以温水洗去。

方 4：冬瓜 1 只，酒适量。

用法：冬瓜连籽切方块，入砂锅中，酒水各半煎汁过滤，浓煎。用时取汁涂擦患部。

八十九、痤疮

1. 病症

前额、颧部、下巴等处可见散在性针头或米粒大小的皮疹，重者亦可见于胸背部，其色红或稍红，皮疹顶端有黑头，挤压时可出粉刺，有时还可见脓头。常伴有口渴引饮，便结尿赤等症。痤疮日久或经年不退，其色暗红或紫暗，舌质黯红或有瘀斑，脉沉细或涩。

2. 治疗

方1：朱砂10克，麝香0.1克，雄黄1克，牛黄0.1克。

用法：上四味，共研为极细末，以普通石膏调和，均匀地敷于面上。

方2：白蔹、杏仁去皮尖，白石脂各50克。

用法：上三味，共研为极细末，以鸡蛋清调和成膏，瓷瓶收贮备用。每晚睡前取药膏涂于面上，早晨洗掉。

方3：蔓荆子、雪花膏。

用法：将蔓荆子研末，加入雪花膏中。每天晚上涂患处，数日可愈。

方4：杏仁、鸡蛋各适量。

用法：将杏仁去皮捣烂，和鸡蛋清混匀。睡前涂患处，次日清晨用温水洗去，可愈。

九十、酒糟鼻

1. 病症

鼻尖及鼻翼部发红充血。如为肺胃积热，则其皮肤光亮，鼻部油腻，赤热，口干欲饮；如为血热壅聚，则鼻部颜色深红，血丝显露，丘疹脓疮；如为血瘀凝滞，则鼻部颜色暗红或紫红，肥厚增大，增生如瘤。

2. 治疗

方1：硫黄、白矾等份。

用法：上二味，共研为极细末，用水和茄子汁调和成膏状，涂于患处。

方2：凌霄花、山栀子等份。

用法：上二味，共研为极细末，收贮备用。每用时取药末6克，食后以茶调服，每日 2 次。

方 3：白果肉 5 粒，酒糟 10 克。

用法：上二味，共捣烂如泥状，夜涂晨除，以愈为度。

方 4：百部 50 克，酒精 100 毫升。

用法：将百部放入 95% 酒精中浸泡 7 天。每用时涂局部皮肤，每日 2 ~ 3 次，1 月为 1 疗程。

方 5：密陀僧、人乳各适量。

用法：用人乳汁调密陀僧，外涂患部。

九十一、狐臭

1. 病症

腋下汗出，汗液带有特殊臭气，甚至在乳晕、脐、腹、股沟、阴部等处也可产生臭秽之气味。

2. 治疗

方 1：龙眼核 6 枚，胡椒 14 枚。

用法：上二味，共研为极细末，备用。每遇出汗时，即取药末擦之。

方 2：胡粉、藿香、鸡舌香、青木香各 60 克。

用法：上四味，共研为细末，以细布包裹，纳于腋下，常做即愈。

方 3：龙脑 1 份，明矾 2 份。

用法：上二味研末，撒于腋下处。

方 4：大蜘蛛 2 个，轻粉 0.5 克。

用法：将蜘蛛置瓦上焙干研碎，拌上轻粉，抹在腋下，24 小时可见效果。

方 5：独头蒜汁、生姜汁各适量。

用法：将二味混合用，涂于腋下部位。

九十二、脱发

1. 病症

如为虚引起，则脱发呈稀疏状，少数患者亦可呈片状脱落，毛发枯槁无光泽，神疲乏力，腰膝酸软，舌红少苔，脉沉无力；如为实引起，则脱发可呈稀疏状，也可呈片状，甚至全脱，头皮灼热瘙痒，舌红苔黄，脉弦滑数。

2. 治疗

方1：鲜旱莲草1把。

用法：上一味，捣烂，敷于患处。

方2：黑芝麻梗、柳树枝各等份。

用法：上二味，以水煎数沸，去渣，取药汁洗头。

方3：嫩枣皮1大把。

用法：将枣皮熬汁。用时先温水洗头，后再用枣皮汁擦头，经常用之。

方4：生地、附子、山椒各20克，白蜡2克。

用法：上四味用香油浓煎，去渣成膏，涂于患处。

方5：当归、柏子仁各0.5千克，蜂蜜适量。

用法：上药共研为细末，炼蜜为丸。每日3次，每次饭后服10～15克。

九十三、肥胖

1. 病症

形体肥胖，肌肉松弛，嗜睡倦怠，动则气短，口淡食少，或乳房肥大，腰酸腿软，女子月经不调，量少，男子阳痿早泄，舌胖而质淡，脉缓弱或濡细。

2. 治疗

方1：桃花3朵。

用法：上一味，阴干，研为细末，收贮备用。每用时取药末10克，空腹服下。

方 2：冬瓜不拘多少。

用法：上一味，以水煮汤，常服。

方 3：白萝卜 3 个。

用法：将白萝卜洗净切成小块，用干净纱布包好，绞取汁液。每次 20 ～ 50 毫升，每日 2 次。

方 4：海带 10 克，决明子 15 克。

用法：水煎上味，去渣，吃海带喝药汤。

方 5：茶叶适量。

用法：用沸水冲沏，每日饮之，日久可见效果。

第十六章　常用天然药物

【辛夷】

性味归经：辛、温。归肺、胃经。

功效：疏风散寒、通利鼻窍。

【白芷】

性味归经：辛温。归肺、胃、大肠经。

功效：祛风解表、除湿止带、通窍止痛。

【柴胡】

性味归经：苦、辛、微寒。归肝、胆、心包经。

功效：透表泄热、疏肝解郁、升举阳气。

【防风】

性味归经：辛、甘、微温。归膀胱、肝、脾经。

功效：祛风解表、胜湿、解痉。

【葛根】

性味归经：甘、辛、凉。归脾、胃经。

功效：发表见解、升阳透疹、退热生津。

【升麻】

性味归经：辛、甘、微寒。归脾、胃、肺、大肠经。

功效：发表透疹、清热解毒、升阳举陷。

【细辛】

性味归经：辛、温。归肺、肾经。

功效：祛风散寒、通窍止痛、温肺化饮。

【苍耳子】

性味归经：辛、苦、温、有毒。归肺经。

功效：散风除湿、通鼻利窍。

【蔓荆子】

性味归经：辛、苦、平。归膀胱、肝、胃经。

功效：疏散风热、清利头目、除湿祛风。

【雷丸】

性味归经：苦、寒、有小毒。归胃、大肠经。

功效：杀虫、消积。

【穿心莲】

性味归经：苦、寒。归肺、胃、大肠、小肠经。

功效：清热解毒、燥湿、凉血、消肿。

【黄连】

性味归经：苦、寒。归心、肝、胃、大肠经。

功效：清热燥湿、泻火解毒、止血凉血。

【黄芩】

性味归经：苦、寒。归肺、胃、胆、大肠经。

功效：清热燥湿、泻火解毒、止血安胎。

【地黄】

性味归经：甘、苦、寒。归心、肝、肾经。

功效：清热凉血、养阴生津。

【板蓝根】

性味归经：苦、寒。归心、胃经。

功效：清热解毒、凉血利咽。

【知母】

性味归经：甘、苦、寒。归肺、胃、肾经。

功效：清热泻火、滋阴退热、生津润燥。

【玄参】

性味归经：甘、苦、咸、微寒。归肺、胃、肾经。

功效：清热泻火、凉血滋阴、解毒散结。

【苦参】

性味归经：苦、寒。归心、肝、胃、大肠、膀胱经。

功效：清热燥湿、祛风、杀虫、利尿。

【栀子】

性味归经：苦、寒。归心、肝、肺、胃、三焦经。

功效：清热泻火、除烦利尿、凉血解毒。

【鱼腥草】

性味归经：辛、微寒。归肺经。

功效：清热解毒、排脓利尿。

【半边莲】

性味归经：辛、寒。归心、小肠、肺经。

功效：清热解毒、利水消肿。

【大黄】

性味归经：苦、寒。归脾、胃、大肠、肝、心包经。

功效：清热泻火、通腑逐瘀、凉血解毒。

【黄柏】

性味归经：苦、寒。归肾、膀胱经。

功效：清热燥湿、泻火解毒、退虚热、止血凉血。

【芦荟】

性味归经：苦、寒。归肝、胃、大肠经。

功效：清肝热、泻下利腑、杀虫。

【牡丹皮】

性味归经：苦、辛、微寒。归心、肝、肾经。

功效：清热凉血、活血散瘀。

【桔梗】

性味归经：苦、辛、平。归肺经。

功效：宣肺气、利咽喉、祛痰排脓。

【川贝母】

性味归经：苦、甘、微寒。归肺、心经。

功效：化痰止咳、清热散结。

【半夏】

性味归经：辛、温、有毒。归脾、胃、肺经。

功效：燥湿化痰、降逆止呕、消痞散结。

【常山】

性味归经：苦、辛、寒、有毒。归肺、肝、心经。

功效：截疟、劫痰。

【款冬花】

性味归经：辛、温。归肺经。

功效：润肺下气、止咳化痰。

【紫菀】

性味归经：辛、苦、温。归肺经。

功效：润肺下气、消痰止咳。

【木香】

性味归经：辛、苦、温。归脾、胃、大肠、胆经。

功效：行气、调中、止痛。

【乌药】

性味归经：辛、温。归胃、肾、膀胱经。

功效：行气、散寒、止痛。

【薤白】

性味归经：辛、苦、温。归肺、胃、大肠经。

功效：通阳散结、行气导滞。

【枳壳】

性味归经：辛、苦、酸、微寒。归脾、胃经。

功效：宽中理气、行滞消肿。

【川芎】

性味归经：辛、温。归肝、胆、心包经。

功效：行气活血、祛风止痛。

【青皮】

性味归经：苦、辛、温。归肝、胆、胃经。

功效：破气疏肝、消积化滞。

【三七】

性味归经：甘、温、微苦。归肝、胃经。

功效：散瘀止血、消肿定痛。

【厚朴】

性味归经：苦、辛、温。归脾、胃、肺、大肠经。

功效：消积行气、燥湿平喘。

【延胡索】

性味归经：辛、苦、温。归肝、脾经。

功效：活血、行气、止痛。

【丹参】

性味归经：苦、微寒。归心、肝经。

功效：活血祛瘀、通经止痛、清心除烦。

【郁金】

性味归经：辛、苦、寒。归心、肝、胆经。

功效：活血行郁、通经止痛、凉血清心、利胆退黄。

【白及】

性味归经：苦、甘、涩、微寒。归肺、肝、胃经。

功效：收敛止血、消肿生肌。

【茜草】

性味归经：苦、寒。归肝经。

功效：凉血止血、祛瘀通经。

【地榆】

性味归经：苦、酸、微寒。归肝、胃、大肠经。

功效：凉血止血、敛疮解毒。

【卷柏】

性味归经：辛、平。归肝、心经。

功效：活血通经。

【槐花】

性味归经：苦、微寒。归肝、大肠经。

功效：凉血止血、降血压。

【蒲黄】

性味归经：甘、平。归肝、心经。

功效：止血活血、通淋利尿。

【益母草】

性味归经：苦、辛、微寒。归肝、心、膀胱经。

功效：活血调经、利尿消肿。

【仙鹤草】

性味归经：苦、涩、平。归肺、肝、脾经。

功效：收敛止血、解毒疗疮、杀虫止痢。

【苏木】

性味归经：辛、平。归肝经。

功效：活血祛瘀、消肿止痛。

【穿山甲】

性味归经：咸、微寒。归肝、胃经。

功效：通经下乳、祛瘀散结、消痈排脓、外用止血。

【五灵脂】

性味归经：咸、温。归肝经。

功效：活血散瘀、通经止痛。

【川乌】

性味归经：辛、苦、热、有大毒。归心、肝、脾经。

功效：温经止痛、祛风除湿。

【草乌】

性味归经：辛、苦、热、有大毒。归心、肝、肾、脾经。

功效：祛风除湿、温经止痛。

【威灵仙】

性味归经：辛、温、咸。归膀胱经。

功效：祛风除湿、通络止痛。

【木瓜】

性味归经：酸、温。归肝、脾经。

功效：舒筋活络、和胃化湿。

【五加皮】

性味归经：辛、苦、温。归肝、肾经。

功效：祛风除温、补益肝肾、强健筋骨。

【牛蒡子】

性味归经：辛、苦、寒。归肺、胃经。

功效：疏散风热、宣肺透疹、解毒、利咽、消肿。

【扁蓄】

性味归经：苦、平。归胃、膀胱经。

功效：利尿通淋、杀虫止痒。

【茵陈】

性味归经：苦、微寒。归脾、胃、肝、胆经。

功效：清热、利湿、退黄。

【薏苡仁】

性味归经：甘、淡、微寒。归脾、胃、肺经。

功效：利水渗湿、除痹、清热排脓、健脾止泻。

【茯苓】

性味归经：甘、淡、平。归心、脾、肺、膀胱经。

功效：利水渗湿、健脾补中、宁心安神。

【猪苓】

性味归经：甘、淡、平。归肾、膀胱经。

功效：利水渗湿。

【附子】

性味归经：辛、甘、大热、有毒。归心、肾、脾经。

功效：回阳救逆、温肾助阳、祛风逐寒止痛。

【高良姜】

性味归经：辛、热。归脾、胃经。

功效：温胃散寒、消食止痛止呕。

【吴茱萸】

性味归经：辛、苦、热，有小毒。归肝、脾、胃、肾经。

功效：温中散寒、降逆止呕、助阳止痛止泻。

【肉桂】

性味归经：辛、甘、大热。归肾、脾、心、肝经。

功效：补火助阳、散寒止痛。

【苍术】

性味归经：辛、苦、温。归脾、胃、肝经。

功效：燥湿健脾、祛风解表。

【石菖蒲】

性味归经：辛、苦、温。归心、胃经。

功效：化湿开胃、豁痰开窍、宁神益智。

【党参】

性味归经：甘、平。归脾、肺经。

功效：补中益气、生津养血。

【黄芪】

性味归经：甘、温。归肺、脾经。

功效：升阳益卫、补气固表、托毒排脓、敛疮生肌、利水退肿。

【当归】

性味归经：甘、辛、温。归肝、心、脾经。

功效：补血调经、活血止痛、润肠通便。

【白术】

性味归经：苦、甘、温。归脾、胃经。

功效：健脾益气、燥湿利水、固表止汗。

【白芍】

性味归经：苦、酸、微寒。归肝、脾经。

功效：养血柔肝、缓急止痛。

【甘草】

性味归经：甘、平。归心、肺、脾、胃经。

功效：补益脾气、清热解毒、祛痰止咳、缓急止痛、调和诸药。

【天冬】

性味归经：甘、苦、寒。归肺、肾经。

功效：清肺养阴、生津润燥。

【何首乌】

性味归经：苦、甘、涩、温。归肝、心、肾经。

功效：补肝肾、益精血、解毒行散、润肠通便。

【麦冬】

性味归经：甘、微苦、微寒。归肺、心、胃经。

功效：润肺养阴、益胃生津、清心除烦。

【玉竹】

性味归经：甘、平。归肺、胃经。

功效：养阴润肺、益胃生津。

【百合】

性味归经：甘、微寒。归肺、心经。

功效：润肺止咳、清心安神。

【枸杞子】

性味归经：甘、平。归肝、肾、肺经。

功效：滋补肝肾、益精明目。

【核桃仁】

性味归经：甘、温。归肺、肾、大肠经。

功效：补肾、温肺、润肠。

【龙眼肉】

性味归经：甘、温。归心、脾经。

功效：补益心脾、养血安神。

【菟丝子】

性味归经：辛、甘、平。归肝、肾经。

功效：补肾益精、养肝明目、缩尿止泻。

【杜仲】

性味归经：甘、温。归肝、肾经。

功效：补肝肾、强筋骨、降血压、安胎。

【鹿角霜】

性味归经：咸、温。归肝、肾经。

功效：温肾助阳、收敛止血。

【阿胶】

性味归经：甘、平。归肺、肝、肾经。

功效：补血止血、滋阴润肺。

【冬虫夏草】

性味归经：甘、温。归肺、肾经。

功效：补益肺肾、止咳化痰。

【紫河车】

性味归经：甘、咸、温。归心、肺、肾经。

功效：补气养血、益肾填精。

【五味子】

性味归经：酸、甘、温。归肺、心、肾经。

功效：益气生津、补养心肾、收敛汗液、涩精止泻。

【乌梅】

性味归经：酸、涩、平。归肝、脾、肺、大肠经。

功效：敛肺、涩肠、生津。

【五倍子】

性味归经：酸、涩、寒。归肺、大肠、肾经。

功效：敛肺降火、涩肠止泻、固精、敛汗、止血。

【远志】

性味归经：辛、苦、微温。归心、肺经。

功效：宁心安神、祛痰开窍、消痈散肿。

【牡蛎】

性味归经：咸、微寒。归肝、胆、肾经。

功效：重镇安神、潜阳补阴、软坚散结、收敛固涩。

【天麻】

性味归经：甘、平。归肝经。

功效：息风止痉、平肝潜阳。

【僵蚕】

性味归经：咸、辛、平。归肝、肺经。

功效：息风止痉、祛风止痛、解毒散结。

【槟榔】

性味归经：辛、苦、温。归胃、大肠经。

功效：杀虫、消积、行气、利水。

【使君子】

性味归经：甘、温。归脾、胃经。

功效：杀虫、消积。

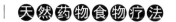

第十七章　常用腧穴的位置和主治病症

腧穴，是人体脏腑经络之气输注于体表的部位，是营卫气血循环流行过程中的会聚和交会处，是内外互为相同的点，因而，它能反映人体内在脏腑经络之气的盛衰、气血流注过程中的正常与否。在病理情况下，我们应用针灸、按摩、刮拭（刮痧）疗法治病，就是通过某些特定的针灸、按摩、刮拭（刮痧）手法，作用于人体的某些腧穴部位上，使之产生相关的刺激作用，而达到协调脏腑、经络、气血等的功能，维护人体正常健康。故我们要掌握一些常用的腧穴。

现将常用腧穴的位置和主治病症简要叙述如表16–1。

表 16-1　手太阴肺经腧穴

经络	穴名	位置	主治
手太阴肺经	中府	前正中线旁开6寸，平第一肋间隙处	咳喘、胸闷、肩背痛
	侠白	肱二头肌桡侧沟内	咳嗽、短气、干咳、颊满、上臂内侧痛
	尺泽	肘横纹中，肱二头肌桡侧	肘臂挛痛、咳喘、胸胁胀满、小儿凉风
	孔最	在尺泽和太渊连线上，腕横纹上7寸	咳嗽、咯血、音哑、咽喉痛、肘臂痛

续表

经络	穴名	位置	主治
手太阴肺经	列缺	桡骨茎突上1.5寸	咳嗽、气急、头项强痛、牙痛
	太渊	掌后腕横纹桡侧端，桡动脉的桡侧凹陷中	咳嗽、气喘、乳胀、咽喉痛、手腕痛
	鱼际	第一掌骨中点，赤白肉际	胸背痛、头痛眩晕、喉痛、发热恶寒
	少商	拇指桡侧，指甲角旁约0.1寸	卒中昏仆、手指挛痛、小儿惊风

表16-2 手阳明大肠经腧穴

经络	穴名	位置	主治
手阳明大肠经	合谷	手背，第一、二掌骨之间，约平第二掌骨中点处	头痛、牙痛、发热、喉痛、指挛、臂痛、口眼㖞斜
	阳溪	腕背横纹桡侧，两筋之间	头痛、牙痛、齿痛、咽喉肿痛、目赤、手腕痛
	偏历	在阳溪于曲池的连线上，阳溪上3寸处	目赤、耳聋、耳鸣、手臂酸痛、喉痛、水肿
	温溜	在阳溪于曲池的连线上，阳溪上5寸处	腹痛、呃逆、喉舌痛、头痛
	手三里	曲池穴下2寸	肘挛、屈伸不利、手臂麻木酸痛
	曲池	屈肘，当肘横纹外端凹陷中	发热、高血压、手臂肿痛、肘痛、上肢瘫痪
	肘髎	屈肘，曲池穴外上方1寸，肱骨边缘	肩鼻肘、麻木、挛急
	肩髃	肩峰前下方，举臂时呈凹陷处	肩膀痛、肩关节活动障碍、偏瘫
	天鼎	扶突穴下1寸，胸锁乳突肌（喉结旁大筋）后缘	暴喑气哽、咽喉肿痛
	迎香	鼻翼旁0.5寸，鼻唇沟中	鼻炎、鼻塞、口眼㖞斜

表 16-3　手阳明胃经腧穴

经络	穴名	位置	主治
手阳明胃经	承泣	目正视，瞳孔直下，当眶下缘与眼球之间	目疾、流泪
	四白	目正视，瞳孔直下，当眶下孔凹陷中	口眼㖞斜、目赤痛痒
	巨髎	目正视，瞳孔直下、平鼻翼下缘处	齿痛、唇颊肿
	地仓	口角旁 0.1 寸	口眼㖞斜
	大迎	下颌角前 1.3 寸骨陷中	牙痛
	颊车	下颌角前上方一横指凹陷中。咀嚼时咬肌隆起处	口眼㖞斜、牙痛、颊肿
	下关	合口有孔，口即闭	面瘫、牙痛
	头维	额角发际直上 0.5 寸	头痛
	人迎	喉结旁开 1.5 寸	咽喉肿痛、喘息、项肿、气闷
	水突	人迎穴下 1 寸，胸锁乳突肌的前缘	胸满咳嗽、项强
	缺盆	锁骨上窝中央，前正中线旁开 4 寸	胸满咳嗽、项强
	膺窗	第三肋间隙，前正中线旁开 4 寸	咳嗽、气喘、胸肋胀痛、乳痛
	乳根	第五肋间隙，乳头直下	胸痛、咳嗽、气喘、呃逆、乳痛、乳汁少
	承满	脐上 5 寸，旁开 2 寸处	胃痛、吐血、肋下坚痛、食欲不振、肠鸣、腹胀
	梁门	脐上 4，旁开 2 寸处	胃痛、呕吐、食欲不振、腹胀、泄泻

续表

经络	穴名	位置	主治
手阳明胃经	天枢	膀胱 2 寸	腹泻、便秘、腹痛、月经不调
	归来	脐下 4 寸，旁开 2 寸处	腹痛、疝气、月经不调、白带、子宫脱垂、阴冷肿痛
	髀关	平臀沟处	腰腿痛、下肢麻木、痿软、痉挛、屈伸不利
	伏兔	髌骨外上缘上 6 寸	膝痛冷麻、下肢瘫痪
	梁丘	髌骨外上缘上 2 寸	膝痛冷麻
	犊鼻	髌骨下缘，髌骨韧带外出凹陷中	膝关节酸痛活动不便
	足三里	犊鼻穴下 3 寸	腹痛、腹泻、便秘、下肢冷麻、高血压
	上巨虚	足三里穴下 3 寸	夹脐痛、腹泻、下肢瘫痪
	下巨虚	上巨虚穴下 3 寸	小腹痛、腰脊痛、乳痛、下肢痿痹
	丰隆	外膝眼与外侧踝尖连线之中点	头痛、咳嗽痰多、肢肿、便秘、狂痫、下肢痿痹
	解溪	足背踝关节横纹中央，拇指长伸肌腱与趾长伸肌腱之间	踝关节扭伤、足趾麻木
	冲阳	解溪穴下 1.5 寸，足背最高处，有动脉应手	面肿、上齿痛、胃痛、足缓不收、狂痫
	内廷	足背第二、三趾间缝纹端	齿痛、咽喉痛、胃痛、腹胀、泄泻、痢疾、便秘、足背肿痛、热病
	厉兑	第二趾外侧趾甲旁约 0.1 寸处	齿痛、喉痹、腹胀、热病、多梦、癫狂

表 16-4　足太阴脾经腧穴

经络	穴名	位置	主治
足太阴脾经	隐白	足拇趾内侧趾甲旁约 0.1 寸	腹胀、便血、尿血、月经过多、崩漏、癫狂、多梦、惊风
	太白	骨小头后缘，赤白肉际	胃痛、腹胀、肠鸣、泄泻、便秘、痔漏
	公孙	骨底前缘，赤白肉际	胃痛、呕吐、食不化、腹胀、泄泻、痢疾、足底痛
	商丘	内踝前下方凹陷中	腹胀、便秘、泄泻、黄疸、食不化、踝痛
	三阴交	内踝尖上 3 寸，胫骨内侧面的后缘	失眠、腹胀纳呆、遗尿、小便不利、妇女病
	地机	阴陵泉下直 3 寸	腹痛、泄泻、水肿、小便不利、遗精
	阴陵泉	胫骨内侧踝下缘凹陷中	膝关节酸痛、小便不利
	血海	髌骨内上缘 2 寸	月经不调、膝痛
	冲门	曲骨穴旁开 3.5 寸	腹痛、泄泻、疝气、带下、崩漏
	大横	脐中旁开 4 寸	虚寒泻痢、大便秘结、小腹痛

表 16-5　手少阴心经腧穴

经络	穴名	位置	主治
手少阴心经	极泉	腋窝正中	胸闷胁痛、臂肘冷麻
	少海	屈肘，当肘横纹尺侧端凹陷中	肘关节痛、手颤肘挛
	灵道	神门穴上 1.5 寸	心痛、暴喑、肘臂挛痛

续表

经络	穴名	位置	主治
手少阴心经	通里	神门穴上1寸	心悸、头晕、咽痛、暴喑、舌强不语、腕臂痛
	神门	腕横纹尺侧端、尺侧腕屈肌腱的桡侧凹陷中	惊悸、失眠、健忘
	少冲	小指桡侧指甲旁约0.1寸	心悸、心痛、胸胁痛、癫狂、热病、昏迷

表16-6　手太阳小肠经腧穴

经络	穴名	位置	主治
手太阳小肠经	少泽	小指尺泽，指甲角旁约0.1寸	发热、卒中昏迷、乳少、咽喉肿痛
	后溪	第五掌指关节后尺侧、横纹头赤白肉际	头项强痛、耳聋、喉痛、齿痛、肘臂挛痛
	腕骨	手背尺侧，豌豆骨前凹陷中	头痛、肩臂挛痛、腕痛、指挛、黄疸、热病无汗
	养老	尺骨小头桡侧缘凹陷中	目视不明、肩臂腰痛
	支正	前臂伸侧面尺侧，腕上5寸处	颈项强、手指拘挛、头痛、目眩
	小海	屈肘，当尺骨鹰嘴与肱骨内上之间凹陷中	牙痛、颈项痛、上肢酸痛
	肩贞	腋后皱襞上1寸	肩关节酸痛、活动不便、上肢瘫痪
	天宗	肩胛骨冈下窝的中央	肩背酸痛、肩关节活动不便、项强
	秉风	肩胛骨冈上窝中	肩胛疼痛、不能举臂、上肢酸麻
	肩外俞	第一胸椎棘突下旁开3寸	颈项强急、肘臂冷痛

续表

经络	穴名	位置	主治
手太阳小肠经	肩中俞	大椎穴旁开 2 寸	咳嗽、气喘、肩背疼痛、视物不清
	天容	下颌角后，胸锁乳突肌前缘	耳聋、耳鸣、咽痛、喉痹、颈肿、项痛
	听宫	耳屏前，张口呈凹陷处	耳鸣、耳聋、聤耳、齿疼、癫狂

表 16-7　足太阳膀胱经腧穴

经络	穴名	位置	主治
足太阳膀胱经	攒竹	眉头凹陷中	头痛、失眠、眉棱骨痛、目赤痛
	通天	承光（五处穴后 1.5 寸）穴后 1.5 寸	头痛、眩晕、鼻塞、鼻炎
	天柱	哑门穴旁开 1.3 寸，当斜方肌外缘凹陷中	头痛、项强、鼻塞、肩背痛
	风门	第二胸椎棘突下，旁开 1.5 寸	伤风、咳嗽、项强、腰背痛
	肺俞	第三胸椎棘突下，旁开 1.5 寸	咳嗽、气喘、胸闷、背肌劳损
	阙阴俞	第四胸椎棘突下，旁开 1.5 寸	咳嗽、心痛、胸闷、呕吐
	心俞	第五胸椎棘突下，旁开 1.5 寸	失眠、心悸
	膈俞	第七胸椎棘突下，旁开 1.5 寸	呕吐、噎嗝、气喘、咳嗽、盗汗
	肝俞	第九胸椎棘突下，旁开 1.5 寸	胁肋痛、肝炎、目眩
	胆俞	第十胸椎棘突下，旁开 1.5 寸	胁肋痛、口苦、黄疸

续表

经络	穴名	位置	主治
足太阳膀胱经	脾俞	第十一胸椎棘突下，旁开1.5寸	胃脘腹胀、消化不良、小儿慢脾风
	胃俞	第十二胸椎棘突下，旁开1.5寸	胃痛、小儿吐乳、消化不良
	魄户	第三胸椎棘突下，旁开3寸处	肺痨、咳喘、气喘、项强、肩背痛
	膏肓	第四胸椎棘突下，旁开3寸处	肺痨、咳喘、吐血、盗汗、健忘、遗精、脾胃虚弱
	神堂	第五胸椎棘突下，旁开3寸处	咳嗽、气喘、胸腹满、脊背强痛
	志室	第二腰椎棘突下，旁开3寸处	阳痿、遗精、小便不利、水肿、腰背强痛
	殷门	臀沟中央下6寸	坐骨神经痛、下肢瘫痪、腰背痛
	委阳	腘横纹外端，肱二头肌腱内缘	腰脊强痛、小腹胀痛、小便不利、腿足挛痛
	委中	腘窝横纹中央	腰痛、膝关节屈伸不利、半身不遂
	承筋	合阳（委中穴下2寸）穴与承山穴连线的中点	腰痛转筋、膝酸痛、痔疾、腰背拘疾
	承山	腓肠肌两肌之间凹陷的顶端	腰腿痛、腓肠肌痉挛
	飞扬	外踝后侧凹陷直上7寸	头痛、腰背痛、腿软无力
	跗阳	昆仑直上3寸	头痛、外踝肿痛、下肢瘫痪
	昆仑	外踝与跟腱之间凹陷中	头痛、项强、腰痛、踝关节扭伤
	申脉	外踝下缘凹陷中	癫狂、头痛

续表

经络	穴名	位置	主治
足太阳膀胱经	金门	申脉前下方、跟骨外侧凹陷中	癫痫、腰痛、外踝痛、下腰痹痛
	京骨	第五趾骨粗隆下、赤白肉际	癫痫、头痛、项强、腰腿痛、足痛脚挛急
	至阴	足小趾外侧趾甲角旁约 0.1 寸	头目痛、鼻塞、胎位不正、难产、胎衣不下

表 16-8　手厥阴心包经腧穴

经络	穴名	位置	主治
手厥阴心包经	水泉	太溪直下 1 寸	月经不调、痛经、小便不利、目昏花
	照海	内踝下缘凹陷中	月经不调
	复溜	太溪穴上 2 寸	水肿、腹胀、泄泻、肠鸣、腿肿、足痿、盗汗、热病汗出、汗出不止
	交信	内踝上 2 寸，胫骨内侧缘	月经不调、泄泻、便秘、睾丸肿痛
	筑宾	太溪直上 5 寸	癫狂、疝痛、足胫痛
	横骨	脐下 5 寸，旁开 0.5 寸处	少腹疼痛、小便不利、遗尿、遗精、阳痿、睾丸痛
	大赫	脐下 4 寸，旁开 0.5 寸处	遗精、阳痿、阴茎痛、子宫脱落、带下
	曲泽	肘横纹中，肱二头肌腱尺侧缘	上肢酸痛颤抖
	间使	腕横纹上 3 寸，掌长肌腱与桡侧腕屈肌腱之间	心痛、心悸、胃痛、呕吐、热病、烦躁、疟疾、癫狂、痫证、肘臂肿痛、肘挛
	内关	腕横纹上 2 寸，掌长肌腱与桡侧腕屈肌腱之间	腰痛、呕吐、心悸、精神失常

续表

经络	穴名	位置	主治
手厥阴心包经	大陵	腕横纹中央、掌长肌腱与桡侧腕屈肌腱之间	心痛、心悸、胃痛、呕吐、癫痫、胸肋痛
	劳宫	手掌心横纹中，第二、三掌骨之间	心悸、颤抖
	中冲	手中指尖端的中央	心痛、心烦、昏迷、耳鸣、舌强、肿病、热病、中暑、小儿夜啼、掌中热

表 16-9　手少阳三焦经腧穴

经络	穴名	位置	主治
手少阳三焦经	液门	握拳，第四、五指之间、掌指关节前凹陷中	头痛、目赤、耳聋、咽喉肿痛、疟疾、手臂痛
	中渚	握拳，第四、五掌骨小头后缘之间凹陷中	偏头痛、掌指痛屈伸不利、肘臂痛
	阳池	腕背横纹中、指总伸肌腱尺侧缘凹陷中	肩臂痛、腕痛、疟疾、消渴、耳聋
	外关	腕背横纹上 2 寸，桡骨与尺骨之间	头痛、肘臂手指痛、屈伸不利
	支沟	腕背横纹上 3 寸，桡骨与尺骨之间	暴喑、耳鸣、耳聋、胁肋痛、呕吐、便秘、热病
	会宗	腕背横纹上 23 寸，尺骨桡侧缘	耳聋、痫证、臂痛
	天井	屈肘、尺骨鹰嘴上 1 寸凹陷中	偏头痛、耳聋、颈项肩背痛、癫痫
	肩髎	肩峰外下方，肩髃穴后下缘的凹陷中	肩臂酸痛、肩关节活动不便
	翳风	乳突前下方，平耳垂后下缘的凹陷中	耳鸣、耳聋、口噤、脱颌、齿痛、颊肿
	角孙	当耳尖处的发际	耳鸣、龈肿、唇燥、项强

续表

经络	穴名	位置	主治
手少阳三焦经	耳门	耳屏上切迹前下颌骨髁状突后缘凹陷中	耳鸣、耳聋、聤耳、齿痛、颈颌痛
	和髎	鬓发后缘平目外，颞浅动脉后缘	头重头痛、耳鸣、牙关拘急、颈颌肿
	丝竹空	眉梢处凹陷中	头痛、目赤痛、目昏花、齿痛、面瘫

表 16-10　足少阴胆经腧穴

经络	穴名	位置	主治
足少阴胆经	瞳子髎	目外旁 0.5 寸	头痛、目赤痛、青盲
	听会	耳屏间切迹前，下颌突后缘，张口有孔	耳鸣、耳聋、齿痛、腮肿
	下关	距耳郭前缘约 1 寸，张口有隙	耳鸣耳聋、牙痛
	率谷	耳尖直上，人发际 1.5 寸	偏头痛、颊满、呕吐、小儿慢惊风
	完骨	乳突后下方凹陷中	头痛、颊肿、耳后痛、齿痛
	阳白	目直视，瞳孔直上，眉上 1 寸处	头目疼痛、目昏
	头临泣	阳白穴直上，人发际 0.5 寸	头痛、鼻塞、小儿惊风、反视
	风池	胸锁乳突肌与斜方肌之间，平风府穴	偏头痛、正头痛、感冒、项强
	肩井	大椎穴与肩峰连线的中点	项强、肩背痛、手臂上举不便
	维道	五枢（平关元穴，带脉穴前下 3 寸）穴斜下 0.5 寸	小腹痛、疝气、带下、子宫脱落

续表

经络	穴名	位置	主治
足少阴胆经	环跳	股骨大转子与骶骨裂孔连线的外1/3与内2/3交界处	腰腿痛、偏瘫
	风市	大腿外侧中间，腘横纹水平线上7寸	偏瘫、膝关节酸痛
	阳陵泉	腓骨小头前下方凹陷中	膝关节酸痛、胁肋痛
	外丘	外踝上7寸，腓骨前缘	胸胁支满、肢痛痿痹、癫疾呕沫
	光明	外踝上5寸，腓骨前缘	膝痛、下肢痿痹、目痛、夜盲、乳胀
	悬钟	外踝上3寸，腓骨前缘	头痛、项强、下肢酸痛
	丘墟	外踝前下方，趾长伸肌腱外侧凹陷中	踝关节痛、胸胁痛
	足临泣	足背第四、五趾间缝纹端上1.5寸	胁肋痛、足趾挛痛
	侠溪	足背第四、五趾间的缝纹端	头颈痛、耳鸣、耳聋、胸胁支满、乳痈肿溃、经闭

表 16-11 足厥阴肝经腧穴

经络	穴名	位置	主治
足厥阴肝经	大敦	足拇趾外侧趾甲角旁约0.1寸	疝气、遗尿、阴肿、经闭、崩漏、子宫脱落、癫痫
	行间	足背，第一、二趾间的缝纹端	胁腹满痛、头痛、目眩、雀目、疝痛。小便不利、月经不调、癫痫
	太冲	足背，第一、二跖骨间凹陷中	头痛、眩晕、高血压、小儿惊风
	中都	内踝尖上上7寸，胫骨内侧面的中央	腹痛、泄泻、疝气、崩漏、恶露不尽

续表

经络	穴名	位置	主治
足厥阴肝经	曲泉	屈膝，当膝内侧横纹头上方凹陷中	子宫脱垂、小腹痛、小便不利、遗精、阴痒、膝痛
	章门	第十一肋端	胸胁痛、胸闷
	期门	乳头直下，第六肋间隙	胸胁痛

表 16-12 任脉经腧穴

经络	穴名	位置	主治
任脉经	曲骨	耻骨联合上缘中点处	小便淋漓不通、遗尿、遗精、阳痿、赤白带下、月经不调
	中极	脐下 4 寸	遗尿、遗精、阳痿、疝气、崩漏、月经不调、带下、子宫脱落、不孕、产后恶露不止
	关元	脐下 3 寸	腹痛、痛经、遗尿
	石门	脐下 2 寸	腹痛、泄泻
	气海	脐下 1.5 寸	腹痛、月经不调、遗尿
	神阙	脐的中间	腹痛、泄泻
	中脘	脐上 4 寸	胃痛、腹胀、呕吐、消化不良
	上脘	脐上 5 寸	胃痛、腹胀、反胃、呕吐、痈证
	巨阙	脐上 6 寸	心胸闷、反胃、吞酸、噎嗝、呕吐、癫狂、痈证、心悸

续表

经络	穴名	位置	主治
任脉经	鸠尾	剑突下，脐上 7 寸	心胸闷、反胃、癫痫
	膻中	前正中线，平第四肋间隙处	咳喘、胸闷、胸痛
	华盖	前正中线，胸骨角的中点	气喘、咳嗽、胸胁满痛
	天突	胸骨上窝正中	喘咳、咯痰不畅
	廉泉	舌骨体上缘的中点处	舌下肿痛、舌缓流涎、卒中、舌强不语、暴喑、咽食困难
	承浆	颏唇沟的中点	口眼㖞斜、牙痛

表 16-13   督脉经腧穴

经络	穴名	位置	主治
督脉经	长强	尾骨尖下 0.5 寸	腹泻、便秘、脱肛
	腰俞	骶管裂孔处	月经不调、腰脊强痛、痔疾、下肢、痿痹
	腰阳关	第四腰椎棘突下	腰脊疼痛
	命门	第二腰椎棘突下	腰脊疼痛
	筋缩	第九胸椎棘突下	癫痫、脊强、背痛
	至阳	第七胸椎棘突下	黄疸、喘咳、四肢重痛、脊强
	灵台	第六胸椎棘突下	咳嗽、气喘、疔疮、背痛、项强

续表

经络	穴名	位置	主治
督脉经	身柱	第三胸椎棘突下	腰脊强痛
	陶道	第一胸椎棘突下	脊强、头痛、疟疾、热病
	大椎	第七颈椎棘突下	感冒、发热、落枕
	哑门	后发际正中直上 0.5 寸	癫狂、痫证、暴喑、中风、舌强不语
	风府	后发际正中直上 1 寸	头痛、项强
	百会	后发际正中直上 7 寸	头痛、头晕、昏厥、高血压、脱肛
	上星	前发际正中直上 1 寸	头痛、目痛、疟疾、热病、癫狂
	神庭	前发际正中直上 0.5 寸	癫痫、悸悸、失眠、头痛、眩晕、鼻渊
	人中	人中沟正中线上 1/3 与下 2/3 交界处	惊风、口眼㖞斜

表 16-14　足少阴肾经腧穴

经络	穴名	位置	主治
足少阴肾经	涌泉	足底中，足趾屈曲时呈凹陷处	偏头痛、高血压、小儿发热
	然谷	足舟骨粗隆下缘凹陷中	阴痒、子宫脱落、月经不调、遗精、咯血、黄疸消渴、泄泻
	太溪	内踝与跟腱之间凹陷中	喉痛、齿痛、不寐、遗精、阳痿、月经不调
	大钟	太溪下 0.5 寸，跟腱内缘	腰脊强痛、足跟痛、气喘、咯血

表 16-15　十四经外奇穴

经络	穴名	位置	主治
十四经外奇穴	印堂	两眉头连线的中点	头痛、鼻炎、失眠
	太阳	眉梢与目外之间向后约 1 寸处凹陷中	头痛、感冒、眼病
	鱼腰	眉毛的中点	眉棱骨痛、目赤肿痛、眼睑颤动
	金津玉液	在舌系带两侧经脉上,左为金津、右为玉液	口疮、舌肿、呕吐
	定喘	大椎穴旁开 0.5 寸	咳嗽、哮喘
	腰眼	第四腰椎棘突下,旁开 3.8 寸凹陷处	腰扭伤、腰背酸楚
	腰奇	尾骨尖直上 2 寸	癫痫
	夹脊	第一胸椎至第五腰椎,各椎棘突下旁开 0.5 寸	脊椎疼痛强直、脏腑疾患及强壮作用
	十七椎	第五腰椎棘突下	腰腿痛
	十宣	十手指尖端,距指甲 0.1 寸	昏厥
	四缝	第二、三、四、五指掌面,近端指关节横纹中点	小儿疳积、百日咳
	八邪	手背各指缝中的赤白肉际,左右共八穴	烦热、目痛、毒蛇咬伤、手背肿痛
	落枕	手背第二、三掌骨间,掌指关节后约 0.5 寸	落枕、肩臂痛、胃痛

经络	穴名	位置	主治
十四经外奇穴	腰痛穴	手背，指总伸肌腱两侧，腕背横纹下1寸，一手两穴	急性腰扭伤
	二白	腕横纹上4寸，桡侧腕屈肌腱两侧，一手两穴	痔疮、脱肛
	肩内陵	腋前纹皱襞顶端与间髃穴连线中点	肩关节疼痛、运动障碍
	桥弓	耳垂后到同侧缺盆穴连成的一线	头痛、头晕
	百虫窝	血海穴上1寸处	风湿痒疹、下部生疮
	鹤顶	髌骨上缘正中凹陷处	膝关节肿痛
	膝眼	髌尖两侧凹陷中	膝痛、腿脚重痛、脚气
	胆囊穴	阳陵泉直下1寸处	胆绞痛
	阑尾穴	足三里穴下约2寸处	阑尾炎、腹痛
	八风	足背各趾缝端凹陷中，左右共八穴	脚气、趾痛、毒蛇咬伤、足背肿痛
	里内庭	足底，第二、三趾间，与内庭穴相对处	足趾疼痛，小儿惊风、癫痫、急性胃痛

第十八章　敷穴疗法常用药物

【白芥子】

性味归经：辛、温，归肺经。

功效：豁痰利气，祛痰散结。

【薄荷】

性味归经：辛、凉，归肺、肝经。

功效：疏风解热、清利头目、透疹碎秽。

【淡豆豉】

性味归经：辛、甘、微苦、寒或微温，归肺、胃经。

功效：解表、除烦。

【连翘】

性味归经：苦、微寒，归心经。

功效：清热解毒，消痈散结。

【明矾】

性味归经：苦、寒，归脾经。

功效：收敛燥湿，止血止泻，祛痰解毒。

【瓜蒌】

性味归经：苦、寒，归肺、胃、大肠经。

功效：宽中散结，清热化痰。

【贝田】

性味归经：（川贝田）苦、甘、微寒，（浙贝田）苦，寒，归心、肺经。

功效：止咳化痰，清热散结。

【青黛】

性味归经：咸、寒，归肝经。

功效：清热解毒，凉血清斑。

【皂荚】

性味归经：辛、温，有小毒，归肺、大肠经。

功效：祛斑，开窍。

【吴茱萸】

性味归经：辛、苦、大热，有小毒，归脾、胃、肝、肾经。

功效：解表发汗，宣肺平喘，利水消肿。

【胡椒】

性味归经：辛、热，归胃、大肠经。

功效：温中散寒。

【半夏】

性味归经：辛、温，有毒，归脾、胃经。

功效：降逆止呕，燥湿祛痰，宽中消痞，下气散结。

【轻粉】

性味归经：辛、寒，燥热有毒。

功效：杀虫攻毒（外用），逐水通便（内服）。

【代赭石】

性味归经：苦、寒，归肝、心经。

功效：镇逆平肝，清热止血。

【皂角刺】

性味归经：辛、温，归肝、胃经。

功效：清肿排脓，治风杀虫。

【硫黄】

性味归经：酸、温，有毒，归肾、大肠经。

功效：散毒杀虫（外用），补火助阳（内服）。

【雄黄】

性味归经：辛、温，有毒，归胃经。

功效：利水通淋，清热解暑。

【大黄】

性味归经：苦、寒，归脾、胃、大肠、心包、肝经。

功效：攻积导滞，泻火凉血，逐瘀通经。

【丁香】

性味归经：甘、平，归十二经。

功效：补脾益气，清热解毒，润肺止咳，调和诸药。

【附子】

性味归经：大辛、大热，有毒，归心、脾、肾经。

功效：回阳补火，温中止痛，散寒燥湿。

【小茴香】

性味归经：辛、温，归肝、肾、脾、胃经。

功效：理气止痛，调中和胃。

【木香】

性味归经：辛、苦、温，归脾、大肠经。

功效：行气止痛。

【羌活】

性味归经：辛、苦、温，归膀胱、肝经。

功效：解表散寒，痛痹止痛。

【苍术】

性味归经：辛、苦、温，归脾、胃经。

功效：燥湿健脾，祛风散湿。

【肉桂】

性味归经：辛、甘、大热，归肝、肾、脾经。

功效：温中补阳，散寒止痛。

【五倍子】

性味归经：酸、寒，归肺、肾、大肠经。

功效：敛肺降火，涩肠止泻，收汗止血。

【巴豆】

性味归经：辛、热，有大毒，归胃、大肠经。

功效：泻下去积，逐水退肿。

【蓖麻子】

性味归经：甘、辛，有小毒。

功效：消积导滞（内服），疗疮祛毒（外用）。

【麝香】

性味归经：辛、温，归心、脾经。

功效：开窍辟秽，活血散结，催生下胎。

【冰片】

性味归经：辛、苦、微寒，归心、脾、肺经。

功效：芳香开窍（内服），散热止痛（外用）。

【芒硝】

性味归经：辛、咸、苦、大寒，归胃、大肠、三焦经。

功效：泄热导滞，润燥软坚。

【龙胆草】

性味归经：苦、寒，归肝经。

功效：清利肝胆湿热。

【朱砂】

性味归经：甘、微寒，归心经。

功效：镇心安神，解毒防腐。

【小蓟】

性味归经：甘、凉，归肝经。

功效：凉血，止血。

【酸枣仁】

性味归经：甘、酸、平，归心、脾、肝、胆经。

功效：养肝，宁心，安神，敛汗。

【川芎】

性味归经：辛、温，归肝、胆经。

功效：活血行气，祛风止痛。

【何首乌】

性味归经：苦、涩、微温，归肝、肾经。

功效：补肝肾，益精血（熟），通大便，解疮毒（生）。

【郁金】

性味归经：辛、苦、凉，归心、肺、肝经。

功效：行气解郁，凉血破瘀。

【杏仁】

性味归经：（苦杏仁）苦、温、有小毒；（甜杏仁）甘、平、无毒。

功效：止咳定喘，润肠通便。

【玄参】

性味归经：甘、苦、寒，归肺、胃、肾经。

功效：养阴生津，解毒。

【蛇蜕】

性味归经：甘、辛、咸，有毒。

功效：止咳治痉，通利小便。

【金银花】

性味归经：甘、寒，归肺、胃、心经。

功效：清热解毒。

【麦冬】

性味归经：甘，微苦，归心、肺、胃经。

功效：养阳清热，润肺止咳。

【桔梗】

性味归经：苦、辛、平，归肺经。

功效：升肺气，祛痰排脓。

【百部】

性味归经：甘、苦、微温，归肺经。

功效：润肺止咳，灭虱杀虫。

【天花粉】

性味归经：甘、微苦、微寒，归肺、胃经。

功效：清肺润燥，养胃生津。

【当归】

性味归经：甘、辛、温，归肝、心、脾经。

功效：补血和血，调经止痛，润肠通便。

【蒲公英】

性味归经：苦、甘、寒，归肝、胃经。

功效：清热解毒，消痈散结。

【白及】

性味归经：苦、甘、涩、微寒，归肝、肺胃经。

功效：收敛止血，消肿生肌。

【鲜毛茛叶】

性味归经：辛、温、有毒。

功效：消痈散肿，疗疤止疟。

【桃仁】

性味归经：苦、平，归心、肝、大肠经。

功效：破血祛瘀，润燥滑肠。

【栀子】

性味归经：苦、寒，归心、肝、肺、胃经。

功效：泻火除烦，泄热利湿。

【桑枝】

性味归经：苦、平，归肝经。

功效：清热，祛风，通络。

【陈皮】

性味归经：苦、辛、温，归脾、肺经。

功效：行气健脾，燥湿化痰，降逆止呕，消痈散肿。

【厚朴】

性味归经：苦、辛、温，归脾、胃、肺、大肠经。

功效：化湿导滞，行气平喘。

【猪苓】

性味归经：甘、平，归肾、膀胱经。

功效：利水渗湿。

【地龙】

性味归经：咸、寒，归胃、肾、肝经。

功效：清热止痉，舒筋活络，清热利尿。

【甘遂】

性味归经：苦、寒，有毒，归脾、肺、大肠经。

功效：泄水逐饮，消肿散结。

【车前子】

性味归经：甘、寒，归肝、肾、小肠、肺经。

功效：利水，通淋，止泻。

【槟榔】

性味归经：辛、苦、温，归胃、大肠经。

功效：杀虫消积，利气行水。

【阿魏】

性味归经：辛、苦、温，归脾、胃经。

功效：消痞去积，散癥破瘕。

【蜈蚣】

性味归经：辛、温，有毒，归肝经。

功效：止痉挛，解疮毒、蛇毒。

【天南星】

性味归经：苦、辛、温，有毒，归肺、肝、脾经。

功效：燥湿祛痰，祛风解痉。

【黄柏】

性味归经：苦、寒，归肾、膀胱、大肠经。

功效：清热燥湿，泻火解毒。

【大麻仁】

性味归经：甘、平，归脾、胃、大肠经。

功效：润燥滑肠，滋养补虚。

【棕榈】

性味归经：苦、涩、平，归肺、肝、大肠经。

功效：收涩止血。

【赤芍药】

性味归经：苦、微寒，归肝经。

功效：凉血活血，消痈散肿。

【龙骨】

性味归经：甘、涩、平，归心、肝、肾经。

功效：平肝潜阳，镇惊固涩。

【蟾蜍】

性味归经：甘、辛、温，有毒。归胃经。

功效：攻毒散肿，通窍止痛。

【五味子】

性味归经：酸、温，归肺、肾经。

功效：敛肺滋肾，涩精止泻，生津敛汗。

【黄芪】

性味归经：甘、微温，归脾、肺经。

功效：补气升阳，固表止汗，托毒排脓，利水消肿。

【穿山甲】

性味归经：咸、微寒，归肝、胃经。

功效：通经下乳，消肿排脓。

【桂枝】

性味归经：辛、甘、温，归心、肺、膀胱经。

功效：发汗解肌，温经通阳。

【乌药】

性味归经：辛、温，归脾、肾、膀胱经。

功效：顺气降逆，散寒止痛。

【细辛】

性味归经：辛、温，归肾、肺经。

功效：发表散寒，温肺祛痰，祛风止痛。

【海蛤壳】

性味归经：苦、咸、平，归肺、肾经。

功效：清热化痰，软坚散结。

【乌头】

性味归经：辛、温，有大毒，归肝经。

功效：祛风除湿，温经止痛。

【丹参】

性味归经：苦、微寒，归心、心包经。

功效：调经活血，消肿止痛，消热通窍，除烦安神。

【檀香】

性味归经：辛、温，归脾、胃、肺经。

功效：理气散寒，止痛开胃。

【乳香】

性味归经：辛、苦、温，归心、肝经。

功效：活血，定痛，伸筋（内服，外敷），止痛，生肌（外用）。

【没药】

性味归经：苦、平，归肝经。

功效：散瘀定痛（内服），消肿，止痛，生肌（外用）。

【红花】

性味归经：辛、温，归心、肝经。

功效：活血通经，祛瘀止痛。

【王不留行】

性味归经：苦、平，归肝、胃经。

功效：行血调经，下乳消肿。

【血竭】

性味归经：甘、咸、平，归心包、肝经。

功效：行瘀止痛，敛疮生肌。

【莪术】

性味归经：苦、辛、温，归肝、脾经。

功效：行气破血，消积止痛。

【香附】

性味归经：辛、微苦、平，归肝、三焦经。

功效：理气解郁，调经止痛。

【独活】

性味归经：辛、苦、微温，归肝、膀胱经。

功效：祛风胜湿止痛。

【白僵蚕】

性味归经：咸、辛、平，归肝、肺经。

功效：祛风，解痉，散结。

【五加皮】

性味归经：辛、温、苦，归肝、肾经。

功效：散风湿，强筋骨。

【青皮】

性味归经：苦、辛、温，归肝、脾经。

功效：疏肝破气，散积化滞。

【续断】

性味归经：苦、微温，归肝、肾经。

功效：补肝肾，续筋骨，止崩漏。

【姜黄】

性味归经：苦、辛、温，过脾、肝经。

功效：破血行气，通经止痛。

【宣木瓜】

性味归经：酸、温，归肝、胃经。

功效：舒筋活络，和胃化湿。

【白芷】

性味归经：辛、温，归肺、胃经。

功效：发表祛风，消肿止痛。

【牛膝】

性味归经：酸、平，归肝、肾经。

功效：破血通经，消癥下胎，通利关节，引血下行（生用），补肝肾，强腰膝（熟用）。

【熟地黄】

性味归经：甘、微温，归心、肝、肾经。

功效：补血，滋阴。

【铅丹】

性味归经：辛、微寒，有小毒，归肺、肝经。

功效：拔毒生肌（外用），坠痰截疟（内服）。

【常山】

性味归经：苦，辛、微寒，有小毒，归肺、肝经。

功效：截疟，涌吐痰涎。

【马钱子】

性味归经：苦、寒，有毒。

功效：散血热，消肿，止痛。

【络石藤】

性味归经：苦、微寒，归心、肝经。

功效：祛风通络，凉血消痛。

【地鳖虫】

性味归经：微咸、寒，有小毒。

功效：通经催乳，阵痛散瘀。

【桑寄虫】

性味归经：苦、平，归肝、肾经。

功效：补肝肾，除风湿，强筋骨，益血安胎。

【白芍】

性味归经：苦、酸、微寒，归肝经。

功效：柔肝止痛，养血敛阳，平抑肝阳。

【山楂】

性味归经：酸、甘、微温，归脾、胃、肝经。

功效：消食积，散瘀滞。

【沉香】

性味归经：辛、苦、温，归脾、胃、肾经。

功效：降气，温中，暖肾。

【五灵脂】

性味归经：咸、温，归肝经。

功效：通利血脉，散瘀止痛。

【蚕沙】

性味归经：甘、辛、温，归脾、肝、肾经。

功效：燥湿祛风。

【艾叶】

性味归经：苦、辛、温，归脾、肝、肾经。

功效：散寒除湿，温经止血。

【鸡冠花】

性味归经：甘、凉，归肝、肾经。

功效：凉血，止血。

【荷叶】

性味归经：苦、平，归肝、脾、胃经。

功效：清热解暑，升发清阳。

【白术】

性味归经：苦、甘、温，归脾、胃经。

功效：补脾益气，燥湿利水，固表止汗。

【茯苓】

性味归经：甘、平，归心、胃、脾、肺、肾经。

功效：（白茯苓）利水渗湿，健脾补中，宁心安神；（赤茯苓）分利湿热。

【樟脑】

性味归经：辛、热，有毒，归心经。

功效：除湿杀虫，温散止痛（外用），开窍辟秽（内服）。

【紫叶苏】

性味归经：辛、温。

功效：解表镇咳，健胃利尿。

【龟板】

性味归经：咸、平，归肾、心、肝经。

功效：滋阴潜阳，益肾健骨。

【蝉蜕】

性味归经：甘、寒，归肺、肝经。

功效：散风热，解痉。

【乌梅】

性味归经：酸、平，归肝、脾、肺、大肠经。

功效：敛肺，涩肠，生津。

【牛蒡子】

性味归经：辛、苦、寒，归肺、胃经。

功效：疏风散热，利咽散结，解毒。

【伏龙肝】

性味归经：辛、微温，归脾、胃经。

功效：温中和胃，止血止呕。

【麦芽】

性味归经：甘、平，归脾、胃经。

功效：消食和中。

【党参】

性味归经：甘、平，归脾、肺经。

功效：补中益气。

【柏子仁】

性味归经：甘、平，归心、肝、肾经。

功效：养心安神，润肠通便。

【百草霜】

性味归经：辛、温，归肺、胃、大肠经。

功效：止血，止泻。

【延胡索】

性味归经：辛、苦、温，归肝、脾经。

功效：活血、利气、止痛。

【荆芥穗】

性味归经：辛、温，归肺、肝经。

功效：祛风，解表。

【瓜蒂】

性味归经：苦、寒，有小毒，归胃经。

功效：涌吐，风热，疾涎，宿食。

【藜芦】

性味归经：辛、苦、寒，有剧毒，归肺、胃经。

功效：涌吐，风痰，杀虫。

【竹叶】

性味归经：辛、淡、甘寒，归心、胃经。

功效：清热除烦。

【白薇】

性味归经：苦、寒，归肝、胃经。

功效：清热凉血。

【黄连】

性味归经：苦、寒，归心、肝、胆、胃、大肠经。

功效：清热燥湿，清心除烦，泻火解毒。

【芦根】

性味归经：甘、寒，归肺、胃经。

功效：清肺胃热，止呕除烦。

【酢浆草】

性味归经：酸、寒。

功效：解热，止渴利尿杀虫（内服），疗疮祛毒（外用）。

【天胡荽】

性味归经：辛、苦、寒。

功效：清热，利尿，消肿，解毒。

【石膏】

性味归经：辛、甘、大寒，归胃、肺经。

功效：清热泄水，除烦止渴。

【硼砂】

性味归经：甘、咸、凉，归肺、胃经。

功效：解毒防腐（外用），清热消痰（内服）。

【益智仁】

性味归经：辛、温，归脾、肾经。

功效：补肾固精，缩小便，温脾，止泻，摄涎唾。

【胡黄连】

性味归经：苦、寒，归肝、胃、大肠经。

功效：清热燥湿，除蒸消疳。

【虎杖】

性味归经：苦、平。

功效：祛风，利湿，破瘀，通经。

【紫花地丁】

性味归经：苦、辛、寒，归心经。

功效：清热解毒，消散痈肿。

【胆南星】

性味归经：苦、凉。

功效：化痰熄风定惊（内服），消肿定痛（外用）。

【苦参】

性味归经：苦、寒，归小肠、大肠、胃经。

功效：清热除湿，祛风杀虫，利水利尿。

【苍耳子】

性味归经：甘、苦、温，归肺经。

功效：发汗通窍，散风祛湿。

【银柴胡】

性味归经：甘、微寒，归肝、胃经。

功效：退骨蒸，消疳热。

【防风】

性味归经：辛、甘、微温，归膀胱、肝、脾经。

功效：祛风除湿。

【浮萍】

性味归经：辛、寒，归肺经。

功效：发汗解表，行水消肿。

【斑蝥】

性味归经：辛、寒，有毒。

功效：攻毒蚀疮（外用），破血散结（内服）。

【地榆】

性味归经：苦、酸、微寒，归肝、大肠经。

功效：凉血止血，收敛泻火。

【紫草】

性味归经：甘、寒，归心、肝经。

功效：凉血活血，解毒。

【侧柏叶】

性味归经：苦、涩、微寒，归肺、肝大肠经。

功效：凉血，止血。

【泽兰】

性味归经：苦、辛、微温，归脾、肝经。

功效：活血，通经，行水。

【木鳖子】

性味归经：苦、微甘、温、有毒，归肝、脾、胃经。

功效：消肿散结，祛毒。

【玄明粉】

性味归经：辛、咸、寒，归胃、大肠经。

功效：润燥，软坚。

【决明子】

性味归经：甘、苦、咸、微寒，归肝、胆经。

功效：清肝明目。

【天门冬】

性味归经：甘、苦、大寒，归肺、肾经。

功效：养阴清热，润燥生津。

【菊花】

性味归经：甘、苦、微寒，归肺、肝经。

功效：疏风除热，解疔毒，养肝明目。

【枳壳】

性味归经：苦、微寒，归脾、胃经。

功效：行气消痰，散积消痞。

【荜茇】

性味归经：辛、热，归胃、大肠经。

功效：温中散寒。

【石菖蒲】

性味归经：辛、温，归心、肝经。

功效：芳香开窍，和中辟浊。

【谷精草】

性味归经：甘、平，归肝、胃经。

功效：疏散风热，明目退翳。

【鸦胆子】

性味归经：苦、寒，归大肠、肝经。

功效：清热解毒，抗疟治痢。

【马勃】

性味归经：辛、平，归肺经。

功效：散邪消肿，清利咽喉。

【白蔹】

性味归经：苦、微寒，归心、胃经。

功效：清热解毒，消痈散肿。

【密陀僧】

性味归经：辛、咸，有小毒。

功效：收敛止血，祛痰镇惊。

【荸荠】

性味归经：甘、微寒、滑，归胃、肺、大肠经。

功效：清热生津，明目退翳。

【大枫子仁】

性味归经：辛、热，有毒。

功效：祛风燥湿，攻毒杀虫。

【佩兰】

性味归经：辛、平，归脾经。

功效：醒脾化湿，清暑辟浊。

【炉甘石】

性味归经：甘、平，归胃经。

功效：明目去翳，敛湿生肌。

【玫瑰花】

性味归经：甘、微苦、温，归肝、脾经。

功效：理气解郁，和血散瘀。

【芫花】

性味归经：辛、温、有毒，归肺、脾、大肠经。

功效：泄水逐饮，杀虫，疗疮毒。

【番泻叶】

性味归经：甘、苦、大寒，归大肠经。

功效：热导滞。

【泽泻】

性味归经：甘、寒，归肾、膀胱经。

功效：利水，渗湿，泄热。

【肉桂】

性味归经：辛、甘、大热，归肝、肾、脾经。

功效：温中补阳，散寒止痛。

【威灵仙】

性味归经：辛、温，归膀胱经。

功效：祛风除湿，通络止痛。

【杜仲】

性味归经：甘、温，归肝、肾经。

功效：补肝肾，壮筋骨，安胎。

【菟丝子】

性味归经：辛、甘、平，归肝、肾经。

功效；补肝肾，益精髓。

【女贞子】

性味归经：甘、苦、微寒，归肝、肾经。

功效：补肝明目，养心安神。

【木通】

性味归经：苦、寒，归心、小肠、膀胱经。

功效：降火利水，通经下乳。

【灯笼草】

性味归经：甘淡、微寒。

功效：清热，行气，止痛，消肿。

【山柰】

性味归经：辛、温。

功效：芳香健胃，辟瘴除秽。

【蝼蛄（土狗）】

性味归经：咸、寒。

功效：逐水利尿。

【麻仁】

性味归经：甘淡。

功效：润肠通便，利尿杀虫。

【木芙蓉】

性味归经：微辛，平。

功效：解热，镇咳，止血，止泻，利尿。

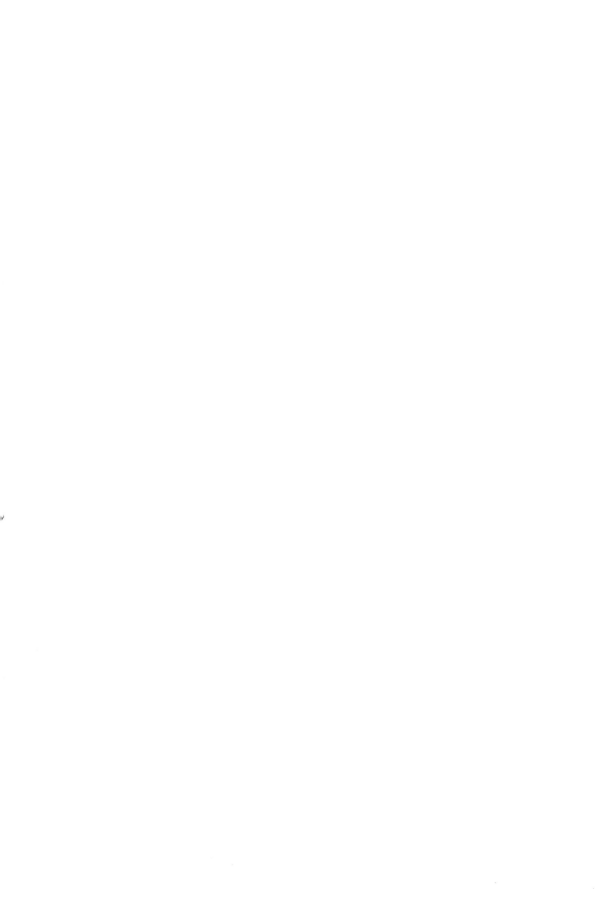